Über dieses Buch

Robert Waelder setzt sich, als Forscher und Therapeut, kritisch mit der Psychoanalyse auseinander. Die Besinnung auf die fundamentalen Kategorien und deren Entwicklung, aber auch der Nachweis, wie sehr die psychoanalytische Betrachtungsweise Eingang in die Wissenschaften von der Gesellschaft, dem menschlichen Verhalten und der Kultur gefunden hat, ermöglichen es dem Laien, zu einer umfassenden Übersicht zu gelangen. Für den Praktiker ist dieses außerordentliche Buch längst zu einem Kompendium geworden.

Der Autor

Robert Waelder wurde 1900 in Wien geboren. Er studierte Philosophie, promovierte 1922 und begann seine psychoanalytische Ausbildung. 1938 wanderte er in die Vereinigten Staaten aus. Heute ist er Professor der Psychiatrie in Philadelphia.

Robert Waelder

Die Grundlagen der Psychoanalyse

Fischer Bücherei

In der Fischer Bücherei
1.–22. Tausend: Oktober 1969
23.–32. Tausend: Februar 1971
Ungekürzte Ausgabe

Umschlagentwurf: Wolf D. Zimmermann

Titel der amerikanischen Originalausgabe: ›Basic Theory of Psychoanalysis‹
erschienen bei International Universities Press, New York
Aus dem Englischen übersetzt von Marianne von Eckardt

Fischer Bücherei GmbH, Frankfurt am Main und Hamburg
Lizenzausgabe mit freundlicher Genehmigung
des Ernst Klett Verlages, Stuttgart

Gesamtherstellung: Hanseatische Druckanstalt GmbH, Hamburg
Printed in Germany
ISBN 3 436 01048 0

UNGEHEUER IST VIEL,
DOCH NICHTS
UNGEHEURER ALS DER MENSCH
Sophokles

Inhalt

Vorwort

Dieser Essay will keinen vollständigen Überblick über die psychoanalytische Theorie bieten; manche Aspekte der analytischen Theorie, vor allem die abstrakteren, werden gar nicht berührt oder nur kursorisch behandelt. Die folgenden Kapitel befassen sich ausschließlich mit dem, was ich für die *grundlegende* Theorie ansehe – ihre Begründungen, ihre Folgerungen und die Fragen, die zu stellen sie uns anregt. Es werden Fragen wie etwa diese aufgeworfen: Lassen sich psychoanalytische Deutungen und Theorien in wissenschaftlich befriedigender Weise verifizieren? Wie muß solch eine Verifizierung vor sich gehen? Was bedeutet Trieb in der Psychoanalyse? Warum bestehen Psychoanalytiker auf der Verwendung des Triebbegriffs, den die Biologen aufzugeben scheinen? Welches ist die Rolle der Sexualität in der psychoanalytischen Theorie? Warum sprechen Psychoanalytiker von einem Zerstörungstrieb? Was bedeutet das »Ich« in der Psychoanalyse? Warum war die Ichpsychologie ein verhältnismäßig spätes Produkt der psychoanalytischen Theorie? Was ist das Wesen der psychoanalytischen Therapie? Inwiefern soll Bewußtsein therapeutischen Wert haben? Was sind die Indikationen zur und was die Grenzen der psychoanalytischen Therapie? Solche und ähnliche Fragen sollen im folgenden überlegt, wenn vielleicht auch nicht alle gelöst werden.

Ich hoffe, daß mein Versuch drei Zielen dienen wird: weitverbreitete Mißverständnisse in bezug auf die Psychoanalyse zu bekämpfen und damit zu helfen, das, was wir ererbt haben, zu bewahren; die Psychoanalyse in ihrer Verwobenheit mit unserer Kultur zu sehen; und dazu beizutragen, die besten Wege für ihre Fortentwicklung aufzufinden.

In der Wissenschaft – wie in den meisten anderen Dingen – sollten wir zuerst einmal versuchen, zu bewahren, was wir schon besitzen, das Land zu kultivieren, das gerodet worden ist, und es vor der Rückkehr des Dschungels und vor Erosion schützen – und dann versuchen, es zu verbessern oder zu erweitern.

Was die Bewahrung betrifft, so halten viele Menschen es für selbstverständlich, daß wissenschaftliche Errungenschaften nie mehr verlorengehen können, und daß Veränderung immer Fortschritt bedeutet. Die historische Erfahrung stützt diese optimistische Annahme nicht. Die Fundamente vieler Wissenschaften, die schon die Griechen gelegt hatten, waren dem Westen ein Jahrtausend lang verlorengegangen, bis die antiken Schriften im 12. und 13. Jahrhundert wieder entdeckt wurden. Der in der Mitte des 19. Jahrhunderts von CLAUDIUS BERNARD auf der Grundlage antiker hippokratischer Erbschaft entwikkelte Gedanke, daß die Gesundheit von der Fähigkeit des Organismus abhänge, sich seinem äußeren Milieu anzupassen und dabei sein inneres Milieu weitgehend konstant zu halten, ging beinahe verloren, als die Lehre von einer einzigen Ätiologie der Krankheiten alles mit sich riß und die Bühne bis in die jüngste Vergangenheit beherrschte. Und wir dürfen nicht vergessen, daß wir von verlorenen Entdeckungen nur dann etwas erfahren, wenn sie nicht vollständig untergegangen sind, und vor allen Dingen dann, wenn sie in der Zwischenzeit wieder entdeckt und wieder anerkannt wurden. Wie viele fruchtbare Gedanken verlorengegangen sind und nicht wiederentdeckt wurden oder nicht mehr richtig verstanden werden, können wir nicht feststellen.

Die Psychoanalyse wird beharrlich mißverstanden, nicht nur *extra muros*. Die Psychoanalyse – ihre intellektuelle Substanz und der kategorische Imperativ der unermüdlichen Selbsterforschung, der ihre moralische Triebfeder bildet – ist ständig in Gefahr, weil sie starke Widerstände erregt, von denen niemand ausgenommen zu sein scheint. Die Gründe für diese Widerstände sind mannigfaltig; manche sind nur für eine bestimmte Zeit und für einen bestimmten Ort charakteristisch, andere scheinen von lang währender und weitreichender Bedeutung zu sein. Vieles davon ist vermutlich der Tatsache zuzuschreiben, daß die Psychoanalyse, richtig verstanden, eine beständige Herausforderung gegenüber Selbstgefälligkeit und geistiger Trägheit bildet.[1]

Durch Jahrzehnte hat die Feindseligkeit, welche die Psychoanalyse in der Welt erregte und die den Analytikern viel Unbehagen schaffte, doch auch, wie das ein Druck von außen häufig tut, dazu beigetragen, die Psychoanalyse zu erhalten und uns vor der Gefahr bewahrt, einer Allianz unserer eigenen Widerstände mit unseren oberflächlicheren ehrgeizigen Bestrebungen zu unterliegen.

In jüngster Zeit sah sich die Psychoanalyse, mindestens in Amerika, einer neuen Situation gegenüber: der äußere Druck – nicht Widerstände als solche, aber ihr Ausdruck in Form

1 Falsch verstandene Psychoanalyse kann selbst zur Quelle der Selbstgefälligkeit und eine Entschuldigung für geistige Trägheit werden.

von Schwierigkeiten für die Analytiker—hat sehr abgenommen und die Möglichkeit für Analytiker in der akademischen Welt Stellungen zu bekommen, ist entsprechend besser geworden. So erfreulich das von einem Standpunkt aus auch ist, hat es doch die Psychoanalyse einer erhöhten inneren Gefahr ausgesetzt.

Es scheint zunehmend möglich, daß die Psychoanalyse gute Aussichten hat, anerkannt und in bestehende Institutionen aufgenommen zu werden, wenn nur die Analytiker bereit sind, einige ihrer traditionellen Haltungen abzuändern. Der Reiz dieser Mischung aus Verlockung und subtilem Druck wird noch durch die weitverbreitete Neigung erhöht, Dinge, die eine Weile bestanden haben, allein auf Grund ihres Alters als überholt anzusehen.

In dieser Situation sollte es der Mühe wert sein, die wesentlichen Gedanken der Psychoanalyse zu registrieren und ihr Für und Wider im Licht der uns zur Verfügung stehenden Erfahrung zu besprechen.

Der Ort der Psychoanalyse in der Geschichte des westlichen Denkens wird nicht Inhalt einer besonderen Diskussion sein, doch sollen vielfache Bezüge auf andere Gebiete menschlichen Wissens und Tuns deutlich werden lassen, daß das psychoanalytische Denken nicht eine so isolierte esoterische Doktrin ist, wie das oft angenommen wird. Trotz der Feindseligkeit, der die Analyse begegnet ist und die noch immer das meiste von dem, was über FREUD und die Psychoanalyse gesagt wird, beeinflußt und tönt, steht sie doch mitten im Strom europäischer Tradition. Nichts könnte die Persönlichkeit FREUDS besser charakterisieren, als die Worte, die über seinen geistigen Ahnen, THUKYDIDES, gesagt wurden:[2] »Seine Natur war voller Leidenschaft und eine seiner Leidenschaften galt der Selbstbeherrschung, eine andere der Wahrheit« (GOMME, 1954, p. 161). Diese Eigenschaften haben ihren Eindruck in der Psychoanalyse hinterlassen, und das erklärt zugleich die Feindseligkeit gegen sie – da keine dieser beiden Leidenschaften[3]

2 Ich wage es, ihn so zu nennen, weil THUKYDIDES in seiner »Geschichte des Peloponnesischen Krieges« die große Tragödie Hellas in seiner Zeit als aus der menschlichen Natur, aus dem menschlichen Wesen erwachsen darstellte – in der Hoffnung, daß das Verständnis der Verhaltensformen selbst ihren automatischen Zugriff auf den Menschen mildern und es den Menschen möglich machen werde, sich von ihnen in einem gewissen Maß zu emanzipieren.

3 Auf Grund dieser Hingabe FREUDS und vieler seiner engen Mitarbeiter wurde die Psychoanalyse häufig als Religion oder Pseudoreligion bezeichnet, Bezeichnungen, welche die Psychoanalyse in den Augen sowohl ihrer Anhänger als ihrer Gegner herabsetzen sollten. Die Hingabe dieses Kreises an die Ideale der Selbstbeherrschung und der Wahrheit war echt, aber diese Ideale reichen allein nicht aus, ein vollständiges Wertsystem zu errichten, geschweige denn eine Religion. Es ist zu hoffen, daß viele Menschen – z. B. Herrscher, Erzieher, Ärzte – eine gleiche Hingabe an die Ideale besitzen, denen zu dienen sie Gelegenheit haben, und man wird sie aus diesem Grund kaum »unwissenschaftlicher« Haltungen anklagen.

je von vielen geteilt wurden – wie sie den Platz bestimmen, den die Psychoanalyse, meiner Ansicht nach, einmal in der historischen Perspektive als Träger der besten Traditionen unserer Kultur einnehmen wird.

Die Untersuchung der Theorie und der sich aus ihr ergebenden Folgerungen könnte auch und im besonderen dem wissenschaftlichen Fortschritt dienen, da es die Funktion der Theorie ist, darauf hinzuleiten, welche Art von Beobachtungen aus einer unendlichen Zahl möglicher Beobachtungen zu Einsichten von allgemeiner Bedeutung, zu einem besseren Verständnis des Wesens der Dinge, zu führen versprechen.

Ideen ohne Tatsachen sind leer, Tatsachen ohne Ideen blind, könnte man in Anlehnung an KANT sagen. Wie bei den meisten anderen Wissenschaften scheint auch bei der Psychoanalyse der aussichtsreichste Weg des Fortschritts nicht in der reinen Empirie zu bestehen noch auch in der kühnen Spekulation, sondern scheint auf dem Zwischengebiet zu liegen, wo Beobachtung und Theoriebildung einander dauernd die Bälle zuspielen.

Einleitung

Die Verifizierung der psychoanalytischen Deutungen und Theorien

Das Bedürfnis nach Verifizierung

Die Frage nach der Verifizierung psychoanalytischer Ergebnisse ist oft gestellt worden – häufiger von seiten ihrer Kritiker als von Psychoanalytikern selbst. Wie üblich gibt es dabei eine Vielzahl an Meinungen. Manche geben sich mit der Gültigkeit der psychoanalytischen Deutungen, wie sie von gut ausgebildeten und erfahrenen Analytikern gegeben werden, zufrieden, und daher auch mit der Gültigkeit der auf ihnen beruhenden Theorie, und sehen keinerlei Notwendigkeit für weitere Beweise. Andere wünschen wohl, daß die Deutungen besseren Kontrollen innerhalb des analytischen Verfahrens unterworfen werden, während sie außeranalytische Methoden der Verifizierung ablehnen. Andere, zum größten Teil Nichtanalytiker, fordern, als Vorbedingungen der Berücksichtigung analytischer Ansprüche, die Einführung nichtanalytischer Formen der Verifizierung.

Auch hinsichtlich des erforderlichen Maßes an Genauigkeit besteht ein breites Spektrum der Meinungen. Manche Analytiker stellen einfach ihre Resultate als Ergebnisse analytischer Untersuchung dar, häufig ohne klar zwischen dem Rohmaterial der Beobachtung und dessen Deutung zu unterscheiden und ohne die Kriterien festzulegen, nach denen die letzteren aus dem ersteren folgen. In extremen Fällen wird der Spekulation freier Lauf gelassen. Am anderen Ende des Spektrums finden wir diejenigen, die, meist ohne eigene passive oder aktive analytische Erfahrung, für jede Deutung oder für jede Behauptung jene Art von Evidenz fordern, die man im physikalischen oder chemischen Laboratorium erwartet, d. h. eine Evidenz, die hinreichend schlüssig ist, um jeden möglichen Zweifel auszuschließen. Bei solchen Anforderungen könnte natürlich niemand je den Anspruch erheben, seines Vaters Kind zu sein, und es bedürfte generationenlanger Arbeit und Millionen betragender Ausgaben, um selbst die trivialste psychologische Behauptung mit solch einem Grad an Genauigkeit auszustatten.

Konrad Lorenz, der Erforscher des tierischen Verhaltens, hat festgestellt, daß bestimmte Beobachtungen, die dem Feldforscher bekannt sind, im Laboratorium unter Kontrollbedingungen sehr schwer zu wiederholen sind: »Wenn diese Versuche den Laboratoriums-Tierpsychologen geradezu unglaubhaft dünken, so ist dagegen anzuführen, daß das Versuchstier im Zimmer nicht so viele qualitativ voneinander unterscheidbare Erlebnisse hat wie der seinen Herrn frei begleitende Hund ... Jeder Hundebesitzer kennt ... (den) Vorgang, dessen Komplikation unter Laboratoriumsbedingungen nicht nachzuahmen ist ... Man mache sich bewußt, welche komplizierte Versuchsanordnung und welche mühsamen Vordressuren nötig sind, um ein analoges Verhalten künstlich zu reproduzieren.« LORENZ, 1954, S. 164 f.)

Irgendwo zwischen kritikloser Spekulation und dem Beharren auf einer unerreichbaren mathematischen Sicherheit müssen wir nach dem Maß an Gewißheit suchen, das zu erreichen wir im besten Falle erwarten dürfen, nach einem Maß an Gewißheit, wo Deutungen und Behauptungen über jeden vernünftigen, wenn auch nicht unbedingt über jeden möglichen Zweifel hinaus vorgebracht werden können.

In der Literatur, die sich mit dem Problem der Verifizierung befaßt, kann man zwischen Versuchen unterscheiden, einerseits die Gültigkeit psychoanalytischer Deutungen zu rechtfertigen oder Regeln aufzustellen, die beachtet werden müssen, damit solche Deutungen gültig seien, und andererseits Versuchen, psychoanalytische Ergebnisse mit nichtanalytischen Mitteln nachzuprüfen. Zur ersten Gruppe hat BLEULER (1910) frühe Beiträge geleistet. In seiner Verteidigung der Psychoanalyse betont er die innere Folgerichtigkeit der psychoanalytischen Deutungen: Unzählige Tatsachen scheinen ihren Zusammenhang zu finden und alles paßt ineinander, wie bei einem gelungenen Puzzlespiel. BLEULER wies auf die hohe Unwahrscheinlichkeit hin, daß alles das nur purem Zufall zuzuschreiben sei und versuchte sogar, die betreffende mathematische Wahrscheinlichkeit abzuschätzen.

BERNFELD (1932, 1934) betonte, daß psychoanalytische Deutungen in der Regel nicht vollständig durch Induktion bewiesen werden können, vermutete aber, daß sich unter gewissen Umständen aus einer Einzelbeobachtung gültige Schlüsse ziehen lassen. Von der Gestalttheorie erhoffte er die logische Rechtfertigung für solche Schlußfolgerungen. Er bezog sich dabei auf bestimmte Experimente, bei denen einer Versuchsperson einige Worte genannt werden und sie die Geschichte zu finden hat, in der diese vorkommen (z. B. Herd, Küchenschrank, Glasgefäße, Chemikalien, Kommode, Druckfarben, Geldscheine, Gefängnis). Es gibt oft *nur eine* plausible Lösung (wie z. B. bei dieser Aufgabe: Werkstatt für gefälschtes Geld); nur eine hat eine »starke Gestalt«. Die Beweisführung ist im wesentlichen identisch mit BLEUERS Gedankengängen.

Andererseits war sich BERNFELD aber völlig der Tatsache bewußt, daß das Gefühl der Evidenz an sich allein kein voller Beweis der Richtigkeit ist. Er vermutete, daß, würde man das gesamte klinische Material durchkämmen, um alle Invarianten daraus zu isolieren, das heißt alle Elemente, die als gemeinsame Nenner einer Gruppe von »Assoziationen« vorkommen, man in der Lage wäre, Beweise für oder Korrekturen von individuellen Deutungen zu finden.

Bei meiner Behandlung des Problems (1936, Kapitel II; 1939) wurde ich von der Überlegung geleitet, daß innere Folgerichtigkeit allein kein ausreichendes Kriterium der Richtigkeit ist, da völlig irrtümliche Ideen und sogar Wahnideen ein hohes Maß an innerer Folgerichtigkeit aufweisen können. Das ganze Gewebe von Deutungen muß, wenigstens an einer Stelle, durch eine unabhängige Beweisführung gestützt werden. Ich habe auch versucht, die Gültigkeit der psychoanalytischen Deutung an dem einfachen Beispiel eines neurotischen Symptoms eines Kindes zu erörtern, das von der Analytikerin-Mutter in statu nascendi behandelt wurde (1936, Kapitel VI).

Der augenblickliche Stand der Verifizierungsfrage ist von Kubie (1952) umfassend referiert worden. Man vergleiche auch den Bericht über ein Round-table-Gespräch in der American Psychoanalytic Association (Brosin, 1955) und die Arbeit von Schmidl (1955), die Bernfelds Ideen fortführt und erweitert.[1]

Eine Wissenschaft von der Seele und vom menschlichen Schicksal und die exakten Wissenschaften

In den letzten Jahren gab es Momente, in denen Vertreter der exakten Wissenschaften sich der Tatsache völlig bewußt erwiesen, daß die Exaktheit der Physik und Chemie und verwandter Wissenschaften, über welche die sogenannten »Verhaltens-Wissenschaften« nicht verfügen, viel eher bestimmten günstigen Umständen, die ihrem Gegenstand eignen, zuzuschreiben ist, als ihrer bisher angenommenen größeren Reife. Warren Weaver, der hervorragende Mathematiker z. B. sagte in seiner Präsidentenansprache vor der Amerikanischen Vereinigung zur Förderung der Wissenschaften (American Association for the Advancement of Science):

»Was ermöglichte den großen Erfolg, den die physikalischen Wissenschaften, vor allem während der letzten 150 Jahre, erlebten? Die Erklärung scheint tatsächlich ziemlich einfach zu sein. Zu allererst einmal scheint die *physikalische* Natur sehr *lose gekoppelt* zu sein. Das heißt, daß sich ausgezeichnet verwertbare Annäherungswerte ergeben, wenn man die physikalische Natur Stück um Stück, nur zwei oder drei Variablen auf einmal, untersucht und diese Stücke als isoliert behandelt. Weiterhin sind eine große Zahl der breit anwendbaren Gesetze zur brauchbaren Annäherung *linear*, wenn nicht direkt

1 Ein Symposium über dieses Thema, unter Vorsitz von SIDNEY HOOK (1958), habe ich an anderer Stelle ausführlich besprochen (1962).

in den ausschlaggebenden Variablen, dann im schlimmsten Fall in ihren zweiten Differentialquotienten. Und schließlich weist ein großer Teil der physikalischen Phänomene (die Meteorologie bildet manchmal eine wichtige Ausnahme) Stabilität auf. Störungen neigen dazu, zu schwinden und große Wirkungen resultieren nicht aus sehr kleinen Ursachen.

Diese drei außerordentlich günstigen Eigenschaften der physikalischen Natur bringen es zuwege, daß weite Bereiche von Erscheinungen befriedigend durch lineare algebraische oder Differentialgleichungen erfaßt werden können, die häufig nur eine oder zwei abhängige Variablen enthalten. Sie machen die Erfassung auch *sicher* in dem Sinn, daß kleine Irrtümer nicht dahin tendieren, sich auszuweiten, wild zu wuchern und sich als verheerend zu erweisen. Die belebte Natur hingegen weist hochkomplizierte und in sich sehr eng zusammenhängende Systeme auf – sie sind in der Tat Charakteristiken dessen, was wir Organismen nennen. Es bedarf einer Großzahl an Variablen, um einen Menschen zu beschreiben – und übrigens auch einen Virus, und nur selten hat es Sinn, nur zwei Variablen für sich allein zu untersuchen. Außerdem zeigt die belebte Natur höchst verwirrende Stabilitätsveränderungen, was Geschichtsforscher, Beobachter der Börse und Genetiker sehr wohl wissen« (WEAVER, 1955, S. 1256).

Die Erscheinungen, die wir in der Psychoanalyse untersuchen, sind zweifellos in hohem Maße untereinander verknüpft. Nehmen wir eine Person mittleren Alters an, die unter Depressionen leidet. Wir können die Untersuchung mit Vorstellungen beginnen, die auf vorwissenschaftlicher Erfahrung aufbauen, nämlich mit der Vorstellung, daß Depressionen mit schweren Versagungen und Enttäuschungen zusammenhängen. Wir können dann im Leben der betreffenden Person nach diesen Dingen suchen. Es mag da vieles geben – in der Ehe und im Familienleben, Enttäuschungen mit den Kindern oder deren Haltungen gegenüber dem Patienten, Enttäuschungen in außerehelichen Liebesbeziehungen, das Schwinden der sexuellen Leistungsfähigkeit oder Anziehungskraft, Krankheiten oder ein allgemeines Gefühl des Alterns, Enttäuschungen in der Arbeit, der Karriere, der sozialen Anerkennung oder finanzielle Sorgen. All das kann noch durch organische, vielleicht klimakterische Prozesse kompliziert werden. Dann gibt es die durch die psychoanalytische Theorie nahegelegten Faktoren, die in Betracht gezogen werden müssen, wie z. B. den Verlust eines Objektes, anormale Objektbeziehungen im Sinne der Introjektion und Projektion (Expulsion), Liebesverlust von seiten des Überich, gegen sich selbst gerichtete Aggression oder ein Gefühl der Entmutigung, der Ermüdung und der Niederlage (siehe unter anderen FREUD, 1917; ABRAHAM, 1924;

Klein, 1935, 1940; E. Bibring, 1953). Einige dieser Faktoren werden vermutlich in jedem solchen Fall vorliegen und viele von ihnen wird man bei Menschen der gleichen Altersgruppe ohne Depressionen aufdecken können. Auf unserer Suche nach der ätiologischen Bedeutsamkeit jedes dieser Faktoren – oder irgendeines anderen möglichen Faktors – sind wir nicht imstande, ihn zu isolieren, während wir alle anderen unverändert lassen, um seine Konsequenzen allein zu untersuchen. Wir werden sozusagen immer viel mehr Unbekannte als Gleichungen haben, so daß wir außerstande sind, eine Schlußfolgerung ohne die Anwendung von Urteilen zu ziehen, die für willkürlich gehalten werden könnten.

Es sind Faktoren, die einen großen Unterschied zwischen den physikalischen Wissenschaften und Disziplinen wie die Psychoanalyse bedingen. Ich weiß nicht, ob die beiden anderen Punkte, die Professor Weaver als mitbeitragend zu der privilegierten Situation der physikalischen Wissenschaften aufführt – lineare oder jedenfalls einfache Gesetzmäßigkeit und relative Stabilität –, unter den gegebenen Umständen ebenso wichtig sind. Stabilität ist keine allgemeingültige Eigenschaft der Materie der physikalischen Wissenschaften, wie Professor Weaver selbst bemerkt. Wahr ist aber in jedem Fall, daß organische und psychische, oder übrigens auch soziale Systeme hohe Instabilität aufweisen und daß relativ kleine Ursachen hier radikale Konsequenzen haben können. Eine geringe Läsion in gewissen Teilen des Gehirns kann einen Menschen vollständig und in jeder Hinsicht lähmen. Das menschliche Verhalten ist weitgehend das Ergebnis innerer Konflikte und eine geringe Veränderung in der relativen Stärke der im Kampf liegenden Kräfte kann zu einem völlig anderen Ausgang führen, geradeso, wie die Verschiebung eines kleinen Bruchteils der Stimmen bei einer Wahl zu einem anderen Wahlergebnis – mit vielleicht großen Konsequenzen – führen kann.

Ein anderer hervorragender Mathematiker, Professor Wiener, schreibt ebenfalls den ungeheuren Erfolg der Naturwissenschaften gewissen Eigenschaften des Gegenstandes zu. Seine Überlegungen unterscheiden sich von denen Weavers, sind aber nicht ohne Beziehungen zu ihnen.

»Alle die großen Erfolge der exakten Wissenschaft sind auf Gebieten errungen worden, in denen ein hoher Grad der Isolierung der Erscheinung vom Beobachter herrscht. Wir haben im Fall der Astronomie gesehen, daß sich dies aus den enormen Ausmaßen gewisser Erscheinungen im Vergleich zum Menschen ergeben kann, indem die äußerste Anstrengung des Menschen, geschweige denn sein bloßes Anschauen, nicht den leisesten sichtbaren Eindruck auf die himmlischen Welten macht. In der modernen Atomphysik andererseits, in der Wissenschaft des unaussprechlich Kleinen, besteht die Tatsache, daß alles, was wir tun, einen Einfluß auf viele einzelne Partikel hat, der *vom Standpunkt des Partikels aus* groß ist. Aber wir leben nun nicht im Maßstab der betreffenden Partikel, weder im Raum noch in der Zeit, und die Ereignisse, die vom Standpunkt eines Beobachters vom Maßstab ihrer eigenen Existenz aus von größter Bedeutsamkeit sein mögen, erscheinen uns – zugegeben mit gewissen Ausnahmen, wie die WILSONschen Nebelkammerversuche – nur als durchschnittliche Masseneffekte, an denen riesige Massen von Partikeln mitwirken. Soweit es sich um diese Effekte handelt, sind die betreffenden Zeitintervalle vom Standpunkt des individuellen Partikels und seiner Bewegung aus groß. Unsere statistischen Theorien haben eine bewundernswert entsprechende Grundlage. Kurzum, wir sind zu klein, um die Sterne in ihrem Lauf zu beeinflussen und zu groß, um uns um irgend etwas anderes als die Masseneffekte der Moleküle, Atome und Elektronen zu kümmern. In beiden Fällen erreichen wir eine hinlänglich lose Verbindung zu den von uns untersuchten Erscheinungen, um eine grobe Gesamtabschätzung dieser Verbindung abzugeben, obgleich die Verbindung nicht so lose ist, daß wir sie gänzlich vernachlässigen könnten« (WIENER, 1948, S. 189 f.).

WIENER legt den Akzent auf die Veränderung, die der Beobachter, eben durch die Tatsache der Beobachtung, an seinem Objekt bewirkt, und sieht Wissenschaft dort als erfolgreich an, wo entweder dieser Einfluß vernachlässigt werden darf, wie in der Astronomie, oder wo wir nur an großen Zusammenschlüssen von Partikeln (Aggregaten) interessiert sind. Wir alle kennen die vielen Einwände, die aus diesem Grund gegen die Psychoanalyse erhoben wurden. Die gröbste Version behauptet, daß die analytischen Deutungen vom Patienten auf Grund der Suggestionen des Analytikers unter dem Einfluß der positiven Übertragung akzeptiert werden. Die Analyse erscheint hier als eine Art von Gehirnwäsche. In weniger grober Form kann die Gültigkeit der psychoanalytischen Ergebnisse auf Grund des subtilen aber unbestreitbaren Einflusses, den eine Kombination verschiedener Faktoren – die Persönlichkeit, das wissenschaftliche Interesse, die Meinungen oder Vorurteile des Analytikers, die Bedürfnisse des Widerstands im Patienten und gelegentlich die Einflüsse unerkannter Befriedigungen in der analytischen Situation (vielleicht auf Grund der Gegenübertragung oder unvermeidlicher oder nicht vermiedener Realitätsfaktoren) – auf die Wahl des in der Analyse erscheinenden Materials haben kann, und damit auf die Entwicklung der analytischen Behandlung und auf das aus ihr entwickelte Bild, angezweifelt werden.

WEAVER faßt die Situation folgendermaßen zusammen:

»In der Welt der lebenden Dinge war der wissenschaftliche Fortschritt nicht so rapide, und wir sollten uns eine Vorstellung davon bilden können, warum das so sein mußte. Soweit es sich um die Ausdehnung (bei einer gegebenen Temperatur) handelt, beschreibt eine einzige deskriptive Zahl eine Metallfeder vollständig. Eine zweite deskriptive Zahl sagt uns, wie sich das Verhalten mit der Temperatur ändert. Eine einzige Zahl beschreibt uns, wie schwierig es sozusagen für Gleichstrom ist, durch einen bestimmten Draht zu fließen. Eine einzige und einfache Gleichung beschreibt das Temperatur-Volumen-Druck-Verhalten aller Edelgase. Eine kurze Regel stellt die Schwerkraftsanziehung zwischen allen Materieteilchen im gesamten Kosmos dar. Obgleich es in den neuen physikalischen und chemischen Theorien tatsächlich ungeheure Verwicklungen und Verfeinerungen gibt, bleibt die erstaunliche Tatsache bestehen, daß mit außerordentlich einfachen und doch außerordentlich allgemeingültigen Gesetzen ein enormer und sehr brauchbarer Fortschritt erzielt werden konnte.
Aber wie vieler Variablen bedarf es, um eine Blume, ein Insekt, einen Menschen zu beschreiben? Wie viele aufs feinste aufeinander wirkende und ihrem Wesen nach ineinander greifende Faktoren müssen in Betracht gezogen werden um einen Gefühlszustand zu verstehen? Wie kompliziert ist die Summe von Einflüssen, die das Verhalten variieren?
Mit anderen Worten: die exakte Naturwissenschaft konnte schon vor einigen Jahrhunderten ihren Ausgang nehmen, weil die Welt so gebaut ist, daß die Physik relativ einfach ist ... die Biologie ist, allgemein gesagt, um einige Grade schwieriger. Ein lebender Organismus ist wesentlich komplizierter und besitzt sehr viel mehr aufeinander einwirkende Eigenschaften. Es ist viel behindernder (und kann völlig irreführen), wenn man diese Eigenschaften jeweils einzeln oder zu zweit untersucht; und hinter allem steht die unumstößliche, zugleich mystische und praktische Tatsache, daß, zerlegt man einen lebendigen Organismus, um ihn zu untersuchen, ein wesentlicher Aspekt des Problems verschwindet, insofern das, was auf dem Untersuchungstisch liegt, kein Organismus mehr ist und nicht mehr lebendig« (Weaver, 1957, S. 1227 f.).
Der Psychoanalytiker hat diesen Worten nichts hinzuzufügen. Sie stellen deutlich die Bedingungen und Begrenzungen dar, die uns durch die Natur unseres Gegenstandes, des lebenden Menschen, auferlegt sind. Der an sich lobenswerte Wunsch nach der Exaktheit der physikalischen Wissenschaften, zusammen mit der mangelnden Einsicht in die Bedingungen, die letztere ermöglichten, haben eine riesige Masse an Literatur der pseudoexakten Spielart hervorgebracht, in der hochverkoppelte Systeme behandelt werden, als seien sie lose verkoppelt.

Deutungen werden entsprechend vermieden, eine große Menge Daten wird mit vielen, scheinbar wirksamen Sicherheitsvorkehrungen angesammelt und statistisch verarbeitet; aber jedes einzelne Stück dieser Daten ist häufig nichts anderes als eine Deutung, die angenommen wird, ohne daß man sich dessen bewußt ist, und die daher nicht der Kritik unterzogen wird, der bewußt gegebene Deutungen unterzogen werden können. Ich ziehe in der Psychoanalyse, wie in anderen Verhaltensdisziplinen oder in der Sozialwissenschaft, den Bericht eines erfahrenen und vorsichtigen Feldbeobachters oder eines klinischen Untersuchers oft der scheinbaren Exaktheit der Gallup-Befragungsart vor.

Die Überzeugung, daß ausschließlich experimentelle Ergebnisse ernst genommen werden können, während die Beobachtung des natürlichen Verlaufs von Ereignissen – wie lang auch immer fortgesetzt – mit der Absicht, ihre Gesetze zu entdekken, als hoffnungslos unexakt gilt – mindestens, wenn diese Ereignisse uns nicht den Gefallen tun, einfache und offensichtliche Regelmäßigkeiten, wie etwa die Planetenbewegungen, aufzuweisen –, hat während der letzten drei oder vier Generationen weitgehend einen Einfluß darauf gehabt oder eigentlich entschieden, welche Probleme als der Untersuchung würdig angesehen wurden. Die Ergebnisse dieser Auswahl waren teilweise ausgezeichnet – und teilweise nicht ganz so ausgezeichnet. In der Medizin z. B. hat sie zur Konzentration der Bemühungen auf die spezifischen ätiologischen Agentien und zur Vernachlässigung der ökologischen Aspekte der Krankheit, nämlich der Gleichgewichtsstörung zwischen dem Organismus und seiner Umwelt, geführt, weil erstere Probleme mit Einzelvariablen aufwarten, die im Labor exakt oder in der Klinik mit hinlänglich angenäherter Exaktheit untersucht werden können, während letztere unzählige Variablen enthalten, die besonders schwierig zu isolieren sind. So hat sich, abgesehen von der Chirurgie, ein großer Teil des Fortschritts der Medizin in den letzten Generationen auf den Gebieten abgespielt, wo die Pathologie am weitgehendsten Ergebnis einzelner Faktoren ist, wie z. B. der Invasion pathogener Organismen in einen Körper, der bisher noch keinen Kontakt mit ihnen hatte. Am geringsten waren die Erfolge andererseits beim Umgang mit degenerativen Krankheiten des mittleren und späteren Alters – außer sie wären chirurgisch angehbar –, die komplizierte Beziehungen zwischen dem Organismus und seiner Umwelt mitbeinhalten, einschließlich der erstarrten Residuen früherer Anpassungen und Fehlanpassungen.

Die Gültigkeit historischer und psychologischer Aussagen

Eine Diskussion über die Möglichkeit oder Unmöglichkeit, psychoanalytische Aussagen »wissenschaftlich« zu begründen, sollte mit der Überlegung beginnen, welcher Art die Evidenz ist, auf der Aussagen, wie die Psychoanalyse sie vorbringt, d. h. also historische und psychologische Behauptungen, beruhen und unter welchen Bedingungen wir bereit sind, Aussagen über diese Materie als »wissenschaftlich« gültig anzuerkennen.

Wer immer die Psychoanalyse mit der Begründung der angeblich fehlenden Verifizierung angreift, sollte gefragt werden, ob oder ob nicht, oder unter welchen Bedingungen er glaubt, daß die folgenden Aussagen verifiziert werden können:

Ia) Hans Meier jun. ist der Sohn der Frau Hans Meier (historische Aussage, begründet auf Erinnerungen und Zeugenaussagen);

Ib) Hans Meier jun. ist der Sohn von Herrn Hans Meier (historische Aussage, begründet auf umstandsgemäße Evidenz);

IIa) Hans Meier liebt seine Frau; er hat es mir selbst gesagt (Aussage über das bewußte Gefühlsleben einer Person);

IIb) Hans Meier glaubt, daß er seine Frau liebt, aber er betrügt sich selbst. Er erkennt die Tatsache nicht (oder kämpft gegen die Erkenntnis), daß er ihrer müde geworden ist und sich für Fräulein X. interessiert (psychologische Aussage über das Gefühlsleben einer anderen Person, begründet auf angeblichen verräterischen Zügen in ihrem Verhalten; die Behauptung enthält Ansichten über Selbstbetrug und unbewußte Prozesse).

Zu Ia). *Mater semper certa* ist ein Grundsatz des Römischen Rechts, aber worauf beruht diese Sicherheit? Da ist Frau Meier, die sich erinnert, den Jungen in der Klinik entbunden und ihn nach Hause gebracht zu haben; und er war von da an immer zu Hause, bis er erwachsen war. Es besteht eine Kontinuität in ihrer Erinnerung. So auch in Herrn Hans Meiers Erinnerung von dem Tage an, wo er den Jungen hinter dem Glasfenster in der Säuglingsabteilung sah. Und da sind die Nachbarn und Freunde der Familie, die den Jungen periodisch durch die Jahre hindurch gesehen haben. All das ist natürlich genug für jeden praktischen Zweck, aber es bleibt die Frage, ob es hinreicht, um wissenschaftlich genau zu sein. Es beruht alles auf Erinnerungen oder Zeugenaussagen – aber Erinnerungen können trügen, und Zeugen können lügen oder sich irren. Frau Meier z. B. hat vielleicht überhaupt kein Kind entbunden, sondern könnte unter Mithilfe einiger Personen ein illegitimes Kind einer anderen als eigenes ausgegeben haben. Oder sie kann entbunden haben und das Kind wurde in der Säuglingsstation aus Versehen verwechselt. All das sind außerordentlich unwahrscheinliche Vorkommnisse, aber sie sind nicht völlig ausgeschlossen. Tatsächlich beruht unser Urteil, daß sie höchst unwahrscheinlich seien, selbst auf vorwissenschaftlichen Erfahrungen oder Eindrücken, statt auf wissenschaftlich überprüften Untersuchungen, und dürfte daher nicht viel Gewicht haben. Um die Behauptung Ia exakt zu machen, wäre es wahrscheinlich notwendig, einen vollständigen Film der Entbindung des Jungen zu besitzen, der das Kind ununterbrochen im Bild festhält, mindestens bis Fußabdrücke abgenommen worden sind, wenn Fußabdrücke als zuverlässige Identifikationsmittel akzeptiert werden. Falls aber dieser letzte Vorschlag, wie ich fürchte, erst noch bewiesen werden muß, müßte der Film pausenlos bis zum Hervortreten bestimmter Gesichtszüge laufen. Von da an würden vielleicht gelegentliche Photoaufnahmen genügen. Überflüssig zu sagen, daß es bisher noch keinen Fall gegeben hat, bei dem die Mutterschaft in dieser Form bewiesen wurde.

Zu Ib). Der Nachweis der Vaterschaft ist natürlich schwieriger. Im realen Leben beruht er auf psychologischen Einschätzungen wie diese: es ist höchst unwahrscheinlich, daß Frau Meier extramatrimonial empfangen hat. Vielleicht liebt sie ihren Ehemann, oder es gab keine Gelegenheit zum Ehebruch, oder niemand hat zur betreffenden Zeit gesehen, daß sie sich für irgendeinen anderen Mann interessiert hätte, oder Ehebruch wäre unvereinbar mit ihrem Charakter usw. All das ist überzeugend genug, aber es schließt nicht jeden möglichen Zweifel aus. Eine völlig wissenschaftliche Untersuchung kann unter Umständen kontrollierte Bedingungen erfordern, mit fortlaufenden kinematografischen Aufzeichnungen, wobei Frau Meier eine genügend lange Zeit vor der Entbindung isoliert gehalten werden müßte, zusätzlich zu den im ersten Beispiel geforderten Daten.

Zu IIa). Die Evidenz der Selbstbeobachtung ist von vielen Seiten anerkannt worden. Andere hingegen halten psychische Daten für rein subjektiv und prinzipiell für andere nicht verifizierbar. Universelle Verifizierbarkeit oder Demonstrierbarkeit ist aber angeblich ein fundamentales Erfordernis der Wissenschaft. Während bei den vorerwähnten historischen Behauptungen exakte Bedingungen, wenn auch unter großer Mühe und großen Kosten für künftige Arbeiten beschafft werden können, erschiene es, wenn der Einwand aufrechterhalten wird, unmöglich, irgendwelche Daten der Selbstbeobachtung zu akzeptieren.

Zu IIb). Gegen die Gültigkeit von psychologischen Urteilen, die über andere auf Grund ihres Verhaltens gefällt werden, ließe sich einwenden, daß diese Urteile niemals bewiesen worden sind. Selbst wenn die Selbstbeobachtung zugelassen würde, so fehlt es doch völlig an umfassenden Untersuchungen, um z. B. Gesichtsausdrücke, dargestellt in Form exakter Messungen, aufs genaueste mit berichteten Empfindungen wie Haß, Angst oder Hoffnung in Beziehung zu setzen. Derartige Untersuchungen wären, selbst auf einfachstem Niveau, außerordentlich schwierig und zeitraubend. Im ganzen dürfte man wohl argumentieren, daß die Abschätzung dessen, was vermutlich in einem anderen vorgeht, und was nicht seiner Selbstbeobachtung unterliegt, nur spekulativ und nicht beweisbar ist.
Für jene, die trotz allem an die Möglichkeit gültiger historischer und psychologischer Aussagen glauben, können auch psychoanalytische Aussagen verifiziert oder falsifiziert werden – anderen gegenüber kann der Gültigkeitsbeweis wahrscheinlich nicht erbracht werden.

In den exakten Wissenschaften enthaltene psychologische und historische Urteile

Hier könnte man wohl innehalten und überlegen, ob das nicht schließlich eine Frage der Wortwahl ist. Vielleicht können, so ließe sich argumentieren, historische Aussagen auf Grund von Erinnerungen, Zeugenaussagen oder umstandsgemäßer Evidenz und psychologische Aussagen über ein Innenleben oder über unbewußte seelische Vorgänge, mit einem Maß an Sicherheit gemacht werden, das *allen praktischen Zwecken* genügt, nicht aber den Normen, welche die physikalischen Wissenschaften entwickelt haben und die sie erfüllen. Wir könnten dann mit unserer psychoanalytischen Arbeit fortfahren, auf das, was wir tun, so vertrauend, wie eine Untersuchungskommission darauf vertraut, die Tatsachen eines Falles aufgedeckt zu haben; aber ob das nun als Wissenschaft bezeichnet werden soll, d. h. ob die Vertreter der exakten Wissenschaften bereit wären, anzuerkennen, daß unsere Arbeit sich als Wissenschaft qualifizieren kann, oder ob wir Psychoanalytiker tatsächlich nach dieser Anerkennung streben sollen, das ist eine andere Frage – wichtig für die auf allen Seiten beteiligten Eitelkeiten, aber völlig irrelevant für eine Abschätzung der Gültigkeit der psychoanalytischen Arbeit selbst. Die Psychoanalytiker könnten, wenn sie wollten, weiterhin den Anspruch geltend machen, daß sie Forscher auf dem Gebiet einer Wissenschaft von der Seele sind und Praktiker einer Technik, die auf dieser Wissenschaft aufbaut, während die Vertreter der älteren Naturwissenschaften[2] weiterhin, wenn sie wollten, ihre Anerkennung verweigern könnten. Aber die Dinge liegen nicht ganz so einfach, und sollten in der Wissenschaft historische und psychologische Urteile unzulässig sein, dann wären es nicht nur die Psychiatrie, die Psychoanalyse, die Soziologie und verwandte Disziplinen, die auszuschließen wären, sondern die exakten Wissenschaften selbst stünden vor der Notwendigkeit, die meisten ihrer Aussagen zu revidieren, da *in der Arbeit aller Wissenschaftler eine beträchtliche Anzahl von Dingen auf Grund historischer und psychologischer Urteile als gegeben angenommen werden.*

Das Material für Experimente wurde von einer Handelsfirma erworben und die Spezifikationen akzeptiert, da die Firma als verläßlich bekannt ist. Es wird vorausgesetzt, daß Autoren, oder zumindest Autoren, die einen guten Ruf haben oder in einer geachteten Institution unter der Überwachung geachteter Wissenschaftler arbeiten, nicht absichtlich ihre Daten verfälschen oder unter hysterischen Zuständen leiden, die sie veranlassen könnten, ihre Daten unbewußt zu manipulieren. Die Laboratoriumseinrichtungen standen nicht unter ständiger automatischer Kontrolle; es gibt keine Garantie, daß nicht andere Personen den Nachtwächter bestochen haben oder ihn sonst außer Aktion setzten und den Versuchsaufbau änderten, so daß sich ein bestimmtes Resultat ergeben mußte – oder daß nicht der Experimentator selbst etwas Derartiges tat, sei es mit unehrlichen Absichten, sei es in einem Zustand von Bewußtseinsveränderung. Natürlich sind das alles Möglichkeiten, die praktisch nicht ernst genommen zu werden brauchen; jede einzelne ist, außer in einem Kriminalroman, extrem unwahrscheinlich, und sollte sie je vorkommen, so würde es bald entdeckt werden. Aber auch dies Urteil, obgleich an sich vernünftig genug, basiert auf einer höchst vorwissenschaftlichen Erfahrungs- und »praktischen Vernunft«-Psychologie, statt auf genau kontrollierten Bedingungen, und wenn derartige Urteile als unzulässig gelten sollen, dann müßte eine sehr große Zahl wissenschaftlicher Experimente unter Bedingungen wiederholt werden, bei denen nichts als gegeben hingenommen wird. Man kann nicht zwei Dinge zugleich haben: Ent-

2 Dies Bild ist tatsächlich nicht ganz richtig. Die Herabsetzung der Psychoanalyse auf Grund ihrer angeblichen »Unwissenschaftlichkeit« stammt nicht wirklich von den Vertretern der alten, wohlbegründeten exakten Wissenschaften, sondern vielmehr von den Vertretern von Disziplinen am Rande der Republik der Wissenschaften, die selbst ständig um ihre Anerkennung zu kämpfen haben. Die oben zitierten Beispiele der Ansichten zweier hervorragender Mathematiker zeigen die volle Einsicht in die Tatsache, daß der Erfolg der exakten Wissenschaften weitgehend günstigen Umständen zu verdanken ist, die sich nirgends wiederholen, und zugleich die volle Einsicht in die Schwierigkeiten, mit denen diejenigen zu kämpfen haben, die den Menschen zum Untersuchungsobjekt wählen.

weder können historische und psychologische Urteile als gültig akzeptiert werden oder sie können es nicht. Wenn sie es nicht könnten, müßten viele Ergebnisse der exakten Naturwissenschaften, die unter Einschluß derartiger Urteile während der Arbeit erzielt wurden, unter exakteren Bedingungen noch einmal nachgewiesen werden. Oder wenn solche Urteile zulässig sind, dann können sie ganz entschieden nicht nur implizite von den exakten Naturwissenschaftlern verwendet werden, sondern auch explizit von den Erforschern des menschlichen Verhaltens.
Es muß auch noch hinzugefügt werden, daß, selbst wenn all diese Vorsichtsmaßnahmen getroffen würden, es doch so bliebe, daß die aus Experimenten gezogenen Schlüsse auf der Annahme beruhen, daß die Experimente so ausgeführt wurden, wie behauptet wird, und daß niemand unerlaubte Veränderungen am Experimentalaufbau vorgenommen hat. Und diese Annahme *muß* in manchem auf dem Zeugnis von Personen beruhen, und das Vertrauen in die Zuverlässigkeit dieses Zeugnisses beruht auf psychologischen Urteilen. Daher kann, in letzter Analyse, der psychologische Faktor niemals ganz ausgeschlossen werden.
Vermutlich auf Grund derartiger Überlegungen hat der Philosoph und Wissenschaftshistoriker ARTHUR DAVID RITCHIE vor kurzem festgestellt (1958, S. 7): »... Das Paradigma oder der Modelltypus eines Faktums ist nicht das sezierte, artifizielle Faktum der Experimentalwissenschaften, das nicht außerhalb des Laboratoriums existieren kann, sondern eine robustere und weniger präzise Art von Fakten, die Evidenz des Juristen oder des Historikers. Es ist eine Bestätigung durch eine Person oder ein Subjekt gegenüber anderen Personen oder Subjekten über Reaktionen zwischen ihnen ... Alle bekannten wissenschaftlichen Fakten hängen von diesen vorangegangenen Bestätigungen ab.«

Ein kompensatorischer Vorteil der Psychologie

Es ist aber an der Zeit, auch die Kehrseite der Medaille zu betrachten. Es trifft zu, daß wir nicht in der Lage sind, irgendeine psychologische Aussage durch Betrachtung von außen – wie wir das in den exakten Naturwissenschaften – mit einer Genauigkeit zu beweisen, wie wir sie zu Recht auf diesem Gebiet erwarten; aber ebenso trifft zu, daß *wir bereits eine ganze Menge über die Aussage von innen her wissen.* Moleküle, Atome, Elektronen, die Zellen und Viren können wir nur von außen her untersuchen, aber im seelischen Leben sind, was wir untersuchen, *wir selbst* oder es sind Subjekte, die uns sehr ähnlich sind, und über uns selbst wissen wir eine Menge ganz unmittelbar oder sind imstande, es zu wissen. Zugegebenermaßen hat der Physiker uns gegenüber große Vorteile, sei es auf Grund der losen Koppelung seiner Variablen, wie Professor Weaver das ausgeführt hat, oder auf Grund der riesigen Größenunterschiede zwischen uns und den atomaren Teilchen und der daraus resultierenden Konzentration unseres Interesses nur auf Materien, die große Aggregate atomarer Teilchen enthalten, worauf Professor Wiener hinweist. Aber ebenso wahr ist, daß wir niemals irgend etwas über atomare Teilchen wissen werden, oder eigentlich über große Aggregate derselben, außer durch Beobachtung von außen her, während wir über das Seelenleben vieles von innen her wissen. Man kann in einem gewissen Sinn sagen, daß der gewöhnliche Mensch mehr über die Seele weiß, als der Wissenschaftler je über Gase der Atome wissen wird. Wir wissen, daß wir lieben oder hassen, daß wir Angst haben oder in Panik geraten oder hoffnungsvoll sind, jauchzend oder verzweifelt, verlockt oder abgestoßen oder beides zugleich. Und wir kennen auch die Stimmungen und Gefühle anderer, um so mehr, je näher wir in »Kontakt« mit ihnen stehen. Man hat die Quellen unseres Wissens vom Seelenleben anderer als Deutung ihres Ausdrucks angesprochen oder als Akt der Intuition (im Sinne des lateinischen *intueri* = nach innen sehen) oder als sogenannte Einfühlung, Identifizierung oder als eine »Wahrnehmung« des seelischen Lebens anderer (Scheler) in dem Sinne, in dem man sagen könnte, man käme an einen fremden Ort und nähme Armut oder Provinzialismus oder Terror oder Kultur wahr. Was immer aber die Quelle unseres Wissens über seelische Vorgänge bei anderen Menschen ist, was immer die Mechanismen oder Prozesse sind, mit deren Hilfe wir sie wahrnehmen oder verstehen oder auf sie schließen, so gibt es keinen Zweifel, daß solch ein Wissen vorhanden ist und ständig im Hintergrund der menschlichen Beziehungen besteht (oder, falls man den Lieblingsausdruck der »Neofreudianer« verwenden will: in den zwischenmenschlichen Beziehungen). Der Liebende weiß entweder, daß er geliebt wird, oder er zweifelt und ist bemüht, es zu erfahren, aber beides enthält die Möglichkeit des Wissens. Ein Teil des Spieles zwischen den beiden Geschlechtern besteht manchmal darin, eine sorgfältig dosierte Menge an Zweifeln über diesen Punkt beim Partner bestehen zu lassen. Der Diplomat muß imstande sein, durch das sorgfältig kontrollierte Äußere seines Gegenspielers hindurch dessen Absichten zu erraten – das gleiche macht den guten Pokerspieler aus. Das gesellschaftliche Leben besteht zum großen Teil aus der andauernden wechselseitigen Reaktion von Menschen auf ihre jeweiligen Gefühle – so schnell und in der Regel so wortlos, wie die wechselseitigen Reaktionen von Autofahrern auf der Straße.

Wir wissen außerdem, daß Säuglinge und Kinder höchst sensible Reaktoren auf die Stimmung der Erwachsenen, besonders ihrer Mütter sind. Säuglinge reagieren unmittelbar auf eine Störung, nicht so sehr der Umgebung im allgemeinen als in ihrer biologischen Umwelt, d. h. bei ihren Müttern oder anderen Pflegepersonen. Sie reagieren auf Angst oder Haß, selbst wenn die Erwachsenen versuchen, diese Gefühle zu verbergen. Man hat bei Personen, deren Mütter während der ersten Lebensjahre des Kindes eine Depression durchmachten, häufig Neurosen von einer Schwere und Hartnäckigkeit beobachtet, die man nicht leicht anderweitig hätte erklären können. Diese enge Wechselwirkung zwischen Mutter und Kind, die schon früh von Analytikern beobachtet wurde (G. Bibring, A. Balint, Peto u. a.) ist jetzt der Inhalt systematischer Untersuchungen durch gleichzeitige Analysen von Mutter und Kind an der Hampstead Child Therapy Clinic (siehe z. B. Burlingham et al., 1955) und am Child Study Center, Yale University.

Es wird zugestanden oder es wird nicht zugestanden, daß diese Art von Verstehen eine gewisse Gültigkeit besitzt. Wird es im Prinzip zugestanden, so ist es nicht schwer, spezifische psychoanalytische Deutungen oder Hypothesen zu beweisen oder zu widerlegen. Wird es nicht zugestanden und die Spielregeln so aufgestellt, daß nur äußere, verhaltensmäßige, physikalische Daten zugelassen werden, dann wird es wahrscheinlich unmöglich, oder beinahe unmöglich sein, psychoanalytische Aussagen oder irgendwelche anderen Aussagen, die das innere Leben des Menschen betreffen, zu verifizieren.

In seinem Überblick über die experimentellen Versuche zur Psychoanalyse stellt Professor Hilgard fest: »Jeder, der versucht, die Psychoanalyse als Wissenschaft ehrlich einzustufen, muß bereit sein, zuzugeben, daß sie so, wie sie dargestellt wird, größtenteils sehr schlechte Wissenschaft ist, daß die Mehrzahl der Aufsätze in dieser Zeitschrift überhaupt nicht als Forschungspublikationen verteidigt werden können« (1952, S. 44). Das ist wörtlich richtig. Diese Aufsätze sind keine »Forschungspublikationen«; es sind meist klinische Arbeiten, vergleichbar den klinischen Krankengeschichten der Medizin oder den Feldberichten der Sozialwissenschaften. Meine These ist aber, daß klinische oder Felduntersuchungen in einer Wissenschaft zugelassen werden können und müssen, in der einerseits *Forschung*, d. h. im allgemeinen die Untersuchung von ein oder zwei Variablen in Isolierung *unmöglich* ist, weil ihre Variablen zu stark verkoppelt sind, während andererseits *Introspektion* und *Perzeption (Wahrnehmung) möglich* sind.

Es muß allerdings hinzugefügt werden, daß die Gültigkeit, die wir für die psychologische Selbstbeobachtung und für die Beobachtungen anderer in Anspruch nehmen, *keine absolute* ist. Ebenso wie die Wahrnehmung der unbelebten Welt durch unsere Sinne irreführend sein kann, so kann das auch für unsere psychologische Selbstbeobachtung und für unser Denken, unsere Intuition, unsere Einfühlung, unsere Wahrnehmung in bezug auf andere, oder was immer es sei, zutreffen. Wir hören den Donner später, als wir den Blitz sehen, aber wir sind trotzdem nicht berechtigt, deswegen zu behaupten, daß der Donner später eintrete. Wir sehen den Mond während der Mondfinsternis verschwinden, aber trotzdem können wir nicht sagen, daß er tatsächlich zeitweise verschwinde. Der Wanderer in der Wüste kann deutlich am Horizont eine Oase sehen, die doch nicht da ist usw. Und wie in allen Untersuchungen gibt es auch die sogenannte persönliche Gleichung. Im gleichen Sinne sind die Ergebnisse unserer Selbstbeobachtung unvollkommen und verzerrt – das ist übrigens der fundamentale Lehrsatz der Psychoanalyse – und auch in unserer Beurteilung anderer täuschen wir uns oft. Der junge Mann, der glaubte, daß das Mädchen ihn liebte oder nicht liebte, kann sich geirrt haben und der Diplomat oder der Pokerspieler kann hinters Licht geführt werden. Was wir zu tun haben ist aber nicht, das Zeugnis unserer Sinne abzulehnen, weil sie uns eine Fata Morgana vorgaukeln könnten, sondern es *zu korrigieren, indem wir Daten aus verschiedenen Quellen vergleichen und alle wechselweise aneinander kontrollieren.* Dies ist schließlich der Weg, auf dem auch trügerische Sinneswahrnehmungen erkannt, systematischen Untersuchungen unterworfen und korrigierbar wurden. Dies ist im wesentlichen auch, wie man tatsächlich zu psychoanalytischen Deutungen und Einschätzungen individueller Situationen oder des ganzen Menschen gelangt: wir nehmen die Daten der Selbstbeobachtung eines Menschen, dazu die Daten unserer psychologischen Beobachtung dieses Menschen, wobei unser Beobachtungsmaterial durch die psychoanalytische Regel, wonach ein Mensch sich bereit erklärt, jeden eigenen Einfall zuzulassen und alles auszusprechen, was ihm einfällt, außerordentlich bereichert wird; dazu nehmen wir schließlich noch die Daten unserer äußeren physischen Beobachtung. Wir akzeptieren keine dieser Gruppen von Daten allein kritiklos als unbedingt zuverlässig und kontrollieren sie wechselweise aneinander.

Der auf die Analytiker ausgeübte Druck, die Aussagen der Psychoanalyse durch Experiment oder Statistik zu erhärten, ist ein vorwiegend amerikanisches Phänomen. In den deutschsprachigen Ländern ist die Situation fast gegenteilig, die Psychoanalyse wird für irgendwelche derartige Versuche, Gültigkeitsbeweise anzutreten, bei weitem eher angegriffen als für die Unterlassung solcher Unternehmen. Das hängt mit der Tatsache zusammen, daß im germanischen Kulturkreis in weitem Umfang eine Philosophie akzeptiert worden ist, die scharf zwischen »Natur« und »Geist« unterscheidet. Gemäß dieser Philosophie befaßt sich die Geschichte nicht mit Natur, sondern mit Geist, und das gleiche gilt für jede Psychologie, die über periphere Probleme, wie etwa die Sinneswahrnehmung hinausgeht. Natur kann durch eine endliche Zahl von qualifizierbaren Variablen beschrieben werden, während Geist, Kultur oder Existenz aus Strukturen oder Gestalten bestehen, die nur in ihrer Totalität begriffen werden können. Berühmt und ohne Ende zitiert wurde der Ausspruch DILTHEYS: Die Natur erklären wir, das Seelenleben verstehen wir.

Von diesem Standpunkt aus verraten experimentelle oder statistische Untersuchungen in Sachen »Geist« ein fundamentales Mißverstehen des Problems; sie sind so etwas wie eine intellektuelle Ursünde.

Diese Dichotomie hat das germanische Denken ein Jahrhundert lang beherrscht, wobei sie nicht nur von den Philosophen, sondern auch den Psychiatern und Medizinern akzeptiert wurde. Kürzlich veröffentlichte eine deutsche Zeitschrift die Übersetzung eines meiner Artikel. Ich hatte darin ausgeführt, daß ein befriedigender Gültigkeitsbeweis der psychoanalytischen Theorie unter Umständen eine sehr detaillierte Longitudinaluntersuchung einer großen Anzahl von Einzelpersonen vom Beginn bis zum Ende ihres Lebens einschließen müßte, daß solch eine Untersuchung ungeheuer teuer sei und es wahrscheinlich ein- bis zweihundert Jahre dauern würde, bis ihre Ergebnisse schlüssig würden — aber daß sie durchaus schließlich einmal unternommen werden könnte. Daraufhin schrieb mir der hervorragende Leiter einer Klinik der medizinischen Fakultät an einer der führenden Universitäten Deutschlands und drückte sein Erstaunen über die Passage aus. War es wirklich das, was ich hatte sagen wollen? War es nicht das eigentlich Wesentliche unserer Psychologie, den Anspruch zu erheben, daß der Geist etwas anderes sei als die Natur?

Der deutsche und der amerikanische Standpunkt in dieser Sache ist vielleicht die moderne Ausgabe der alten Kontroverse zwischen den Platonikern und Aristotelikern. Mir scheint, daß beide Standpunkte in ihren negativen, kritischen Aspekten stärker sind als in ihren positiven, konstruktiven. Die deutsche Philosophie hat insofern eine Stärke, als der lebende Organismus, und sogar mehr noch der menschliche Geist, mehr ist als jede Anzahl von physischen Parametern es beschreiben könnte; es gibt, wie WARREN WEAVER in der oben zitierten Äußerung ausführte, »... die unumstößliche, zugleich mystische und praktische Tatsache, daß, zerlegt man einen lebendigen Organismus, um ihn zu untersuchen, ein wesentlicher Aspekt des Problems verschwindet, insofern das, was auf dem Untersuchungstisch liegt, kein Organismus mehr ist und nicht mehr lebendig.«

Der amerikanische Standpunkt andererseits ist ebenfalls da stark, wo er kritisch ist, weil nicht ganz klar ist, was die Kriterien jenes »Verstehens« des Geistes sind, von dem DILTHEY spricht und wie man zwischen richtigen Deutungen einerseits und Vermutungen und Spekulationen oder selbst Wahnideen andererseits unterscheiden soll. Es scheint überhaupt keine Kriterien zu geben, die der Erfahrung des Verstehens immanent sind, mit deren Hilfe man das eine von den anderen scheiden könnte (siehe Seite 17). Angesichts der Tatsache, daß Menschen hinsichtlich dessen, was sie vom seelischen Leben verstehen,

verschiedenartig empfinden, würde DILTHEYS Formulierung nach der Erstellung einer Autorität verlangen, die zu entscheiden hätte, welches Verstehen richtig ist und welches nicht.
Im Licht dieser Schwierigkeiten scheint mir, daß eine Lösung nur in der *Integration der beiden Standpunkte* zu finden ist — oder, wenn man den bescheideneren Ausdruck bevorzugt: daß sie eklektisch zu sein hat.

Eine Fünf-Kampf-Theorie

Der Fünfkampf war eine Form des athletischen Wettstreits im alten Griechenland, der aus Wettkämpfen in fünf Disziplinen bestand: Laufen, Springen, Ringen, Diskus- und Speerwerfen. Wettkämpfe in fünf oder zehn Disziplinen (Zehnkampf) sind in neuerer Zeit wieder eingeführt worden. Bei dieser Art von Wettstreit ist es durchaus möglich, daß der Sieger in jeder Einzeldisziplin anderen Athleten, die am Fünfkampf teilnehmen oder nicht teilnehmen, unterlegen ist. Die Ergebnisse des Siegers im Laufen oder Springen z. B. können unter den Ergebnissen des besten olympischen Läufers oder Springers liegen, der nicht an diesem speziellen Wettkampf teilnimmt, oder sie können unter den Ergebnissen seiner Mitkämpfer in dieser Disziplin des Fünfkampfes selbst liegen, da es das Durchschnittsergebnis ist, das zählt. Die Griechen verwandten daher den Ausdruck, um einen Menschentypus zu charakterisieren, dessen Verdienste mehr in der Breite seiner Bemühungen als in seinen Erfolgen auf einem eng begrenzten Gebiet lagen.
Psychoanalytische Deutungen eines einzelnen Ereignisses oder der psychoanalytische Aufriß eines individuellen Menschen oder allgemeine psychoanalytische Aussagen können kaum auf der Basis äußerer, physikalisch meßbarer Daten bewiesen werden. Aber ich unterstelle, daß die Kombination solcher Daten mit den Daten aus der Selbstbeobachtung eines Patienten (einschließlich der Selbstbeobachtungen an Hand versuchsweise vorgeschlagener Deutungen) zusammen mit den Daten unserer Beobachtungen seines Verhaltens, einschließlich seines verbalen Verhaltens — als Ausdrücke psychischer Prozesse angesehen, wobei jede Gruppe von Daten kritisch im Licht der anderen Daten gesehen wird — eine Form von Evidenz bilden, die ebenso überzeugend ist[3] wie die Evidenz, die man bei der Untersuchung einer einzelnen Variablen auf solchen Gebieten findet, wo Einzelvariablen in Isolierung sinnvoll untersucht werden können.

3 Vorausgesetzt natürlich, daß der Analytiker gelernt hat, »spekulative Neigungen zu bändigen« (FREUD, 1914 a, S. 60) und die oben beschriebene wechselseitige Kontrolle wirklich durchführt. CARL BECKER sprach einmal von historischen Schriftstellern *sans peur et sans recherche*; es ist nicht verwunderlich, daß man sie auch unter Psychoanalytikern finden kann.

Das ist in der Tat die Art, wie der psychoanalytische Praktiker vorgeht – oder vorgehen sollte. Der Analytiker schwankt beständig zwischen einem inneren und einem äußeren Sehen hin und her. Es gibt Gedanken und Gefühle, die der Patient berichtet und Züge im Verhalten des Patienten sowohl in der analytischen Situation wie in seinem Leben, oder Erinnerungen aus der Vergangenheit, die dem Analytiker zu »stimmen« scheinen, die zusammen etwas aussagen. Kaum ist solch eine hypothetische Deutung durch die Selbstbeobachtung des Patienten und/oder die Einfühlung des Analytikers erreicht worden – etwa im Sinn unseres früheren Beispiels über die psychologische Bedeutung der Depression des Patienten –, so ändert der Analytiker seinen Beobachtungsstandpunkt, sieht die Sache von außen her an und fragt sich: steht diese hypothetische Deutung in Übereinstimmung mit all den Tatsachen; bringen z. B. Bedingungen wie diese speziellen Konstellationen immer Depressionen hervor? Und er wird vermutlich weiteres Material vom äußeren Beobachtungsstandpunkt her gewinnen, indem er die Deutung oder Teile derselben dem Patienten anbietet und beobachtet, ob irgendeine Reaktion darauf erfolgt. Oder umgekehrt, wenn er irgendeine Information von außen bekommen hat, z. B. daß Depressionen immer an einem bestimmten Datum oder nach spezifischen Ereignissen auftreten, wird er sofort versuchen, die Dinge von innen zu sehen und ihren möglichen Zusammenhang zu erfassen.
Nach Zeitungsberichten beobachtete die Wasserversorgungsgesellschaft einer Stadt im Mittelwesten vor einigen Jahren, daß der Wasserverbrauch mehrere Male an jedem Abend ein paar Minuten lang sehr stark anstieg. Die Sache wurde untersucht, und es stellte sich heraus, daß diese Maxima in der Verbrauchskurve mit den Werbesendungen im Fernsehen zusammenfielen; sie wurden durch die Wasserspülung vieler Toiletten, die zur gleichen Zeit betätigt wurden, veranlaßt. Ich weiß nicht, ob sich die Sache wirklich so abgespielt hat oder ob es nur eine gute Geschichte war. Auf alle Fälle ist es eine gute Analogie für die Schlußfolgerungen, wie sie in der Psychoanalyse gezogen werden. Es ist möglich, daß die Beamten der Wasserversorgung erst die äußere Tatsache entdeckten, d. h. das Zusammenfallen der Verbrauchsspitzen mit den Werbesendungen und dann psychologisch verstanden, was vorging – oder sie vermuteten erst einmal, daß die Verbrauchsspitzen vom gleichzeitigen Spülen vieler Toiletten herrührten, überlegten dann die möglichen Gründe für eine derartige Gleichzeitigkeit und gingen anschließend daran, direkt nach spezifischen Situationen zu suchen, die viele Menschen als geeigneten Moment empfinden könnten, ihre Tätigkeit zu unterbrechen. Ähnlich kann der Psychoanalytiker zuerst eine zeitliche Über-

einstimmung beobachten und dann ihre Bedeutung verstehen, oder er »versteht« die Bedeutung eines Symptoms oder Verhaltenszuges zuerst und forscht dann danach, ob die beobachtbaren Fakten damit übereinstimmen.
Es gibt noch die weitere Analogie, daß, hat man erst einmal den Zusammenhang erfaßt, er in einem Fall durch die Voraussage von Verbrauchsspitzen bei wechselnden Zeitplänen der Werbesendungen erhärtet werden kann, im anderen Fall aber durch das Auftreten von Symptomen oder anderen Phänomenen unter wechselnden Bedingungen.

Die Frage der universellen Beweisbarkeit

Die Zulassung der »Einfühlung« oder Wahrnehmung seelischer Vorgänge bei anderen als anzuerkennende Evidenz wird auf den Einwand treffen, daß sie subjektiv sei, insofern nicht alle Menschen das »sehen« können, wovon einige behaupten, es sei zu sehen. Manche Menschen sind »intuitiv«, haben »Einfühlung«, »haben guten Kontakt mit Menschen« und andere nicht.[4] Es gibt tatsächlich Leute, die psychologischem Material gegenüber fast blind sind, und in kaum einer Gruppe ist das Vorkommen dieser »Seelenblindheit« so groß wie bei den Anhängern der exakten Wissenschaften – aus Gründen, zu denen die Psychoanalyse einige Vermutungen beisteuern könnte. Aber wie immer das sein mag – die Tatsache bleibt ein ernsthafter Hinderungsgrund für die Anwendung dieser Art von »Wahrnehmung«, weil wissenschaftliche Resultate nun einmal jedem gegenüber demonstrierbar sein müssen – sie müssen *intrasubjektiv verifizierbar* sein, wenigstens im Prinzip, was immer das auch bedeuten soll. So mindestens wird behauptet, und die Aussagen der exakten Naturwissenschaft sind, ihrem eigenen Anspruch nach, allgemein beweisbar.
Aber sind sie es? Einmal gibt es viele Dinge, die man Menschen nicht demonstrieren kann, die an der Dysfunktion eines ihrer

4 Es gehört zu den Desiderata, daß Studenten der Psychoanalyse über diese Fähigkeit zum »guten Kontakt mit dem Patienten« und über »Intuition« oder »Einfühlung« verfügen sollten. Von einem wissenschaftlichen Standpunkt aus muß diese Forderung allerdings besonders verdächtig erscheinen. Wir dürfen es kaum als Evidenz bezeichnen, daß Praktiker der Psychoanalyse bestimmte Zusammenhänge »sehen« können, wenn sie zuerst wegen dieser »Einfühlung«, d. h. wegen ihrer Fähigkeit, solche Zusammenhänge zu sehen, ausgewählt wurden. Das könnte wie eine Beweisführung im Kreise aussehen, ist aber nichts anderes wie die Ausschließung von Farbenblinden von bestimmten Arbeiten, wie das später in diesem Kapitel noch besprochen werden soll, und unterscheidet sich nicht wesentlich von dem, was in den früheren Jahren der Erforschung der Atomkernspaltung vor sich ging. Damals bestand die Forschungsmethode hauptsächlich in der Beobachtung extrem geringer Fluoreszenzerscheinungen, die durch das Auftreffen einzelner Protone auf einen Zinksulfidschirm hervorgerufen wurden. Dabei mußten viele Mitarbeiter von der Arbeit ausgeschlossen werden, weil sie nicht die richtigen Resultate erzielten (siehe WAELDER, 1955, S. 3).

Sinnesorgane leiden – die blind oder taub sind oder, um geringere Defekte zu erwähnen, farbenblind, oder nicht zwischen musikalischen Tönen unterscheiden können. Ihnen kann ein bestimmtes Gebiet wissenschaftlicher Aussagen über die Natur nicht demonstriert werden. Trotzdem bezweifeln wir die Gültigkeit dieser Aussagen nicht, sondern akzeptieren, daß sie richtig sind und daß es an den persönlichen Mängeln einiger Menschen liegt, wenn diese sie nicht bestätigen können.
Dann gibt es noch die Geisteskranken, halluzinierende Wahnkranke z. B. oder die geistig Unterentwickelten – Oligophrene oder Schwachsinnige –, denen wissenschaftliche Aussagen nicht bewiesen werden können. Man könnte diese Schwierigkeit vielleicht umgehen, indem man feststellt, daß »universelle Beweisbarkeit« nur Demonstrierbarkeit gegenüber geistig Normalen bedeuten soll. Das wäre ein befriedigender Weg, wenn es uns gelänge, die Gruppe der geistig Normalen durch Eigenschaften zu definieren, die unabhängig von der Ausgangsmaterie sind, z. B. durch organische Eigenschaften. In diesem Fall könnten wir sagen, daß es möglich sein muß, wissenschaftliche Aussagen gegenüber jeder Person zu verifizieren, außer denjenigen, die an einer definierten anatomischen oder physiologischen Abnormalität leiden. Aber wie die Dinge liegen, können wir Psychotiker im allgemeinen nur durch den Mangel ihres Realitätssinnes charakterisieren und geraten daher in eine Beweisführung im Kreise, wenn wir sagen, daß wissenschaftliche Gesetze, die ein wichtiger Teil der Realität sind, allen, außer den Geisteskranken demonstriert werden können – und die Geisteskranken sind diejenigen, die die Realität nicht begreifen könnten.
Doch wollen wir diesen Punkt nicht weiter strapazieren und annehmen, daß ein Weg gefunden wurde, die Sache auf logisch befriedigende Weise zu klären. Dann bleibt aber immer noch das weitreichende Problem der Mathematik. Das Verständnis der exakten Naturwissenschaften, besonders alles dessen, was über die allerelementarsten Tatsachen hinausgeht, hängt in hohem Maße von der Verwendung mathematischer Werkzeuge ab. Ich weiß nicht, ein wie hoher Prozentsatz der Mittelschüler tatsächlich Algebra oder Trigonometrie in einer Weise versteht, die sich vom Auswendiglernen von Formeln bis zur Prüfungsreife unterscheidet. Aber selbst das wäre noch elementare Mathematik. Ein wie hoher Prozentsatz der Gesamtbevölkerung, ausschließlich der Geisteskranken und Schwachsinnigen, könnte tatsächlich höhere Mathematik bis zu dem Punkt verstehen, der es ihm ermöglichte, die Gedankengänge der modernen Physik zu begreifen? Ich habe den Verdacht, daß es viel mehr Leute gibt, die einen großen Teil der Stimmungen, Ängste und Hoffnungen ihrer Nachbarn be-

merken und fühlen können als Leute, die das Tensorkalkül begreifen.

Selbst in der Mathematik kann es vorkommen, daß ein Satz zu einer Zeit nicht universell beweisbar ist, nicht nur nicht allen Menschen, sondern nicht einmal allen Mathematikern von Rang demonstriert werden kann. J. HADAMARD (1945) spricht von der Möglichkeit, daß die »Psychologie verschiedener Individuen in einigen wesentlichen Punkten voneinander abweichen könne« und gibt die folgenden Beispiele dazu: »... eine Frage, die, obgleich sie mathematisch war, die Metaphysik streifte, löste eine lebhafte Diskussion ... zwischen mir und dem großen Wissenschaftler LEBESGUE aus. Wir konnten den Schluß nicht umgehen, daß die Evidenz — dieser Ausgangspunkt der Sicherheit in jeder Denkordnung — für ihn und für mich nicht die gleiche Bedeutung hatte ... wir erkannten die Unmöglichkeit, einander zu verstehen.« »Das Problem, um das es sich handelte, gehörte zur Mengentheorie. Als nun ... GEORG CANTOR seine fundamentalen Ergebnisse zu dieser Theorie (heute eine der Grundlagen der zeitgenössischen Wissenschaft) vortrug, sah eines davon so paradox aus und widersprach so radikal all unseren grundlegenden Vorstellungen, daß es die entschiedene Feindseligkeit KRONECKERS auslöste, eines der führenden Mathematiker jener Zeit ... Natürlich ist der Beweis des Ergebnisses so klar und genau wie irgendein anderer mathematischer Beweis und läßt gar keine Möglichkeit zu, das Ergebnis nicht anzuerkennen« (S. 92).

So können also die Ergebnisse der Physik und Chemie keineswegs jedermann demonstriert werden – nicht einmal jedermann, der heilen Geistes ist. Sie können nur einem kleinen Bruchteil der heutigen Menschheit demonstriert werden. Die übrigen können die sichtbaren oder hörbaren *Ergebnisse* sehen oder hören. Jeder geistig normale Mensch, der nicht taub ist, kann hören, daß die Radiosendungen durch die Luft kommen, aber nur einige können verstehen, wie das vor sich geht. Die Vorstellung, daß die älteren exakten Naturwissenschaften universell demonstrierbar seien, reduziert sich auf die Tatsache, daß sie ein sehr weitreichendes Prestige erworben haben, teils auf Grund der Demonstrierbarkeit und praktischen Verwendbarkeit ihrer technischen *Anwendungen*, teils auf Grund der relativen Einigkeit ihrer Exponenten und auf Grund der Tatsache, daß die Menschen davon überzeugt sind, daß die Struktur der Wissenschaft solide ist. In diesem und nur in diesem Sinn kann man behaupten, daß die Aussagen der exakten Naturwissenschaften universell beweisbar sind.

Die jüngeren psychologischen und Sozialwissenschaften besitzen nichts von diesem Prestige. Sie haben bisher noch nicht viele Anwendungsmöglichkeiten geliefert, die die Menschen nützlich finden – obgleich die psychoanalytischen Beiträge zur Erziehung und zur vorbeugenden Psychiatrie in nicht zu ferner Zukunft dieser Forderung nahekommen dürften. Zudem zeigen ihre führenden Vertreter nicht jene Einigkeit, die allein Außenseitern Vertrauen einflößt. Was die Psychoanalyse betrifft, so sehe ich keinen Grund, warum nicht in wenigen Generationen – wenn unsere freie Gesellschaft überlebt – dieser Zustand erreicht sein sollte: nämlich daß die Menschen im allgemeinen das Urteil von Sachverständigen als richtig akzeptieren, obwohl sie es nicht selbst nachprüfen können, und daß die betreffenden Aussagen danach als »universell beweisbar« gelten.

Erster Teil

Die historische Entwicklung der psychoanalytischen Gedankengänge

Die Psychoanalyse ist größtenteils das Werk eines einzigen Mannes, Sigmund Freuds, und der bedeutsamste Teil ihrer Geschichte ist die Geschichte des Werkes und der Ideen Freuds. Unter den Theorien der Psychoanalyse können wir zwischen einigen grundlegenden Lehrsätzen unterscheiden, die Freud um die Jahrhundertwende, als er selbst in den frühen Vierzigern stand, formulierte und ausarbeitete, und verschiedenen Erweiterungen und Zufügungen, die in den folgenden beiden Jahrzehnten entwickelt wurden und schließlich noch den neuesten Ergänzungen und Modifikationen, die in den zwanziger Jahren ausgearbeitet wurden, als Freud in den späten Sechzigern stand – Ergänzungen, die sich an Wichtigkeit nicht mit den grundlegenden Konzepten vergleichen können, aber zu bedeutsam sind, um nur als Verfeinerungen oder Anwendungen klassifiziert zu werden.

I. Die grundlegenden Begriffe

Das Ausgangsgebiet der Psychoanalyse: Die Neurosen

Freud begann sein Werk mit dem Studium der Neurosen, besonders, zu Beginn, der Hysterie. Von dort stießen er und andere Psychoanalytiker nach ihm in andere Gebiete vor, auf weitere Felder der Psychopathologie, der normalen Psychologie, schließlich zu kulturellen und historischen Problemen – aber das Studium der Neurosen war der Ausgangspunkt und blieb das Heimatgebiet der Psychoanalyse, in das wir von Zeit zu Zeit zurückkehren, wie Antäus, der seine Kraft erneuert, wenn er die Erde berührt.

Die Neurose – in dem Sinn, in dem wir das Wort hier verwenden, der auch dem Sinn entspricht, in dem es um die Jahrhundertwende, als die Psychoanalyse entstand, verwendet wurde – ist eine umschriebene Störung bei einer sonst normalen Person, die in Kontakt mit der Umwelt steht und hinreichend angepaßt ist, mit Ausnahme eines begrenzten Gebietes. Diejenigen, die mit einer Neurose behaftet sind, haben Gefühle, Ängste, Gedanken oder Impulse, oder begehen Handlungen, die sie *als ich-fremd empfinden, die sie aber trotzdem fühlen, denken oder tun müssen* – wie z. B. diffuse Ängste, Alpdrücken, Furcht vor Tieren, Angst auf offenen Plätzen oder in geschlossenen Räumen, Zwangsgedanken und Zwangsimpulse oder private Rituale, die ein Mensch befolgen muß, obgleich er sie als sinnlos erkennt; oder die Betroffenen zeigen körperliche Manifestationen, die, soweit sich das bestimmen läßt, nicht Symptome einer organischen Krankheit oder einer funktionellen Störung sind und die bewußte Willensanstrengung nicht hervorrufen könnte, wie z. B. das hysterische Erbrechen oder ein *globus hystericus*. Neurotische Manifestationen scheinen nicht organisch verursacht zu sein; sie sind umschrieben, ich-fremd, und unvermeidlich oder vermeidlich nur um den Preis unerträglicher Angst. Diejenigen, die an einer Neurose leiden, unterscheiden deutlich zwischen ihren neurotischen Symptomen und ihrer übrigen Persönlichkeit. Von diesem Kern aus wurde später die Bedeutung des Ausdrucks Neurose so erweitert, daß er auch die sogenannten Charakterstörungen, die später besprochen werden sollen, mit umfaßte (siehe S. 157).

Die Grundstruktur der Neurose

Die Theorie der Psychoneurosen, wie sie sich um die Jahrhundertwende allmählich in FREUDS Gedankengängen kristallisierte, besteht, so könnte man es etwa ausdrücken, aus folgenden Behauptungen:
daß Psychoneurosen aus einem inneren Konflikt zwischen einem Impuls und dem in sich festgefügten Rest einer Persönlichkeit, dem sogenannten »Ich« entstehen;
daß im Falle der Neurose der Konflikt weder zugunsten der einen oder der anderen Seite, noch durch einen geeigneten Kompromiß gelöst wurde, sondern sozusagen »unter den Teppich gekehrt« wird – d. h. der Impuls, dessen Anspruch nicht mit den Interessen der restlichen Persönlichkeit in Einklang gebracht werden konnte, ist durch einen Prozeß, den man »Verdrängung« nennt, unbewußt geworden;
daß die Verdrängung aber erfolglos war, d. h. nur erreicht hat, den Impuls aus dem Bewußtsein auszuschließen, nicht aber ihn unschädlich zu machen; und daß der verdrängte Impuls seinen Weg zurück in bewußte Manifestationen in verhüllter Form gefunden hat (Wiederkehr des Verdrängten).
Die Ausbildung der Psychoneurose geht also auf folgende Weise vor sich: innerer Konflikt – mißlungene Verdrängung – Wiederkehr des Verdrängten.

Gemäß der FREUDschen Theorie ist der innere Konflikt eine notwendige Bedingung für die Neurosenbildung. Das bedeutet nicht, daß die Neurose ohne Beziehung zu äußerem Druck erscheint, nur ist die Beziehung indirekt und nicht allgegenwärtig. Äußerer Druck ist ein Faktor in der Ätiologie der Neurosen, entweder weil seine Drohung der Triebentladung entgegensteht und dadurch einen inneren Konflikt schafft, oder weil er einen Menschen in eine Situation zwingt, wo er der Versuchung ausgesetzt ist, wodurch ein latenter Wunsch, gegen den Widerstände bestehen, aktiviert wird, wie etwa bei einem jungen Mann mit homosexuellen Neigungen, der zum Militär einberufen wird, wo er in rein männlicher Gesellschaft leben muß und einem anderen Mann unterstellt ist; oder weil ein äußeres Ereignis unbewußte Bedeutung annehmen kann und dadurch einen inneren Konflikt auslöst oder verstärkt, wie z. B. wenn Arbeitslosigkeit als Demütigung und Entmannung oder als göttliche Strafe empfunden wird. Aber äußerer Druck ist keine *conditio sine qua non* für die Neurosenentstehung. Wir kennen innere Konfliktsituationen, die in keiner Beziehung zu äußerem Druck stehen, wie z. B. Konflikte, die den inneren Widersprüchen der menschlichen Strebungen entspringen (wie der Ambivalenz von Haß und Liebe oder der Spannungen zwischen männlichen und weiblichen Strebungen) oder der Angst vor übermächtigen Trieben, rein auf Grund ihrer Stärke und Unbeherrschbarkeit (siehe S. 129 f.). Es gibt sogar Fälle, wo äußerer Druck die Intensität eines inneren Konfliktes verringert und dadurch eine Neurose mildern oder sogar heilen kann, z. B. wenn äußere Einschränkungen die Gefahr, einer Verführung oder einem unbeherrschbaren Trieb zu unterliegen, beheben.

Mit der Hervorhebung des inneren Konflikts als notwendigem Schritt in der Neurosenbildung steht die FREUDsche Theorie im Gegensatz zu einer Denkrichtung, die ebenso alt wie neu ist. Die antike hippokratische Vorstellung von der Krankheit als Ergebnis einer Dysharmonie zwischen dem Organismus und seiner Umwelt ist in neuerer Zeit in exakten Formulierungen von SELYE und seinen Mitarbeitern wieder aufgegriffen worden. Seit undenklichen Zeiten hat man geistige Erkrankungen, den Wahnsinn, der Einwirkung äußerer Ereignisse zugeschrieben. Im frühen neunzehnten Jahrhundert stellte der berühmte französische Psychiater ESQUIROL eine Liste von Faktoren zusammen, die seiner Ansicht nach für einen geistigen Zusammenbruch verantwortlich gemacht werden können, wie etwa Eigentumsverlust, Ehrverletzung, versagte Liebe. In der öffentlichen Meinung werden Geisteskrankheiten häufig tragischen Erlebnissen oder übermäßigen Anstrengungen zugeschrieben. Es ist verlockend, die Neurose in ähnlichem Licht, als Reaktion auf ungünstige äußere Bedingungen zu sehen.

Tatsächlich wird diese Ansicht auch von anderen psychotherapeutischen Schulen, einschließlich der Mitglieder der »dissidenten« oder »liberalen« Gruppen der Analytiker vertreten. Diesen verschiedenen Ansprüchen gegenüber kann der Psychoanalytiker FREUDscher Überzeugung nur antworten, daß in jedem Fall von Neurose, der je entsprechend untersucht wurde, die Neurose aus inneren Konflikten erwuchs. An Beispielen ist kein Mangel. Wenn von den anderen Schulen abweichende Ansprüche vorgetragen werden, vermuten die Psychoanalytiker, daß entweder die Fälle, auf welche die anderen sich stützen, nicht Neurosen in dem Sinn waren, in dem der Ausdruck hier benutzt wird (siehe S. 46 f.) oder daß eine tiefergehende Untersuchung einen inneren Konflikt zutage gefördert hätte. Allerdings haben solche Argumente bei Außenseitern wenig Gewicht.

Hinter alldem steht die größere Frage der emotionalen Belastung, ihres Wesens, ihrer Formen, ihrer Ursachen – ein weites Forschungsgebiet, das abzustecken noch viel Zeit fordern wird. Inzwischen dürfen wir feststellen, daß die FREUDsche Vorstellung von der Neurose von einer vorwissenschaftlichen und leicht zu wiederholenden Erfahrung unterstützt wird: daß nämlich Menschen sich im allgemeinen in das Unvermeidliche fügen, und daß die größte Belastung von der Notwendigkeit, Entscheidungen zu treffen, herkommt, von der »Qual der Wahl« (BERLIN, 1958).

Sexuelle Aspekte und Kindheitsaspekte in der Neurose

Dem Schema: Konflikt – mißlungene Verdrängung – Wiederkehr des Verdrängten, müssen zwei weitere Punkte hinzugefügt werden. Erstens: nicht jede Art von innerem Konflikt oder jede Art von Impuls im Widerstreit mit der übrigen Persönlichkeit kann einen neurotischen Prozeß in Gang setzen. Die sorgfältige Untersuchung des pathogenen Konflikts zeigt, daß es sich um einen Konflikt über einen sexuellen Impuls handelt – wobei der Ausdruck »sexuell« in einem weiteren Sinn gebraucht wird, als das in der wissenschaftlichen Ausdrucksweise oder in der Alltagssprache üblich war, allerdings mit Ausnahme vieler Slang-Ausdrücke. »Sexuell« ist hier etwa äquivalent mit sinnlicher Erregung oder Befriedigung. Die Notwendigkeit für eine derartige Erweiterung des Sexualitätsbegriffs sah man in den phänomenologischen und genetischen Wechselbeziehungen zwischen sexuellen Manifestatio-

nen im engen herkömmlichen Sinn und jenen psychischen Phänomenen sinnlicher Art, die bisher nicht so bezeichnet worden waren (siehe S. 86).
Dies ist der Satz von der *sexuellen Genese der Neurosen.* Der Sexualtrieb erscheint als Hindernis auf dem Weg zur Anpassung. Den Grund hierzu sah man in der Widerspenstigkeit und grundsätzlichen Unbezähmbarkeit der Sexualtriebe, Eigenschaften, die charakteristisch für sie schienen, was FREUD wiederum mit der Tatsache erklärte, daß die Möglichkeit autoerotischer oder in der Phantasie erreichbarer Befriedigung – Möglichkeiten, die für die Selbsterhaltungstriebe wie etwa Hunger und Durst nicht bestehen – diesen Trieben so etwas wie ein Naturschutzgebiet verschafft und sie damit vor dem unerbittlichen Druck der Anpassung bewahrt haben, dem die Selbsterhaltungstriebe unterliegen.
Die zweite Ergänzung zum oben ausgeführten Schema war die, daß Neurosen ihre Wurzeln in der frühen Kindheit – im Vorschulalter – haben. Brechen sie erst später aus oder werden sie erst in späteren Jahren bemerkt, so können wir sicher sein, daß diese Menschen entweder eine voll entwickelte Kinderneurose desselben oder verwandten Inhalts durchgemacht haben, oder auf alle Fälle Zustände, die mit Neurosen vergleichbar sind (FREUD, 1932 c), d. h. sehr intensive Konflikte mit nachfolgender mißlungener Verdrängung.
Ohne eine derartige Vorgeschichte können Erwachsene offenbar ihre Konflikte, wenn auch nicht immer befriedigend, so doch in unneurotischer Weise lösen. Das ist der Satz von der *Kindheitsgenese der Neurosen.*
An diesem Punkt erhebt sich die Frage, warum das Kind bei der Lösung spezifischer Konflikte versagte. Das Maß des Erfolges bei der weitgesteckten Aufgabe der Anpassung an die Realität und der Integration der inneren Kräfte während der Entwicklungsjahre scheint von vielen Faktoren abzuhängen, im ganzen aber sind die Chancen eines Kindes, eine »Kernneurose« gänzlich zu vermeiden, nicht allzu gut. In der Regel hat das Kind wenig Möglichkeiten, seine Umwelt so zu verändern, daß sie seinen Wünschen konform wird, und es erträgt Versagungen nicht gut – nicht einmal zeitweilig. Diese Faktoren stehen dem Erreichen günstiger Lösungen von Konflikten zwischen Trieben und Ängsten im Wege. Andererseits ist das Kind elastischer als der Erwachsene, weniger festgelegt in seinem Verhalten, bereiter, sich neuen Objekten zuzuwenden und dieser Faktor erleichtert die Anpassung. Aber wenn diese Ventile, gleichgültig aus welchen Gründen, im richtigen Moment versagen, dann wird das Kind den unlöslichen Konflikt sehr wahrscheinlich durch reine Verdrängung umgehen.
FREUD schilderte die von der Psychoanalyse entdeckte Wichtig-

keit der frühen Kinderjahre für die Entwicklung der Persönlichkeit im allgemeinen und die Neurosenbildung im besonderen mit diesen Worten:

»Wir erkannten, daß den ersten Kinderjahren ... eine besondere Bedeutung zukommt. Erstens, weil sie die Frühblüte der Sexualität enthalten, die für das Sexualleben der Reifezeit entscheidende Anregungen hinterläßt. Zweitens, weil die Eindrücke dieser Zeit auf ein unfertiges und schwaches Ich treffen, auf das sie wie Traumen wirken. Das Ich kann sich der Affektstürme, die sie hervorrufen, nicht anders als durch Verdrängung erwehren und erwirbt solcherart im Kindesalter alle Dispositionen zu späteren Erkrankungen und Funktionsstörungen« (FREUD, 1932 c, S. 158).

Auf diese Art können kleine Ursachen offenbar größere Konsequenzen haben, eine Tatsache, die FREUD durch folgende biologische Analogie illustriert:

»Die Schädigungen des Ichs durch seine ersten Erlebnisse erscheinen uns unverhältnismäßig groß, aber man braucht zur Analogie nur an den Unterschied des Effekts zu denken, wenn man wie in den Versuchen von ROUX einen Nadelstich gegen den in Teilung begriffenen Haufen von Keimzellen führt, anstatt gegen das fertige Tier, das sich später daraus entwickelt hat« (1940, S. 111).

Konstitution und Umwelt

Wenn die Psychoanalyse nach den Keimen der Neurose in der Kindheit sucht, so untersucht sie die Erfahrung des Kindes in seiner Umwelt. Das bedeutet aber nicht, daß die psychoanalytische Theorie die Neurose ausschließlich veränderbaren umweltmäßigen Bedingungen zur Last legt. FREUD glaubte immer an die Bedeutsamkeit eines konstitutionellen Faktors für die Neurose. Konstitutionelle und umweltsbedingte Faktoren wirken, nach FREUDS Ansicht, in *Ergänzungsreihen* zusammen:

»Sind die Neurosen *exogene* oder *endogene* Krankheiten, die unausbleibliche Folge einer gewissen Konstitution oder das Produkt gewisser schädigender (traumatischer) Lebenseindrücke im besonderen? ... Dies Dilemma scheint mir im ganzen nicht weiser als ein anderes, das ich Ihnen vorlegen könnte: Entsteht das Kind durch die Zeugung des Vaters oder durch die Empfängnis von seiten der Mutter? ... Für die Betrachtung der Verursachung ordnen sich die Fälle der neurotischen Erkrankungen zu einer Reihe, innerhalb welcher beide Momente – Sexualkonstitution und Erleben – ... so vertreten sind, daß das eine wächst, wenn das andere abnimmt. An dem einen Ende der Reihe stehen die extremen Fälle, von denen Sie mit Überzeugung sagen können: Diese Menschen wären

... auf jeden Fall erkrankt, was immer sie erlebt hätten, wie sorgfältig sie das Leben auch geschont hätte. Am anderen Ende stehen die Fälle, bei denen Sie umgekehrt urteilen müssen, sie wären gewiß der Krankheit entgangen, wenn das Leben sie nicht in diese oder jene Lage gebracht hätte« (1916/17, S. 359 f.).

Der Glaube ist, besonders in Amerika, weit verbreitet, daß die Psychoanalyse in extremer Weise die Umweltswirksamkeit in der Psychopathologie vertritt. So wird z. B. angenommen, die Psychoanalyse verträte den Standpunkt, Neurosen würden durch »Irrtümer« der Eltern in der Erziehung ihrer Kinder verursacht. Das ist aber nur in extremen Fällen die psychoanalytische Ansicht. Was immer auch die Verdienste einer Lehre von der ausschließlichen Umweltswirksamkeit sein mögen – FREUD kann man nicht als Zeugen dafür anrufen. Er hat seine Ansichten darüber wiederholt und unzweideutig geäußert und hat sie zeit seines Lebens nicht geändert. Das oben erwähnte Zitat entstammt der Mitte seiner Laufbahn als Analytiker und soll hier durch Äußerungen aus seiner frühen und seiner späten Periode ergänzt werden:

»Diejenigen Fachgenossen, welche meine Theorie der Hysterie für eine rein psychologische gehalten und darum von vornherein für unfähig erklärt haben, ein pathologisches Problem zu lösen, werden aus dieser Abhandlung wohl entnehmen, daß ihr Vorwurf einen Charakter der Technik ungerechterweise auf die Theorie überträgt. Nur die therapeutische Technik ist rein psychologisch; die Theorie versäumt es keineswegs, auf die organische Grundlage der Neurose hinzuweisen« (1905 a, S. 276).

»Die Ätiologie der Neurosen ausschließlich in der Heredität oder in der Konstitution zu suchen, wäre keine geringere Einseitigkeit, als wenn man einzig die akzidentellen Beeinflussungen der Sexualität im Leben zur Ätiologie erheben wollte, wenn sich doch die Aufklärung ergibt, daß das Wesen dieser Erkrankungen nur in einer Störung der Sexualvorgänge im Organismus gelegen ist« (1905 d, S. 159).

»In Wahrheit sind sie (die Psychoneurosen) schwere, konstitutionell fixierte Affektionen, die sich selten auf einige Ausbrüche beschränken, meist über lange Lebensperioden oder das ganze Leben anhalten. Die analytische Erfahrung, daß man sie weitgehend beeinflussen kann, wenn man sich der historischen Krankheitsanlässe und der akzidentellen Hilfsmomente bemächtigt, hat uns veranlaßt, den konstitutionellen Faktor in der therapeutischen Praxis zu vernachlässigen; wir können ihm ja auch nichts anhaben; in der Theorie sollten wir seiner immer gedenken« (1932 c, S. 165 f.).

Andererseits wurden FREUD und der Psychoanalyse von seiten

mancher Anthropologen und der »kulturalistischen« psychoanalytischen Schule häufig der Vorwurf gemacht, die kulturellen Einflüsse auf das menschliche Verhalten übersehen oder ihnen nicht das nötige Gewicht beigemessen zu haben. Wenn dabei Unkenntnis der Umweltfaktoren oder das Übersehen ihrer Bedeutsamkeit unterstellt wird, dann ist der Vorwurf eindeutig grundlos, denn FREUD war ein Pionier der Erforschung der Umweltfaktoren, der er den größeren Teil seiner Lebensarbeit widmete. An einer Stelle, die in meiner früheren Umgebung häufig zitiert wurde, die aber der Aufmerksamkeit der heutigen Kritiker aus der »kulturalistischen« Schule entgangen zu sein scheint, diskutiert FREUD die verschiedenartigen Konsequenzen, die das frühe Sexualspiel zweier kleiner Mädchen, eine die Tochter des Hausbesitzers, eine das Kind des Portiers, auf Grund der verschiedenartigen Normen, die in ihrem jeweiligen Milieu gelten, auf ihr späteres Leben haben können (1916/17, S. 365 ff.).

Meinen die Kritiker hingegen nur, daß FREUD den Umwelteinflüssen weniger Gewicht zumaß, als sie es für richtig halten, dann stimmt die Unterstellung tatsächlich, da diese Kritiker offenbar an die ausschließliche Rolle der Umwelt in der Ätiologie von Neurose und Charakter glauben, was FREUD entschieden nicht tat. Auf Grund der Erfahrung läßt sich die Annahme ausschließlicher Umweltbedingtheit der Phänomene auch kaum rechtfertigen. Sie scheint viel eher auf dem starken Willen zum Glauben zu beruhen. Unser Zeitalter ist leidenschaftlich in die Gleichheit verliebt, und die Sehnsucht nach Gleichheit nährt sich, wie ALEXIS DE TOCQUEVILLE voraussah, von ihrer eigenen Befriedigung. Je gleicher die Menschen tatsächlich sind, desto unerträglicher erscheinen die verbleibenden Ungleichheiten. Der Gedanke, daß »alle Menschen gleich geschaffen sind«, wurde als »selbstverständliche Wahrheit« bezeichnet – vermutlich weil eine so allgemeine Feststellung dogmatisch vorgebracht werden muß, wenn sie überhaupt vorgebracht werden soll. Während diese Worte den Schöpfern der amerikanischen Unabhängigkeitserklärung aber wahrscheinlich nur bedeuteten, daß alle Menschen mit »unveräußerlichen« Rechten geboren sind, nicht aber, daß sie tatsächlich gleich in ihrer Anlage seien, neigt unsere Zeit dazu, ihnen wörtliche Bedeutung beizumessen. Daß manchen Menschen von Geburt her das Schicksal der Neurose oder anderer Geistes- oder Gemütskrankheit bestimmt sein sollte, während andere ohne diese Belastung zur Welt gekommen sind, scheint unerträglich; es soll nicht wahr sein, daher ist es nicht wahr. Natürlich weiß jedermann, daß es angeborene *körperliche* Defekte gibt. Sie sind zu offenkundig, um abgeleugnet zu werden. Die relative Undurchsichtigkeit der psychopathologischen Erscheinungen aber gestattet es uns, auf diesem Gebiet an ideologischen Vorurteilen festzuhalten.

Semantisches Zwischenspiel

Der Ausdruck Neurosen wird heute von vielen Autoren in einem anderen Sinn verwendet. Es werden Menschen als Neurotiker bezeichnet, die nicht die oben beschriebenen Charakteristika der ichfremden, aber unentrinnbaren Affekte, Gedanken oder Verhaltensweisen zeigen. Vielmehr sind es Menschen, die allgemein mit ihrem Leben unzufrieden sind oder nicht wissen, was sie wirklich wollen – Menschen, die keinen Platz im Leben gefunden haben und, mit THOREAUS Worten, ein »Leben stiller Verzweiflung« führen. Die Anwendung des Ausdrucks »neurotisch« auf diese Gruppe würde nur gerechtfertigt scheinen, wenn es gelänge, nachzuweisen, daß zwischen dieser Gruppe und der Gruppe, die ältere Rechte auf den Titel »Neurosen« hat, nämlich den Hysterien, Phobien und Zwangsneurosen, eine grundsätzliche Identität besteht.
Dem Psychoanalytiker erscheinen solche Fälle allgemeiner »Malaise« manchmal als Fälle schlechter Anpassung, vielleicht auf Grund übermäßiger Verwöhnung und Mangel an Disziplin in der Erziehung, wodurch der Ich-Entwicklung dieser wesentliche Bestandteil vorenthalten wurde. Manchmal handelt es sich um Individuen mit flachen, unstabilen Objektbeziehungen. Manchmal sind sie hinsichtlich der Werte desorientiert, eine Konsequenz des moralischen Relativismus im Erziehungsklima, sei es nun in der Familie oder in der Gesellschaft als ganzer, wodurch ein klares Gefühl für Werte, das eine Quelle moralischen Halts in den Wechselfällen des Lebens abgeben könnte, niemals oder nicht rechtzeitig genug eingepflanzt wurde.
In anderen Fällen allerdings erscheint die diffuse Malaise, wie sie von vielen zeitgenössischen Autoren beschrieben wird, dem Psychoanalytiker als Ersatz für eine echte Neurose oder als Ergebnis der Einschmelzung einer echten Neurose ins Ich (Charakterneurose, Ich-Deformierungen, siehe S. 157). Diese Fälle lassen sich von den Fällen einer verkümmerten Ich- oder Überich-Entwicklung unterscheiden. Die diffusen Gefühle des Unglücklichseins und der Desorientierung in solchen Fällen stehen im Zusammenhang mit einer echten, verborgenen Neurose, aber dieser Zusammenhang stellt sich dem beiläufigen Blick nicht dar. Seine Freilegung erfordert mühselige Arbeit.

Das eingehende, »mikroskopische« Studium von Individuen über eine Periode von Jahren, einschließlich solcher Patienten, die vor der Entwicklung der Psychoanalyse nie in den psychiatrischen Erfahrungskreis geraten wären, hat die Perspektive für das Wesen psychischer Krankheit und psychischer Gesundheit erweitert.

Wenn man von der FREUDschen Theorie der Neurose spricht, sollte man daher im Auge behalten, daß sich diese Theorie auf Hysterie, Phobie und Zwangsneurose bezieht und nicht, oder zumindest nicht notwendigerweise, auf die Fälle von diffuser Anpassungsstörung oder einer modernen Auflage von Weltschmerz, die heute oft unter diesem Namen gehen.

Der psychoanalytische Gesichtspunkt in dieser Frage ist CLAUDE BERNARDS Auffassung von organischer Gesundheit und Krankheit sehr ähnlich, die nach einem Jahrhundert der Vernachlässigung in jüngster Zeit zur Allgemeinanschauung in der Medizin geworden ist. CLAUDE BERNARD hat einen alten, hippokratischen Gesichtspunkt weiterentwickelt. HIPPOKRATES sah das Wesen von Gesundheit und Krankheit in der Beziehung des Organismus zu seiner Umwelt; er meinte, daß jener Organismus gesund sei, der sich an seine Umwelt anpassen konnte, und er sah Krankheit als Anpassungsstörung an. Es handelt sich damit um eine sehr fortgeschrittene Auffassung, aber der klassische Denker hatte, wie das im griechischen Altertum so oft der Fall war, wohl das Endergebnis richtig erraten, ohne jedoch über die zahlreichen empirischen Daten zu verfügen, die allein dem Resultat konkreten Inhalt geben konnten, und er besaß keine Anhaltspunkte dafür, wo er nach ihnen suchen sollte.

BERNARD erweiterte den hippokratischen Gesichtspunkt, indem er das von ihm sogenannte »innere Milieu« mit in Rechnung stellte. Gesund war nur der Organismus, der sich an sein äußeres Milieu anpassen und dabei sein inneres Milieu ziemlich konstant halten konnte. Dieser ökologische Standpunkt geriet im medizinischen Denken in den Hintergrund, als sich im späteren 19. Jahrhundert unter dem Einfluß von Entdeckungen wie denen PASTEURS die medizinische Forschung auf die Fragen der spezifischen Krankheitsätiologie konzentrierte und Fragen des Gleichgewichts, seiner Störung und Wiederherstellung an Interesse verloren. Das Interesse für die Ansichten BERNARDS lebte erst in der letzten Generation unter dem Einfluß von CANNONS Studien über die Homoeostasis und SELYES Untersuchungen des *stress* wieder auf. Die Zeit, da BERNARDS Ideen vergessen oder in Latenz waren, deckt sich gerade mit FREUDS erwachsenem Leben.

Die psychoanalytische Auffassung psychischer Gesundheit kann am besten in enger Analogie zu BERNARDS Formel für die organische Gesundheit formuliert werden: Psychisch gesund ist ein Mensch, der sich an die Außenwelt anpassen und dabei einen befriedigenden oder wenigstens erträglichen Grad innerer Harmonie aufrechterhalten und ein gewisses Maß an Befriedigung erreichen kann. Die psychische Gesundheit hat, wie die organische, zwei Achsen: die äußere Umwelt und die innern Bedingungen.

Gesundheit, so aufgefaßt, stellt natürlich ebensowenig ein statisches Gleichgewicht dar, wie es die organische Gesundheit in der HYPPOKRATisch-BERNARDschen Auffassung tut; sie ist ein lebendiges Gleichgewicht, und man muß erwarten, daß auch die gesündesten Individuen gelegentlich etwas pathologisch reagieren. Daher FREUDS Forderung, daß sich der Analytiker periodisch einer neuen Analyse unterziehe, teils weil seine Arbeit unter besonders gesundheitsgefährdenden Bedingungen vor sich geht, teils auch weil man von Seelenärzten ein höheres Maß an seelischer Gesundheit fordern darf, als das bei den meisten andern Berufen nötig ist (FREUD, 1936).

Die Bedeutung der Anpassung an die Umwelt in der Gesundheitsauffassung der Psychoanalyse hat gelegentlich zu dem Vorwurf geführt, sie sei eine Ideologie zur Verteidigung des *status quo*, da sie diejenigen, die sich nicht »anpassen«, also sich den Außenweltbedingungen nicht unterwerfen, als geistig oder seelisch krank ansieht. Aber diese Anklage ist grundlos; sie beruht auf einer willkürlichen Gleichsetzung von Anpassung und Unterwerfung. Allein schon die Tatsache, daß FREUD selbst sehr weit davon entfernt war, sich in Sachen seiner Überzeugung den Forderungen seiner Umwelt zu unterwerfen, vielmehr den bestehenden Mächten unter erheblichen Opfern und Gefahren Widerstand leistete, sollte darauf hindeuten, daß er gewiß nicht der Meinung war, Nachgiebigkeit gegenüber der Umwelt sei ein Kriterium der Gesundheit.

Aber abgesehen von der offenbaren Unwahrscheinlichkeit dieser Annahme gibt es auch unzweideutige Feststellungen des psychoanalytischen Standpunkts. Nach einer Anregung FERENCZIS unterscheidet man in der psychoanalytischen Theorie zwischen *autoplastischer und alloplastischer* Anpassung. Jene ist als »Anpassung mittels Veränderung des eigenen Selbst« definiert, diese ist durch »Veränderungen der Umwelt« charakterisiert (FERENCZI, 1921, S. 221).

Man hat in der Psychoanalyse nie angenommen, daß Anpassung notwendigerweise oder auch nur in der Regel autoplastisch sein müsse. Ein Mensch, der die erstrebte Harmonie mit der Außenwelt nicht dadurch zu erreichen sucht, daß er seine Bedürfnisse den realen Erfüllungsmöglichkeiten anpaßt, sondern indem er den Versuch macht, die Außenwelt so zu verändern, daß sie seinen Wünschen entspricht, ist darum nicht unangepaßt oder schlecht angepaßt. Wie wir seine Handlungen von einem moralischen oder politischen Standpunkt aus bewerten, ist eine andere Frage; das wird von den besondern Umständen jedes Falles und von den Normen des Beurteilers abhängen. Rein psychologisch und psychiatrisch aber muß solch ein Mensch als angepaßt angesehen werden, solange die von ihm gewählten Mittel zielgerecht sind und solange er bereit ist, die Versagungen und die Unlust zu ertragen und die Gefahren zu akzeptieren, die sich aus seiner Haltung ergeben – kurz: solange er bereit ist, den Preis zu bezahlen, den die Realität auf Opposition gesetzt hat.

Wir haben versucht, die in der psychoanalytischen Arbeit latente Auffassung der psychischen Gesundheit herauszuschälen. Praktisch aber und im Durchschnittsfall dürfte die alte Faustregel genügen: Gesund ist, wer symptomfrei, arbeits- und liebesfähig ist.

Das Wesentliche der psychoanalytischen Therapie

Auf der psychoanalytischen Theorie der Neurosen baut sich die psychoanalytische Therapie der Neurosen auf, die diese zu heilen versucht, indem sie den neurotischen Prozeß rückwärts, dem Weg seiner Entwicklung folgend, aufrollt. Die Psychoanalyse versucht, die Verdrängungen der Gegenwart und der Vergangenheit aufzuheben und die gegenwärtigen und vergangenen Konflikte wieder ins Bewußtsein zu heben, womit sie ihren Patienten eine Möglichkeit bietet, eine gangbare, nichtneurotische Lösung zu erarbeiten.

Bei diesen Bemühungen stieß die Psychoanalyse auf zwei neue Phänomene. Im Fortgang der Analyse stellt sich bald heraus, daß der Analysand bei dem Versuch, den Knoten der Neurose zu lösen, nicht voll mitarbeitet. Auf der einen Seite erscheinen eben die Kräfte, die die Verdrängung verursachten und aufrechterhielten als Widerstand, sobald das verdrängte Material ins Bewußtsein zu treten droht. Auf der anderen Seite versucht der Analysand, frühe Kindheitssituationen oder -sehnsüchte wiederherzustellen und wieder darzustellen, mit dem Analytiker als Objekt, und gerät dadurch in persönliche Bindung an ihn (Übertragungsneurose).[1] Letztere wurde von Freud als eine unerwartete und zuerst offensichtlich unwillkommene Komplikation einer an sich schon schwierigen Aufgabe entdeckt. Aber bald schon erkannte er, daß sich Soll in

1 Die obige Formulierung hält sich eng an die Analyse des Wesens der Übertragung bei NUNBERG (1951).

Haben verwandeln ließ, da die Übertragung selbst als Ausdruck infantiler Strebungen, obwohl mehr durch Verhalten als durch Worte, angesehen werden konnte. Er erkannte damit, daß ein Teil des Materials nicht in Form von Erinnerungen, sondern in der Form verhaltensmäßiger Wiederholungen zugänglich war.

Ist die psychoanalytische Theorie ein geistiges Gefängnis?

Kritiker der Psychoanalyse haben häufig behauptet, daß, wenn erst einmal die Grundannahmen der Psychoanalyse akzeptiert wurden, die Deutung einzelner Daten praktisch automatisch folgt; das einzige, was der Analytiker tue, sei, ein paar vorgefaßte Ideen auf alles und jedes anzuwenden. Der Autor einer neueren Untersuchung der psychoanalytischen Theorie der Paranoia z. B. berichtet von folgender Argumentierung – der er allerdings nicht zustimmt: »... daß es nicht erstaunlich ist, daß Untersucher, welche die grundlegenden Forderungen des FREUDschen Systems akzeptieren, in den meisten Fällen von Paranoia Beweise für homosexuelle Konflikte finden können« (ARONSON, 1952, S. 399). Eine ehemalige Analytikerin behauptet: »Das System von Theorien, das FREUD allmählich entwickelte, ist so konsequent, daß, wenn man sich erst einmal darin verschanzt hat, es schwierig ist, unbeeinflußt von seiner Denkweise Beobachtungen anzustellen« (HORNEY, 1939, S. 7).
Von all den zahlreichen Argumenten gegen die Psychoanalyse war dies letzte für mich am schwersten zu verstehen. Vielleicht glaubten Dr. HORNEY und andere, die dies Argument benutzten, daß alle Deutungen, die je von einem Analytiker gemacht oder erwogen worden sind, »Postulate des FREUDschen Systems« seien.[2]
Es ist natürlich richtig, daß die psychoanalytische Theorie, wie *jede Theorie* oder tatsächlich *jede frühere Erfahrung* das Feld strukturiert und uns eine Perspektive liefert, die als Widerstand gegen eine Neustrukturierung des Feldes von einem anderen Standpunkt aus und gegen die Annahme einer anderen Perspek-

2 Ich hörte einmal einen anderen Protagonisten der »liberalen« oder »kulturalistischen« Richtung, in einer Diskussion über die »klassische« Analyse eine Behauptung zitieren, angeblich von FREUD stammend und einen grundlegenden Lehrsatz der Psychoanalyse darstellend, die er zum Ziel seiner Angriffe wählte. Ich war überzeugt, daß die fragliche Behauptung nie von FREUD aufgestellt worden ist, es tatsächlich gar nicht sein konnte, da sie unvereinbar mit seinem Denken, wie ich es kannte, war. Sie stammte, wie ich dann später erinnerte, von einem von FREUDS älteren Schülern, bei dem der Sprecher für eine kurze Zeit in Analyse war (meines Wissens die einzige analytische Erfahrung, die er je gehabt hatte). Diese Äußerung seines Analytikers hatte der Sprecher nun auf der Basis gleicher negativer Einstellung FREUD zugeschrieben.

tive wirken kann.[3] Daher der gelegentliche Schrei in allen Disziplinen nach einem »frischen«, unvoreingenommenen Geist.

Die FREUDschen Theorien sind aber sehr allgemeiner Natur und liefern dem Analytiker nicht mehr als Erwartungen innerhalb einer breiten Spanne. Beginnt er eine analytische Sitzung, so erwartet er, daß die Produktionen des Patienten ein gemeinsames Thema oder Leitmotiv werden erkennen lassen, und wenn die Bedeutung der Gedankengänge des Patienten nicht unmittelbar ersichtlich ist, dann vermutet er, daß unbewußte Zusammenhänge bestehen. Das setzt ihn zwar auf die Spur, hilft ihm aber keineswegs, die Grundzusammenhänge auch nur einer Stunde vorauszuwissen. Übrigens wird nicht einmal die eben genannte Vermutung als immer gültig angesehen. Es gibt Fälle, wo der Analytiker, außerstande, in den Produktionen des Patienten einen innern Zusammenhang zu entdecken, dahin gelangt, das Vorliegen eines organischen Faktors zu vermuten und so zu einer frühen Aufdeckung einer organischen Störung beiträgt.

Weiterhin wird der Analytiker – von der Theorie geleitet – erwarten, daß ein neurotisches Symptom den Kampf mit einem sexuellen Bedürfnis widerspiegelt, aber auch das gibt ihm wieder nur eine höchst allgemeine Orientierung und verrät ihm nicht, um welche Art von Impuls es sich handelt, noch wie das Symptom gebildet wurde. Es bedarf langer Zeit, bis in einer Analyse die Neurose in Umrissen verständlich erscheint, und oft genug geschieht es, daß nach zwei- oder dreijähriger Analyse Symptome, von denen man in einer frühen Phase glaubte, sie verstanden zu haben, in völlig neuem Licht erscheinen;[4] fast niemals ist das Verständnis vollständig. Manche Fälle sind überhaupt nicht aufgeklärt worden, auch nicht in der Hand des geschicktesten Analytikers.

Kurzum, die analytische Untersuchung jedes einzelnen Falles bedeutet alles andere als die automatische Anwendung fertiger Theorien. Sie erfordert vielmehr ein Stück echter klinischer Forschung oder Feldarbeit, für welche die Theorie nur einige allgemeine Direktiven bereithält. Eine Theorie kann – im schlimmsten Falle – nur in dem Ausmaß, in dem sie Anleitungen gibt, zu einem Denkverbot werden.

3 FREEMAN, CAMERON und MCGHIE (1958, S. 5) haben dies Argument in folgende Worte gefaßt: ». . . ein Beobachter muß über ein gewisses theoretisches Gerüst verfügen, mit dessen Hilfe er seine klinischen Beobachtungen ordnen kann. Mit ihm ist er einer gewissen Beeinflussung in bestimmter Richtung ausgesetzt, ohne es wird er überwältigt von einer sinnlosen Masse klinischer Daten. Die Annahme eines theoretischen Standpunkts muß den Beobachter bis zu einem gewissen Grade beeinflussen, aber die Erkenntnis dieses Faktors kann zur Verringerung des Fehlers führen.«
Bezüglich der Bedeutung dieses Faktors für eine Theorie des Vorurteils siehe WAELDER (1949).

4 Als Beispiel siehe NUNBERG (1932, S. 119).

Die psychoanalytische Theorie der Neurosen hat drei neue Begriffe in die Psychologie eingeführt:
1. die Existenz eines unbewußten seelischen Lebens, das nicht, wie BREUER und andere vermuteten, auf Grund einer Dissoziation zwischen verschiedenen Bewußtseinsstadien unbewußt ist, sondern auf Grund der »Wirkung von Absichten und Tendenzen, wie sie im normalen Leben zu beobachten sind« (FREUD, 1925, S. 47); d. h. weil man ihnen zu entfliehen wünscht;[5] und daß dieses Unbewußte Abkömmlinge ins Bewußtsein senden und das Verhalten beeinflussen kann;
2. die Bedeutung sexueller Triebe für Erscheinungen, die nicht sichtbar sexuelle sind;
3. die fortdauernde Bedeutsamkeit scheinbar geringfügiger Kindheitserlebnisse.
Man könnte sagen, daß die Psychoanalyse in bezug auf das Unbewußte sowohl dessen Existenz als dessen Bedeutung entdeckt hat; in bezug auf den sexuellen Faktor und die Kindheitserlebnisse hat sie entdeckt, daß ihr Einfluß weiter reicht,

5 Die obige Formulierung über das Unbewußte bedarf allerdings einiger Ergänzungen. Das Verdrängte ist, vom Standpunkt der Psychopathologie aus, sicher der wichtigste Teil des Unbewußten, aber es gibt Gründe für die Vermutung, daß manche Teile des unbewußten Seelischen nicht auf Grund von Verdrängungen unbewußt sind. Unter ihnen sind:
a) eine Art von instinktivem Kennen oder Wissen, verwandt dem »instinktiven Wissen der Tiere« – wie es sich z. B. in der Tatsache manifestiert, daß kleine Kinder oft auf sexuelle Szenen reagieren, als hätten sie eine Ahnung von ihrer Bedeutung (FREUD, 1918).
b) möglicherweise Überreste wichtiger Erfahrungen der Rasse oder der gesamten menschlichen Spezies, die sich in Symbolen manifestieren, die bei allen Menschen eines Kulturkreises oder allen Menschen überhaupt gleichförmig sind. Ein Beispiel ist FREUDS Erklärung für das Auftreten von Feuer in Träumen als Symbol des Urinierens (FREUD, 1918, S. 125 f.). Er vermutet, daß sich dies vielleicht als Überrest eines sehr wichtigen Ereignisses in der Geschichte der Menschheit deuten ließe, nämlich der Zähmung des Feuers. Das Feuer hat im primitiven Menschen den heftigen Wunsch erregt, es durch Urinieren zu löschen – eine Verlockung, die noch heute viele männliche Zeitgenossen empfinden. »An der ursprünglichen phallischen Auffassung der züngelnden, sich in die Höhe reckenden Flamme kann nach vorhandenen Sagen kein Zweifel sein. Das Feuerlöschen durch Urinieren ... war also wie ein sexueller Akt mit einem Mann, ein Genuß der männlichen Potenz im homosexuellen Wettkampf« (FREUD, 1930, S. 449). Der Befriedigung dieses sexuellen Dranges stand aber das Interesse der Selbsterhaltung entgegen, das Feuer zum Nutzen des Stammes am Leben zu erhalten – ein Fortschritt, der erreicht wurde, sobald der Mensch gelernt hatte, dieser Verlockung zu widerstehen. FREUD vermutete weiterhin, daß der Mann die Verantwortung für den heimischen Herd den Frauen überließ, deren Anatomie es ihnen unmöglich machte, solch einer Versuchung nachzugeben.
Diese Rekonstruktion urzeitlicher Vorgänge wurde auch noch durch eine Tatsache unterstützt, auf die ERLENMAYER (1932) hinwies, daß nämlich im mongolischen Gesetzeskodex des Dschingis Khan das Urinieren in heiße Asche als ein Kapitalverbrechen aufgeführt wird, auf das die Todesstrafe steht – ein Gesetz, das Zeugnis für die Stärke der Versuchung und für das Gewicht des Aktes ablegt.

als man bisher vermutet hat.[6] Aufmerksamkeit gegenüber dem Unbewußten, dem Sexuellen und dem Infantilen könnte man als den psychoanalytischen Standpunkt bezeichnen.

Die Reichweite der Psychoanalyse

Die Rolle der genannten Faktoren wurde zwar bei der Untersuchung der Psychoneurosen entdeckt, aber es war klar, daß sich ihre Anwendung nicht auf diese beschränken ließ. Wenn die Psychoneurosen dem entstellten Durchbruch unbewußter Triebe zuzuschreiben waren, dann konnte man nicht annehmen, daß nur Psychoneurotiker ein unbewußtes Seelenleben hatten; vielmehr mußte es sich dabei um ein gemeinsames menschliches Phänomen handeln, wenn auch mit Unterschieden in Inhalt und Wirkung.

Tatsächlich fand FREUD drei Gebiete des normalen Lebens, für deren Verständnis das Unbewußte den Schlüssel lieferte: *den*

Nach FREUDS Hypothese könnten solche Erlebnisse am Grunde der engen Assoziation von Feuer und Urin liegen. Es bleibt die Schwierigkeit bestehen, daß wir nicht begreifen, wie die Konsequenz solch einer Erfahrung Teil des Unbewußten jedes Menschen werden konnte. FREUD nimmt hier folgendes an: »Die Erlebnisse des Ichs scheinen zunächst für die Erbschaft verlorenzugehen, wenn sie sich aber häufig und stark genug bei vielen generationsweise aufeinanderfolgenden Individuen wiederholen, setzen sie sich sozusagen in Erlebnisse des Es um, deren Eindrücke durch Vererbung festgehalten werden (FREUD, 1932, S. 267). Allerdings setzt diese Erklärung die Möglichkeit der Vererbung erworbener Eigenschaften voraus, die die Biologie in den letzten Jahrzehnten widerlegt zu haben glaubt. ERNST KRIS hat einmal in einem ähnlichen Fall den Gedanken vorgebracht, daß es beständige Rituale oder Spiele geben könne, die jede Generation unbewußt versteht (mündliche Mitteilung).

Wie auch immer – der Umstand, daß wir nicht wissen, *wie* es zustande kommt, daß wir diese Symbole gemeinschaftlich besitzen, beweist nicht, daß es nicht der Fall ist. In der Geschichte der Wissenschaft wie bei der Untersuchung von Verbrechen sind schon viele grundlegende Beziehungen erfaßt worden, ehe es noch gelang, die ganze Reihenfolge der Ereignisse zu rekonstruieren.

C. G. JUNG hat diese Klasse unbewußter Phänomene später zu seinem »kollektiven Unbewußten« ausgebaut.

c) Eindrücke frühester Erfahrungen des individuellen Lebens während des präverbalen Stadiums, d. h. Erfahrungen, die nicht verbalisiert werden konnten und daher nicht im vollen Sinne des reflektierenden Bewußtseins »bewußt« waren, daher nicht verdrängt werden konnten und nicht im vollen wörtlichen Sinn erinnert werden können. Es spricht aber viel dafür, daß unbewußt Eindrücke dieser Art das visuelle Erleben, körperliche Empfindungen oder das Verhalten beeinflussen können. Siehe z. B. die Residuen früher Erfahrung mit der Mutterbrust, wie ISAKOWER (1936) und LEWIN (1946) sie beschreiben.

d) Eindrücke späterer Erfahrungen, die in ihrer Zeit nicht voll bewußt wurden.

In diesem Zusammenhang könnte man auch an die Erinnerungsspuren späterer Ereignisse denken, die durch den Verlust an Interesse auf Grund der Reifung oder ganz allgemein auf Grund neuer Lebenseindrücke und -aufgaben besetzungsfrei geworden sind. Das Unbewußte dieser Art ist aber eher phänomenologisch als dynamisch unbewußt und sollte daher besser als vorbewußt bezeichnet werden.

6 Mit Ausnahme mehr oder weniger isolierter Bemerkungen von Dichtern und Philosophen.

Traum; das allgemein verbreitete Vorkommen von Vergessen, Verlieren, Irrtümern beim Lesen oder Schreiben – *die Fehlhandlungen* –, die FREUD *die Psychopathologie des Alltagslebens* nannte; und *den Witz.* FREUD entwickelte die Theorie dieser Phänomene in drei ausführlichen Untersuchungen (1900, 1901, 1905 e). Die drei Gebiete des Normallebens haben etwas gemeinsam: In jedem Fall ist die Wachsamkeit des »Ich« zeitweise herabgesetzt: Beim Traum durch den Zustand des Schlafes veranlaßt, bei der Psychopathologie des Alltagslebens, die momentane »Durchbrüche« gestattet, vielleicht durch Müdigkeit oder Unaufmerksamkeit, beim Witz durch das, was ERNST KRIS die »Regression im Dienst des Ich« nannte (1936, S. 177), d. h. durch die spielerische Lockerung der Zügel bei jemandem, der sich der Selbstbeherrschung im Notfall sicher fühlt. Kurzum, diese drei Phänomene treten auf, wenn das Seelische auf herabgesetztem Niveau arbeitet, sozusagen unter *regredierten Bedingungen* – »regrediert« im Sinne einer Herabsetzung der bewußten Kontrolle und einer Verschiebung im inneren Gleichgewicht der Kräfte.

Ist aber das Unbewußte der Schlüssel zum Verständnis nicht nur der Psychoneurosen, sondern auch der psychischen Manifestationen in jenen Zuständen des normalen Lebens, bei denen die Kontrolle herabgesetzt ist, dann folgt daraus, daß es an allen psychischen Erscheinungen teilhaben muß, obwohl es unter »nichtregredierten« Bedingungen das Feld mit anderen, bewußten Faktoren teilt. Die Grenzlinie zwischen den beiden jeweiligen Einflußsphären im vollen, nichtregredierten, normalen Leben war natürlich noch unbekannt. Daher war Raum für Spekulationen.

Wir finden in der Psychoanalyse *maximalistische und minimalistische Tendenzen* bei der Definition der Anwendungsbreite des psychoanalytischen Standpunktes. Auf der einen Seite gibt es eine, unter anderem von ROHEIM vertretene, extreme Position, dergemäß eine Kultur, einschließlich ihrer ökonomischen und technologischen Aspekte einem spezifischen infantilen Trauma zuzuschreiben ist, das regelmäßig durch die in dieser Kultur vorwiegende Erziehungsmethode zugefügt wird, so daß alle Aktivitäten, einschließlich jener, die manifest der Erfüllung bewußter, erwachsener, nichtsexueller Bedürfnisse dienen, ihre Wurzeln im Unbewußten, im Sexuellen und im Infantilen zu haben scheinen. Manche Anthropologen sind dieser Richtung gefolgt.

Ein Beispiel dazu aus meiner persönlichen Erfahrung: Kurz nach Pearl Harbour lud eine kleine Gruppe bekannter Sozialwissenschaftler, im Bestreben die kulturellen Wurzeln des deutschen Nationalsozialismus zu untersuchen, eine Anzahl emigrierter Wissenschaftler ein und befragte sie über ihre Erfahrungen und Ideen zur Sache. Ich befand mich unter den Eingeladenen. Ich erinnere mich, daß ich unter anderen Faktoren, die meiner Ansicht nach die Deutschen für eine nationalistische Diktatur anfällig gemacht hatten, das Versagen des deutschen Liberalismus des neunzehnten Jahrhunderts und den späteren Erfolg des preußischen Militarismus in der Schaffung der langersehnten deutschen Einheit erwähnte. Diese Erfahrung, so argumentierte ich, hatte das deutsche Volk dahin beeinflußt, demokratischen Prozessen zu mißtrauen und seinen Glauben auf die Methoden des starken Armes zu setzen. Ich erwähnte auch den Einfluß der überstürzten Industrialisierung auf eine in ihrer Kastenstruktur fast noch feudale Gesellschaft ohne vermittelnden Kommerzialismus und ohne eine starke kommerzielle Klasse, wie sie in den angelsächsischen Ländern schon vor dem Einsetzen der Industrialisierung bestand. Solch eine Situation scheine es mit sich zu bringen, daß die Menschen die Industrialisierung mehr als eine Quelle der Macht denn als eine Quelle des Wohlstands betrachten. Hier wurde ich von meinem Gastgeber, einem bekannten Anthropologen unterbrochen: dies war nicht das, was man sich von meinem Beitrag versprochen hatte. Als Psychoanalytiker sollte ich zeigen, wie sich der Nationalsozialismus aus der deutschen Form der Behandlung der Kleinkinder entwickelt hatte. Ich erwiderte, daß meiner Ansicht nach keine derartigen Beziehungen bestünden, ja daß mir politische Meinungen überhaupt nicht durch die frühe Kindheit bestimmt schienen. Diese meine Ansicht wurde nicht akzeptiert, und ich wurde dahingehend belehrt, daß die Art, wie deutsche Mütter ihre Säuglinge trügen, sich von der der Mütter in Demokratien unterscheiden müsse. Als wir uns trennten, war spürbar, daß meine Gastgeber das Gefühl hatten, ihre Zeit verschwendet zu haben.

Die angeblicherweise von der psychoanalytischen Theorie unterstützte Vorstellung, daß gesellschaftliche Einrichtungen, Systeme und Überzeugungen ihre Wurzeln in typischen Familiensituationen und Erziehungsmethoden haben, hat sonderbare Früchte gezeitigt. Während des Zweiten Weltkrieges, als viele Sozialwissenschaftler damit befaßt waren, feindliche »Kulturen« zu untersuchen, behaupteten die Vertreter einer Richtung der Kulturanthropologie, daß der Vater in der deutschen Familie ein Autokrat sei und darin der Grund liege, warum die Deutschen sich bereitwillig dem Nazismus in die Arme geworfen hätten. Etwas später aber stellte ein anderer bekannter Anthropologe fest, daß der Vater in der deutschen Familie eine schwache und einflußlose Figur sei und dies der Grund wäre, warum die Deutschen dem Nazismus verfallen seien: Die deutsche Jugend wüchse ohne einen starken Vater als Identifizierungsobjekt heran, würde das Opfer unbewußter Homosexualität und stünde so der Verführung des Nationalsozialismus offen.

Es muß deutlich gesagt werden, daß die Psychoanalyse nicht für alle Theorien, die in ihrem Namen vorgebracht werden oder die ein psychoanalytisches Vokabular verwenden, Kredit fordern oder für sie verantwortlich gemacht werden kann.[7]

7 Es lohnt sich durchaus, das Versagen dieser Theorien um seiner selbst willen zu untersuchen. Wohl der Hauptgrund war der, daß man Erscheinungen zu deuten unternahm, ohne erst alle zugänglichen Fakten sorgfältig gesammelt zu haben. In der ersten Theorie z. B. hält der Autor es für selbstverständlich, daß, da der Nationalsozialismus eine Tyrannei war, alle Dinge, die im amerikanischen Bewußtsein mit der Tyrannei assoziiert sind, auf den Fall Deutschland zutreffen müssen. Das amerikanische Bild der Tyrannei ist aber großenteils durch die Geschichte Georgs III. von

Auf der anderen Seite gibt es die Gegenoffensive der »kulturalistischen« Gruppen auf das Ausgangsgebiet der Psychoanalyse, die Neurosentheorie. Die Vertreter dieser Denkrichtung versuchen, aus der Ätiologie der Neurosen und *a fortiori* aus der Persönlichkeitsentwicklung ein möglichst großes Stück für die Bewußtheit, für Erlebnisse des Erwachsenen und für nichtsexuelle Interessen zurückzugewinnen.

FREUDS Äußerungen zu dieser Materie sind konservativ. Er war sich der *Begrenzung der Reichweite* der neuen Beiträge zur Psychologie völlig bewußt, obgleich er auf dem *Gewicht ihrer Bedeutsamkeit* bestand. Er sagt z. B. (über die Psychoanalyse):

»Sie hat niemals beansprucht, eine vollständige Theorie des menschlichen Seelenlebens überhaupt zu geben, sondern verlangte nur, daß ihre Ermittlungen zur Ergänzung und Korrektur unserer anderswie erworbenen Erkenntnis verwendet werden sollten« (1914a, S. 93 f.).

Und noch einmal (1924, S. 427):

»Wenn man die Unterscheidung annimmt, welche ich kürzlich vorgeschlagen habe, die den seelischen Apparat in ein der Außenwelt zugewendetes, mit Bewußtsein ausgestattetes Ich und ein unbewußtes, von seinen Triebbedürfnissen beherrschtes Es zerlegt, so ist die Psychoanalyse als eine Psychologie des Es (und seiner Einwirkungen auf das Ich) zu bezeichnen. Sie kann also auf jedem Wissensgebiet nur Beiträge liefern, welche aus der Psychologie des Ichs zu ergänzen sind. Wenn diese Beiträge oft gerade das Wesentliche eines Tatbestands enthalten, so entspricht dies nur der Bedeutung, welche das lange unerkannt gebliebene seelisch Unbewußte für unser Leben beanspruchen darf.«

Auch in FREUDS Bemerkungen über das künstlerische Talent spiegelt sich diese Einschätzung des Bereichs der Psychoanalyse wider:[8]

England, wie Amerika sie sah, geformt worden. Darum wird der Nationalsozialismus als eine extreme Übersteigerung der väterlichen Autokratie gesehen. Tatsächlich aber entwickelte er – und der Faschismus überhaupt – sich aus einer Jugendbewegung, die leidenschaftlich gegen die Autorität der Eltern rebellierte und sie verachtete, gegen die Religion opponierte und familiäre Werte ablehnte. Uneheliche Mutterschaft, soweit sie rassisch erwünscht war, wurde beschützt, Kinder wurden ermutigt, ihre Eltern zu bespitzeln, Kinder und Jugendliche waren enthusiastische Anhänger des Regimes in einer Zeit, als die Älteren schon gründlich desillusioniert waren.

8 Diese grundsätzlich konservative Haltung wurde durch einen persönlichen Faktor verstärkt, nämlich durch FREUDS Abneigung gegen umfassende Verallgemeinerungen und Systemkonstruktionen. Der verstorbene Dr. SCHILDER legte einmal, wahrscheinlich Ende 1926, eine Arbeit über Charakterologie vor, in der er ein mehrdimensionales System zur Klassifizierung von Charakteren skizzierte. FREUD bemerkte in seiner Stellungnahme dazu, daß er sich wie einer fühle, der sein Leben lang die Küste befahren hat und nun andere ins offene Meer hinaussegeln sieht. Er wünsche ihnen Glück, könne sich an ihren Unternehmungen aber nicht beteiligen: »Ich bin ein alter Küstenfahrer und will meinen blauen Buchten treu bleiben.«

»Leider muß die Analyse vor dem Problem des Dichters die Waffen strecken« (1928, S. 399).
Und: »Meine Freundin und Schülerin MARIE BONAPARTE hat in diesem Buch das Licht der Psychoanalyse über das Leben und das Werk eines großen krankhaft gearteten Dichters fallenlassen ... Solche Untersuchungen sollen nicht das Genie des Dichters erklären, aber sie zeigen, welche Motive es geweckt haben und welcher Stoff ihm vom Schicksal aufgetragen wurde« (1933, S. 276).
Ich habe einmal versucht, die *formale* Beziehung zwischen dem Bewußten, Erwachsenen, Realitätsorientierten und dem Unbewußten, Infantilen, Triebhaften im Gebiet des »Normalen« durch das, was ich *das Prinzip der mehrfachen Funktion* nannte, zu definieren (1930). Der Ursprung dieser Formulierung war vermutlich Unzufriedenheit mit der FREUDschen Hypothese der Überdeterminierung. Die Tatsachen, zu deren Erklärung die Hypothese dienen sollte, waren nicht zu bezweifeln: Seelische Erscheinungen haben in der Regel viele »Determinanten«. Aber ich fand den Begriff der Überdeterminierung logisch schwer zu akzeptieren. Wenn a_1, a_2 ... a_n die notwendigen und hinreichenden Bedingungen eines bestimmten Phänomens waren, sah ich keinen Platz für einen weiteren Faktor a_{n+1}. Es schien mir befriedigender zu sagen, daß das Verhalten mehreren Funktionen dient, oder daß es, wie man auch sagen könnte, gleichzeitig auf viele Pressionen reagiert, oder gleichzeitig die Lösung vieler Aufgaben ist. Traf das zu, und zwar regelmäßig, wie das Prinzip der mehrfachen Funktion es damals behauptete, oder mindestens sehr häufig, wie FREUD das vorgeschlagen hatte und wie auch ich heute, bei nochmaliger Überlegung, lieber sagen möchte – dann folgte daraus, daß vom realitätsgelenkten Verhalten erwartet werden kann, daß es auch Triebbedürfnissen diene.
Wenn dem so ist, dann ist man berechtigt, auch im realitätsorientierten Verhalten nach unbewußten, sexuellen und infantilen Aspekten zu suchen. Aber diese Überlegung könnte nur die *formale* Rechtfertigung für diese Fragestellung liefern; über das *relative Gewicht* der verschiedenen Faktoren sagt sie nichts aus.

Das Parallelogramm der Kräfte

Ob man nun glaubt, daß das Unbewußte, das Infantile und das Sexuelle eine wichtige Rolle in einem bestimmten Verhalten spielen oder nicht, so unterscheidet sich die psychoanalytische Ansicht vom menschlichen Verhalten von den meisten anderen Standpunkten jedenfalls dadurch, daß sie das Verhalten im allgemeinen nicht als Resultat eines alles durchdringenden Motives ansieht, sondern als das Ergebnis vieler, gewöhnlich einander widerstreitender Kräfte. Auf diese Weise kann eine leichte Verschiebung innerhalb der sich bekämpfenden Kräfte zu einer völligen Änderung des Verhaltens führen, genau wie eine Veränderung in der Stimmabgabe eines kleinen Bruchteils der Wähler zur Aufnahme einer völlig anderen Politik führen kann. Mit dieser dynamischen Auffassung des menschlichen Verhaltens steht die Psychoanalyse der traditionellen christlichen Auffassung vom Menschen und seinen Versuchungen und der Verderbnis seiner Natur nahe – nahe, mit Ausnahme der übernatürlichen Aspekte der christlichen Ansicht – und entfernt sich am weitesten von der monistischen Philosophie des menschlichen Verhaltens, wie z. B. dem Begriff des ökonomischen Menschen[9] in der älteren Version der klassischen ökonomischen Theorie oder von der Klassenbestimmtheit des menschlichen Verhaltens im Marxismus.

Dieses Bild vom Verhalten als Ergebnis eines inneren Kräfteparallelogramms ist noch nicht weit ins öffentliche Bewußtsein eingedrungen. Die meisten sehen die Menschen noch immer als von einem Motiv beherrscht an. Es hat z. B. in den letzten Jahren viele Diskussionen darüber gegeben, ob »die Deutschen« sich wirklich geändert haben und politisch vertrauenswürdig sind. Abgesehen von der Tatsache, daß der Ausdruck »die Deutschen« eine sinnlose Abstraktion darstellt – die erwachsene Bevölkerung Westdeutschlands, um die allein es sich handelt, hat im Jahr 1959 nur eine Minorität an Einzelpersonen mit der erwachsenen Bevölkerung des gesamten Vorkriegsdeutschlands im Jahre 1933 gemeinsam –, darf ruhig angenommen werden, daß im Herzen zahlreicher Westdeutscher nationalistische Gefühle vorhanden sind, ebenso wie man annehmen darf, daß im Herzen zahlreicher Deutscher von 1933 liberale und humane Gefühle lebten; aber welche Gefühle obsiegen, hängt von Umständen wie etwa den politischen Möglichkeiten und der Führerschaft ab.

Eine Abschweifung in philosophische Fragen

Ein großer Teil der Kritik an der Psychoanalyse durch Freund und Feind hat sich nicht auf ihre wichtigsten Entdeckungen konzentriert – das unbewußte seelische Leben, die Rolle der Sexualität, der Einfluß der Kindheitserfahrung –, sondern auf die philosophischen Schriften ihres Gründers und auf die philosophischen Inhalte, die viele Autoren in ihr finden. Aus der Legion philosophischer Fragen dieser Art wollen wir uns mit zweien beschäftigen, nämlich mit der Beziehung der Psy-

9 Das schließt aber nicht aus, daß vereinfachte Modelle dieser Art doch als Idealtypen (MAX WEBER) nützlich sind, denen die Realität sich mehr oder weniger annähert, ohne je ganz von ihnen wiedergegeben zu werden. Gesetze über solche Idealtypen sind physikalischen Theorien vergleichbar, die unter Annahme spezifischer Grenzbedingungen entwickelt wurden und in dem Maß anwendbar sind, in dem die realen Umstände sich diesen Grenzbedingungen annähern.

choanalyse zu einer evolutionistischen Philosophie und mit der Beziehung einer Theorie der unbewußten Motivation zu einer Theorie der Ideologie.
Es wurde oft als Argument gegen die Psychoanalyse vorgebracht, daß FREUD die evolutionistische Philosophie teile — mehr im metaphysischen Sinn des Wortes als im bloß empirischen —, die zu seiner Zeit so allgemein akzeptiert wurde. Es handelt sich dabei um die Annahme, daß ein Organismus oder eine Verhaltensform genetisch *vollständig* erklärt werden kann, d. h. indem man die primitiveren Formen aufzeigt, aus denen er oder sie sich entwickelt hat. Irgendwie wird dabei gedacht, daß eigentlich nur die primitiven Formen echtes Dasein haben, während die höheren Formen nur eine Art abgeleiteter Existenz besitzen. Die Psychoanalyse versucht nun angeblich, wie manche Kritiker das behaupten, das Nichtregredierte durch das Regredierte und die höheren Formen des Lebens durch die niedrigeren zu erklären und wäre damit der Ableger einer veralteten Weltanschauung.
Befaßt man sich mit diesen Argumenten, so muß zuallererst einmal gesagt werden, daß es besonders in FREUDS philosophischen Schriften Anzeichen für solch eine Tendenz gibt. Ein Beispiel bildet etwa seine Philosophie der Religion. Er sieht den Begriff Gottes als eine kosmische Projektion des Vaters unserer Kindheit. Von dieser Hypothese über die Psychogenese des Glaubens an Gott kann kein Schluß auf die Frage der tatsächlichen Existenz eines höheren Wesens gezogen werden. Als psychogenetische Hypothese kann sie für die Vaterreligionen, diese Spätlinge der Religionsgeschichte, durchaus zutreffen, aber sie bietet keine völlige Erhellung dieser Psychogenese. Sie erklärt nicht, warum und wie eine kosmische Projektion des Vaters zustande kam. Warum blieb die Sehnsucht nach dem Vater unserer Kindheit nicht Sehnsucht nach dem Vater? Und wenn sie, aus welchen Gründen immer, verschoben werden mußte, warum drückte sie sich nicht nur in Anhänglichkeit an Ältere, an Könige oder Führer aus, oder in Ahnenverehrung, wie es so oft in der Geschichte geschah? Warum mußte sie sich an einen unendlichen, transzendenten Gott wenden, und wie geschah es, daß solch eine Vorstellung überhaupt gebildet wurde?
Es liegt hier zumindest so etwas wie eine Expansivität des Seelischen vor, das seinerseits nicht aus den primitiveren Elementen, die erweitert oder transzendiert würden, erklärt werden kann.
Die evolutionistische Philosophie FREUDS kommt in einem Brief an LUDWIG BINSWANGER aus dem Jahre 1936 zum Ausdruck:
»Ich habe mich immer nur im Parterre und Souterrain des

Gebäudes aufgehalten. – Sie behaupten, wenn man den Gesichtspunkt wechselt, sieht man auch ein oberes Stockwerk, in dem so distinguierte Gäste wie Religion, Kunst u. a. hausen. Sie sind nicht der einzige darin, die meisten Kulturexemplare des Homo natura denken so. Sie sind darin konservativ, ich revolutionär. Hätte ich noch ein Arbeitsleben vor mir, so getraute ich mich auch jenen Hochgeborenen eine Wohnstatt in meinem niedrigen Häuschen anzuweisen« (BINSWANGER, 1956, S. 115).

Wir können ohne Zögern den Gedanken annehmen, daß diese Aristokraten bescheidenen Ursprungs sind, und doch empfinden, daß damit noch nicht erklärt ist, was es ihnen ermöglichte, über diesen Ursprung hinauszuwachsen.

Die den meisten Wissenschaftlern des neunzehnten und zwanzigsten Jahrhunderts gemeinsame implizite Annahme stellt eine evolutionistische Weltanschauung im metaphysischen Sinn dar: Die niedrigeren Formen des Lebens allein haben echte Existenz; die höheren haben sich aus ihnen entwickelt, und die Tatsache dieser Entwicklung scheint der Mühe zu entheben, in der Theorie Raum für diese höheren Tätigkeiten zu schaffen. Wahrscheinlich läßt sich diese Philosophie gar nicht ganz verstehen, wenn man nicht gleichzeitig das Ethos berücksichtigt, das Hand in Hand mit ihr ging. Es war ein *Ethos der Untertreibung, des »Understatements«*; man schreckte vor den großen Worten zurück und die »höheren Aspekte« des Menschen, denen man einen Platz in der Theorie verweigerte, wurden einfach im täglichen Leben als selbstverständlich vorausgesetzt. Die weltanschauliche Haltung des Evolutionismus ist vermutlich teilweise der Sorge zuzuschreiben, daß jede andere Annahme dem religiösen Supranaturalismus entstamme oder zu ihm führen müsse, was man dringend zu vermeiden suchte. Außerdem bestand ein starkes humanitäres Ressentiment gegenüber der Tatsache, daß die religiöse Betonung des »göttlichen Funkens im Menschen« so lange Zeit und noch immer Hand in Hand ging mit Gleichgültigkeit und Grausamkeit gegenüber dem irdischen Träger dieses Funkens, dem wirklichen, lebenden Menschen. Man mißtraute in steigendem Maße allen Arten von Bannerträgern, einschließlich des moralischen Fahnenschwingers und neigte dazu, weniger zu versprechen und mehr zu halten.

Alle Menschen sind Teile ihres Zeitalters. Große, schöpferische Persönlichkeiten überragen ihre Zeiten – manchmal sehr weitgehend – in dem und durch das, was sie schaffen, aber auch sie bleiben mit ihren übrigen Gedanken und Gefühlen Teil ihrer Zeit und ihres gesellschaftlichen Ortes. FREUD teilte in hohem Maße die Ideen, die Hoffnungen, die ungeschriebenen Weltanschauungen der wissenschaftlich gesonnenen Menschen seiner Zeit, einschließlich mancher Ideen, die uns heute nicht befriedigen.[10] Diese Tatsache sollte weder abgeleugnet noch als Waffe gegen FREUD oder gegen seine Entdeckung, die Psychoanalyse, gebraucht werden. Denn der Einfluß seiner philosophischen Neigungen auf seine *psychoanalytische* Arbeit ist ganz peripher – im Gegensatz zum Einfluß auf seine philosophischen Schriften. Alle psychoanalytischen Aussagen können ohne Schwierigkeit ohne diese weltanschaulichen Anteile formuliert werden. Das wichtigste Einzelbeispiel für diesen Einfluß wird in FREUDS Formulierung deutlich, daß das Ich sich aus dem Es entwickelt. (Über die Modifikation dieser Annahme durch HEINZ HARTMANN siehe S. 81.)

Was die zweite Frage anbelangt: Da die Psychoanalyse den eigenen Bericht einer Person betreffs ihrer Motive nicht als notwendigerweise richtig oder vollständig annimmt, haben einige Autoren die Vermutung aufgestellt, daß eine Parallele zwischen der marxistischen Theorie der Ideologie und der FREUDschen Theorie der unbewußten Motivation und der Rationalisierung bestehe.

Die Analogie ist aber nur oberflächlich, da sie fundamentale Unterschiede nicht mit einbezieht. Ideologie ist im Marxismus bestimmt durch die Klassensituation: *Das gesellschaftliche Sein bestimmt das gesellschaftliche Bewußtsein,* sozioökonomisches Bewußtsein spiegelt sozioökonomische Realitäten wieder. In der psychoanalytischen Sicht andererseits sind Gedanken und Meinungen nur im Grenzfall *ausschließlich* durch unbewußte Faktoren bestimmt (wie z. B. bei halluzinatorischen Psychosen oder bei extremen Fällen von Wunschdenken). Im allgemeinen sind Denken und Meinen Ergebnisse eines *Wechselspiels von Kräften,* von denen manche unbewußte Motive, andere den Einfluß der Realität widerspiegeln, wobei die unbe-

10 Daß FREUDS philosophische Haltung oder Weltanschauung im ganzen, d. h. über die evolutionistische Metaphysik hinaus, eher ein historisches als ein individuelles Phänomen war, Teil der Ansicht einer Elite seiner Zeit und nicht charakteristische persönliche Schöpfung, geht aus dem folgenden Zitat aus einer Arbeit GEORGE SANTAYANAS hervor (1902). SANTAYANA entwickelte den Gedanken, daß sich jetzt eine Naturreligion, die einer Offenbarungsreligion gefolgt war, im Stadium der Auflösung befinde, zugunsten eines freien Naturalismus. Er prophezeit: »Die Masse der Menschen wird keinen Grund sehen, warum sie nicht ihre angeborenen Impulse oder erworbenen Leidenschaften ohne Furcht ausleben sollte ... während eine beschränkte Zahl von Denkern, durch Temperament fromm und rational, ihre Geisteswürde im Angesicht eines Universums zu wahren wissen wird, von dem sie nichts verlangen als die Enthüllung seiner Gesetze. So wird in der modernen Welt, wie es in der Antike war, die Religionslosigkeit für die Vielen und der Stoizismus für die Wenigen das Ende der Naturreligion sein« (1902, S. 63 f.).

Obwohl die Worte über »eine beschränkte Zahl von Denkern ...« fast ein Vierteljahrhundert vor der »Zukunft einer Illusion« geschrieben wurden, scheinen sie genau die Haltung gegenüber der Welt und dem Leben auszudrücken, die dieses Buch und spätere Äußerungen FREUDS in »Das Mißbehagen in der Kultur« und in »Warum Krieg?« zeigen.

wußten Kräfte, je nach der Lage des Falles, eine größere oder kleinere Rolle spielen.

Im Marxismus setzt die Klassensituation dem, was die Menschen (mit wenigen Ausnahmen) verstehen können, unübersteigbare Grenzen. Die Bourgeoisie z. B. *kann*, auf Grund ihrer Klassensituation, den historischen Prozeß und ihr eigenes unabwendbares Schicksal nicht völlig verstehen. In der psychoanalytischen Sicht andererseits *können* Menschen der subjektiven Faktoren in ihrem Denken als einer Art persönlicher Gleichung gewahr werden und können sie in erheblichem Maße korrigieren. Manche kehren sich dabei sogar völlig um und entwickeln Ansichten, die ihren Interessen und persönlichen Neigungen widersprechen. Kurzum, in der Psychoanalyse sind unbewußte Kräfte *Einflüsse*, oft wichtig, oft entscheidend, während die Klassensituation im Marxismus *unentrinnbares Schicksal* ist, soweit es sich um die Klasse als solche handelt.

Außerdem glauben die Marxisten, daß die Ansichten *anderer* der ideologische Überbau sozioökonomischer Realitäten sei, während sie ihre eigenen Meinungen nicht im selben Licht sehen. Sich selbst halten sie gerne für die Inkarnation des Geistes des »Proletariats«, und dieses hat, kraft *seiner* Klassensituation, Zugang zur absoluten Wahrheit – so etwa wie in einer früheren Eschatologie die Armen im Geiste Zugang zum Himmelreich hatten. FREUD aber, als er das Unbewußte entdeckte, kam zum Schluß, daß seine dringlichste Aufgabe eine Selbstanalyse sei. Die Analyse des Analytikers ist sicher das *A* und Ω der Verantwortung des Analytikers, als Lehr-Analyse zu Beginn seines Studiums, als beständige Selbst-Analyse, die seine eigene analytische Arbeit begleitet, und als Nach-Analyse, wann immer seine Selbst-Analyse nicht genügt.

Worauf dieser Unterschied zwischen der psychoanalytischen Theorie des Unbewußten und der marxistischen Theorie des ökonomischen Determinismus schließlich hinausläuft, das ist der Unterschied zwischen einem Werkzeug der Analyse, die mit der höchstmöglichen Annäherung an Objektivität durchgeführt wird und der ideologischen Kritik als Waffe im Kampf um die Macht.

Sehen wir über die ideologische Theorie hinaus die marxistische Ansicht von den menschlichen Angelegenheiten im allgemeinen an und vergleichen sie mit den Folgerungen, die sich aus den FREUDschen Theorien für dieses weitere Gebiet ergeben, dann sind die Unterschiede noch größer. In der analytischen Sicht sind die Konflikte zwischen dem Menschen und seiner sozialen Umgebung ein natürlicher Zustand, weil der Mensch nicht so geschaffen ist, daß er nur das wünscht, was seine Umgebung billigt. Jede Übereinstimmung zwischen ihm und seiner Umwelt ist das Ergebnis von Anpassungsvorgängen und kaum je statisch. Und Konflikte innerhalb des Menschen werden als unvermeidlich angesehen; vermutlich wurzeln sie teils in der Differenz zwischen seinen natürlichen Wünschen und den umweltbedingten Einschränkungen, die ihm durch die Erziehung vermittelt werden, teils in den Differenzen zwischen den unmittelbaren und den lang währenden Konsequenzen unserer Handlungen, d. h. in der Differenz zwischen dem Lustprinzip und dem Realitätsprinzip, teils in der Ambivalenz unserer Gefühle, wie etwa Liebe und Haß gegenüber dem gleichen Objekt und in anderen Umständen mehr. Die marxistische Theorie sieht Konflikte im Menschen und Konflikte zwischen Menschen – die letzteren sind ihre Hauptanliegen – als ausschließlich durch den Privatbesitz der Produktionsmittel verursacht an. Sind erst einmal die Kapitalisten enteignet und alle Produktionsmittel vom sozialistischen Staat übernommen, dann wird sich die natürliche Harmonie aller Interessen entwickeln: »Die freie Entwicklung eines jeden (ist) die Bedingung für die freie Entwicklung aller« (MARX, Kommunistisches Manifest).

In diesem Punkt sind die Theorien von MARX und die Schlußfolgerungen der Theorien FREUDS offensichtlich unvereinbar. Die marxistische Annahme von der prästabilierten Harmonie aller menschlichen Interessen und Strebungen, die in unserem noch »vorhistorischen« Zeitalter durch die Institution des Privatbesitzes verhindert wird, aber gewiß erblühen wird, wenn erst einmal der Privatbesitz vom sozialistischen Staat konfisziert ist, muß einem Analytiker als Tagtraum von großer Naivität erscheinen.[11]

Andererseits muß die FREUDsche Annahme, daß Konflikte ein unvermeidlicher Teil des menschlichen Lebens sind und Leid daher nicht völlig ausgeschaltet werden kann, einem überzeugten Marxisten als typisch »bürgerliche« Ideologie erscheinen, die die Aufgabe hat, das Proletariat in seinem Kampf um die klassenlose und daher konfliktfreie Gesellschaft zu entmutigen, indem sie das Ziel als unerreichbar darstellt.

In Hinsicht hierauf siehe die Analyse der Utopie von Sir ISAIHA BERLIN (1958, S. 53 f.): »Zuzugeben, daß die Erfüllung mancher unserer Ideale im Prinzip die Erfüllung anderer unmöglich machen könnte, hieße zuzugeben, daß die Idee der vollständigen menschlichen Erfüllung ein formaler Widerspruch in sich selbst ist ... Für jeden rationalistischen Metaphysiker ist die Preisgabe dieser Idee einer endlichen Harmonie, in der ... alle Widersprüche versöhnt sind ... eine uner-

11 Unwissenheit und Naivität in manchen Dingen können häufig mit großem Verständnis und Klugheit in anderen Dingen Hand in Hand gehen, z. B. in diesem Fall Naivität in den fundamentalen Ideen mit sehr großer Klugheit und Raffinesse im politischen Handeln.

trägliche Bankerotterklärung der Vernunft ... Die Welt, der wir in der gewöhnlichen Erfahrung begegnen, ist eine, die uns vor die Wahl zwischen so gleichermaßen endgültigen Zielen stellt, daß die Realisierung der einen die Opferung der anderen bedeuten muß ... wenn der Mensch die Gewißheit hätte, daß in irgendeinem vollkommenen, von Menschen auf Erden realisierbaren Zustand keines der von ihm verfolgten Ziele je in Konflikt geriete, dann verschwände die Notwendigkeit und Qual der Wahl und damit die zentrale Bedeutung der Freiheit der Wahl. Jede Methode, diesen Zustand näher zu bringen, schiene dann völlig gerechtfertigt ... Wenn, wie ich glaube, die Ziele der Menschen vielfältige sind, und nicht alle im Prinzip vereinbar miteinander, dann kann die Möglichkeit des Konflikts — und der Tragödie — niemals gänzlich aus dem menschlichen Leben eliminiert werden.«

2. Die mittleren Jahre

Die mittlere Periode brachte viele Ergänzungen und Verzweigungen: die ins Detail gehende Ausarbeitung der Libidoentwicklung, Untersuchungen bestimmter Erkrankungsformen, die Entwicklung einer analytischen Technik, die Metapsychologie und schließlich viele nichtmedizinische Anwendungen der Psychoanalyse.

Der Narzißmus

Die wichtigste Hinzufügung zur psychoanalytischen Theorie während dieser mittleren Jahre war die Einführung des Begriffs des Narzißmus, einer »libidinösen Ergänzung zum Egoismus« (Freud, 1916/17, S. 432). Sie brachte die fundamentale Einsicht, daß die libidinösen Strebungen die eigene Person zum Objekt nehmen können und daß Selbstliebe nicht identisch mit der Verfolgung des Selbstinteresses ist, daß beide einander tatsächlich opponieren können und daß der Dienst des Selbstinteresses die Aufopferung der Selbstliebe fordern kann.

Ein historisches Beispiel soll diesen Punkt illustrieren: in den letzten Tagen des byzantinischen Reiches, als Byzanz verzweifelt nach Hilfe gegen die türkische Bedrohung Ausschau hielt, verstimmte der letzte der byzantinischen Kaiser den Dogen von Venedig, Francesco Foscari, der die letzte und höchste Hoffnung auf Hilfe für Byzanz gewesen war. Als Prinz war Constantin Paleologus aus guten politischen Gründen eine Verlobung mit der Tochter des Dogen eingegangen, die er rückgängig machte, als er unerwartet zum Thron aufstieg, da der Rang der Braut für einen Kaiser von Byzanz nicht hoch genug war. Selbst als die Katastrophe eingetreten war, Konstantinopel von den Türken erobert und Constantin selbst bei der Verteidigung der Stadt gefallen, war sein Höfling und späterer Geschichtsschreiber der Tragödie, Georgios Sphrantzes, überzeugt, daß der Kaiser keine andere Wahl gehabt habe. »Wie hätten die Herren und Damen von Konstantinopel die Tochter eines Venetianers als Herrin und Fürstin anerkennen können und seinen Söhnen als Schwäger des Kaisers huldigen? Er war ein gewiß edler Mann und ein Doge – aber er hatte sein Amt nur auf Zeit inne.«[12]

Ein anderes Beispiel: Das amerikanische Volk empfindet beständige Befriedigung in dem Gefühl, nicht nur Bürger eines großen Landes zu sein, sondern eines Landes, in dem, seiner Überzeugung nach, alles oder alles, worauf es ankommt, größer und besser ist als irgendwo anders. Selbst ernsthafte nationale Rückschläge und Gefahren sind Gelegenheiten, sich selbst zu gratulieren. Nach Pearl Harbour verkündeten Schlagzeilen triumphierend »Die größte Flottenkatastrophe der Geschichte«. Diese Art von Befriedigung, die relativ harmlos war, solange die Nation sicher hinter den damals noch wirksamen Barrieren der Ozeane lag, ist zur ernsthaften Gefahr geworden, seit die Nation ohne jeden anderen Schutz als den, den sie durch ihre eigenen Anstrengungen aufbieten kann, einem mächtigen und unversöhnlichen Feind gegenübersteht.

Der Begriff des Narzißmus entstammte ursprünglich einem Versuch, dem Verhalten paranoider Schizophrener im Sinn der Libidotheorie gerecht zu werden. Zwei charakteristische Züge dieser Patienten – die Schwierigkeit, Kontakt mit ihnen herzustellen, d. h. ein Defizit in ihren Objektbeziehungen, und die Tatsache, daß manche von ihnen, wenn auch nicht alle, Größenwahn produzieren – schienen sich durch eine einzige Annahme begründen zu lassen, nämlich daß die Libido den Objekten entzogen und auf das Ich konzentriert worden war. Der erste Teil dieses Prozesses könnte die schwachen Objektbeziehungen erklären, während der Größenwahn dem zweiten Teil zur Last gelegt werden könnte, als Spezialfall der bereits wohlbekannten Erscheinung der Überbewertung des Sexualobjekts. Die Störung in der Realitätsbeurteilung – der Verlust der *fonction du réel* nach Janet – ließe sich dann als Nebenprodukt der verzerrten Perspektive erklären, die in dieser Konzentration der Liebe auf die eigene Person selbst enthalten ist.

Wie so häufig in der Geschichte der Wissenschaft bleibt der Wert des neuen Begriffs für die Probleme, die er lösen sollte,

12 Die Tatsache, daß Eitelkeit oder Status eine so große Rolle im Leben spielen, oft zum Schaden des Selbsterhaltungsinteresses, stellt ein wichtiges Argument gegen die marxistische Theorie dar, die die Geschichte in erster Linie von der Notwendigkeit zur Selbsterhaltung gelenkt sieht.

Daran scheint H. R. TREVOR-ROPER zu denken, wenn er sagt (1917, S. 10), fragwürdig[13], während sein Wert für andere Gegenstände ihn unentbehrlich macht, wie z. B. hier für die Psychologie der Liebe oder des Überichs. Später werden wir ihn bei der Untersuchung der Angst verwenden müssen. Die Anwendung des an sich fruchtbaren Begriffs durch die Analytiker hat bisher unter dem Mangel an sprachlicher Sorgfalt gelitten, die dazu führte, daß der Begriff »narzißtisch« ohne Unterscheidung gleicherweise für das Phänomen der befriedigten wie für das der frustrierten Selbstliebe benutzt wurde. Der selbstzufriedene Mensch, der niemand sonst zu brauchen scheint – im Sinne RIESMANS der von innen gelenkte Mensch –, wird ebenso »narzißtisch« genannt wie derjenige, der beständig moralische Unterstützung braucht.

Es wird oft angenommen, daß der Narzißmus an sich, in jeder Form und in jedem Maß, eine pathologische Erscheinung ist. Das ist nicht der Fall – es gibt einen normalen Narzißmus. Eine fundamentale Selbstbilligung und Liebe zu sich selbst, ungeachtet der eigenen Fehler (die wahrzunehmen man um so besser ertragen kann, je sicherer man dieser fundamentalen Selbstbilligung ist) sind tatsächlich Vorbedingungen der seelischen Gesundheit. Ihr Fehlen manifestiert sich klinisch als Depression (siehe FREUD, 1923, S. 235 f.).

Metapsychologie

Eine weitere Ergänzung dieser Jahre ist die *Metapsychologie*. Wie der Name verrät, handelt es sich um eine Meta-Theorie, d. h. eine Theorie hinter der Theorie, oder eine Theorie auf einer höheren Stufe der Abstraktion. Sie ist ein Versuch in einer Richtung, die als FREUDS letztes Ziel in der Theoriebildung bezeichnet wurde: »Was FREUD als fernes Ziel ... vorschwebt, ist die Rückführung der funktionell-qualitativen Aussage auf quantitative« (BERNFELD, 1932, S. 465). Eine volle Realisierung dieses Zieles würde von der Möglichkeit abhän-

»... Status, trotz allem was MARX gesagt hat, bleibt vielleicht noch immer das *primum mobile* des sozialen Menschen, mindestens des Menschen oberhalb der Hungerlinie.«

Die marxistische Theorie hat in dem Sinne recht, daß unangepaßtes Verhalten nicht ewig fortdauern kann – wie das byzantinische Beispiel zeigt –, besonders nicht in Zeiten, in denen der Existenzkampf hart ist. Aber mit *einigen* Konzessionen an die Realität kann Verhalten, das im Widerstreit mit dem Interesse der Selbsterhaltung steht, *lange* bestehen, besonders in ruhigen Zeiten, die über einen breiteren Spielraum des Überlebens verfügen.

13 Störungen der Urteilsfähigkeit auf Grund von Haß und Liebe – *ira et studium* – können eher die Fehlbeurteilung der Realität durch Normale und Neurotiker erklären als die Wahnbildungen der Paranoiden, da letztere dem korrigierenden Einfluß der Erfahrung unzugänglich sind, während emotionale Vorurteile durch die Erfahrung beeinflußt werden können, wenngleich nur sehr langsam. Siehe WAELDER (1951, S. 2) und die spätere Behandlung des Themas in diesem Buch (S. 175 f.).

gen, seelische Intensitäten zu messen, statt sie rein nach dem Eindruck zu schätzen.

Ein Beispiel soll zeigen, wie die Metapsychologie sich zur »gewöhnlichen« oder klinischen analytischen Theorie verhält. Die Verdrängung, einer der fundamentalsten Begriffe der Psychoanalyse, ist von Freud folgendermaßen dargestellt worden: »Das Ich hatte sich sozusagen beim ersten Zusammenstoß von der anstößigen Triebregung zurückgezogen, ihr den Zugang zum Bewußtsein und zur direkten motorischen Abfuhr versperrt, dabei hatte sie aber ihre volle Energiebesetzung behalten« (1925, S. 55). Dies ist die Erklärung der Verdrängung in der klinischen Theorie der Psychoanalyse. Es handelt sich dabei um einen psychologisch völlig »verständlichen« Vorgang, d. h. Einfühlung ist hier leicht möglich. Es ist eine Erklärung in demselben Stil wie Freuds Erklärung der unter Hypnose aufgehobenen hysterischen Amnesie, einem Denkstil, der so charakteristisch verschieden war von Breuers Erklärung des Phänomens als Resultat von zwei, untereinander nicht kommunizierenden Bewußtheitszuständen: »Ich hingegen vermutete eher ein Kräftespiel, die Wirkung von Absichten und Tendenzen, wie sie im normalen Leben zu beobachten sind« (1925, S. 47).

In der Metapsychologie hingegen wird die Eigenschaft der Bewußtheit als durch Überbesetzung veranlaßt angesehen. Das System »Unbewußt« enthält die Sachvorstellungen, das System »Vorbewußt«, das alle bewußtseinsfähigen Inhalte umfaßt, enthält die Wortvorstellungen. Ein Impuls ist wirksam, wenn die Sachvorstellung besetzt ist; wirksam *und* bewußt (oder bewußtseinsfähig) ist er, wenn sowohl Sachvorstellungen wie Wortvorstellungen besetzt sind. Verdrängung ließe sich dann als eine Rücknahme dieser Überbesetzung beschreiben.

Man könnte daher von der Matapsychologie sagen, sie sei das Ergebnis von Versuchen, ein *physikalistisches* – oder, wenn man will, mechanistisches – Modell der Persönlichkeit zu konstruieren, das alle Züge der *Motivationstheorie* der Psychoanalyse wiedergibt.

Die Psychoanalyse ist oft als mechanistische Psychologie kritisiert worden, als fixiert an überholte Ideen einer Wissenschaftsgläubigkeit, welche die Physik – und noch dazu ein früheres Stadium der physikalischen Theorie – als Prototyp alles Weltverstehens ansieht. Derartige Kritiken kamen von verschiedenen Richtungen: aus der Schule der geisteswissenschaftlichen Psychologie in Deutschland, aus den Kreisen um Adler und Jung, von den Thomisten und Existentialisten und von einigen – nicht allen – Gestalttheoretikern. Die Kontroverse ist in manchem der zwischen Mechanismus und Vitalismus in der Biologie ähnlich. Ohne zu der letzten Frage Stellung zu nehmen muß gesagt werden, daß diese Kritik, ob sie nun in spezifischen Fragen recht oder unrecht hat, das zentrale Gebiet der Psychoanalyse überhaupt nicht berührt. Höchstens gilt sie für ihren metapsychologischen Überbau und auf den trifft zweifellos zu, was FREUD in Hinsicht auf fundamentale Theorien im allgemeinen gesagt hat: »Diese Ideen sind nämlich nicht das Fundament der Wissenschaft, auf dem alles ruht; dies ist vielmehr allein die Beobachtung. Sie sind nicht das Unterste, sondern das Oberste des ganzen Baues und können ohne Schaden ersetzt und abgetragen werden« (1914 b, S. 142).

Die dissidenten Schulen (Abfallbewegungen)

Ebenfalls in den mittleren Jahren haben sich die beiden wichtigsten Abfallbewegungen von der Psychoanalyse vollzogen, die ihren Weg seither immer begleitet haben. Sie sind mit den Namen von CARL GUSTAV JUNG und ALFRED ADLER verbunden. Ihre Theorien sind kein Teil der Psychoanalyse, aber sie sollten in einer Geschichte des psychoanalytischen Denkens doch behandelt werden, um des Lichtes willen, das sie auf die Möglichkeiten der Umdeutung und Entstellung werfen und damit auf die innere Struktur des psychoanalytischen Modells des menschlichen Verhaltens.

Sowohl JUNG als ADLER gaben einen großen Teil der psychoanalytischen Theorie auf und interpretierten das, was sie beibehielten, radikal neu. Keiner von ihnen war in seinen positiven Behauptungen völlig originell; beide bemächtigten sich eines Elements der analytischen Theorie, das dort eine geringe Rolle gespielt hatte, entwickelten es weiter und machten es zum Zentrum ihrer Theorien.

Für JUNG scheint die FREUDsche Theorie der Traumsymbole den ursprünglichen Anreiz geboten zu haben. Bei der Analyse von Träumen, das heißt bei dem Versuch, sie in die verschiedenen Verläufe und Querverläufe des Denkens und der Tendenzen zu übersetzen, aus denen sie hervorgegangen sind, und ihnen damit ihren Platz im seelischen Leben des Träumenden anzuweisen, war FREUD auf bestimmte Elemente gestoßen, die jedem Versuch zu widerstehen schienen, sie mit individuellen Motiven aus dem Leben des Träumers in Beziehung zu setzen. Andererseits waren sie gering an Zahl und identisch bei verschiedenen Menschen. Es erschien sinnvoll anzunehmen, daß sie bei allen Träumen, ungeachtet der Unterschiede zwischen ihren individuellen Erlebnissen, das gleiche darstellten, ein Haus z. B. für eine Frau stand. FREUD nannte sie Symbole und vermutete, daß sie eine Art universaler Ursprache seien – die gleiche Form des Denkens, die verschiedene Völker veranlaßt, die Erde, in die der Samen gelegt wird, als weiblich oder als Mutter anzusehen oder verschiedene Sprachen veranlaßt, von männlichen und weiblichen Maschinenteilen zu sprechen. FREUD, der gegen die in seinen Bildungsjahren vorherrschende LAMARCKsche Annahme einer Vererbung erworbener Eigenschaften keinen Widerstand empfand, vermutete, daß die Symbole im allgemeinen Teil einer gemeinsamen Erbschaft seien, ein Überrest aus den Erfahrungen der menschlichen Urzeit. Wir, die wir später als FREUD kamen und zu unserer Zeit von der Mitteilung der Biologen beeindruckt wurden, daß die LAMARCKsche Annahme unhaltbar sei, werden in der Existenz universeller Symbole ein Problem für unsere Theoriebildung finden. Wie dem auch sei: auf alle Fälle war in der FREUDschen Theorie Raum für ein Unbewußtes geschaffen, das allen Menschen oder allen Menschen eines Kulturkreises gemeinsam ist, unabhängig von ihrer Erfahrung als Individuen, d. h. für ein kollektives Unbewußtes. JUNG baute das, was in der psychoanalytischen Theorie ein kleiner Baustein war, zu einem riesigen Gebäude aus.[14] Von Anfang an war er von den Übereinstimmungen zwischen Phantasie, Traum, Wahn und Mythos tief beeindruckt gewesen. Aber während andere im Mythos eine kollektive Phantasie über die Natur oder menschliche Erlebnisse vermuteten, stellte JUNG die Dinge auf den Kopf und sah in Träumen oder Wahnbildungen Manifestationen des Mythos – der »Archetypen« des kollektiven Unbewußten.

Nach Ansicht JUNGS sind in unserem unbewußten Seelischen eine Anzahl von Ideen enthalten, die nichts mit uns als Individuen zu tun haben; sie sind Anteil eines ungeheuren kollektiven Erbteils, durch das wir alle an unsere Rasse und an die mystischen Quellen alles Seins gebunden sind. Die analytische Erforschung des individuellen Unbewußten, wie FREUD sie eingeführt hatte, besaß auch in JUNGS Augen noch einen gewissen Sinn, besonders für junge Leute, aber Neurose und Geisteskrankheit hatten nicht nur etwas mit der individuellen Lebensgeschichte zu tun, sondern auch, und entscheidender, mit unserem kollektiven Erbteil. Andererseits bot die Unermeßlichkeit des kollektiven Unbewußten, das sozusagen in jeder menschlichen Seele eine Zweigstelle besaß, auch ein unerschöpfliches Reservoir der Gesundung, Weisheit und Stärke.

Daß die JUNGsche Psychologie es mit einem »kollektiven« statt

14 JUNG hat diesen Ursprung seines Gedankens bestätigt. Gelegentlich einer Veröffentlichung (1956) in jüngerer Zeit bemerkte er, daß FREUD, nachdem er den Ödipuskomplex entdeckt hatte, versäumte, den unausweichlichen Schluß zu ziehen, daß es in Ergänzung des individuellen Verdrängten ein normales Unbewußtes geben müsse, das aus dem bestehe, was FREUD die *archaischen Überreste* nennt.

einem individuellen Unbewußten zu tun hat, trägt zu einem bedeutsamen Unterschied zwischen psychoanalytischen Deutungen und Deutungen im Stil JUNGS bei. Die ersteren stellen Versuche dar, Lücken im Ablauf der bewußten Erfahrung auszufüllen, Entstellungen rückgängig zu machen und auf Zusammenhänge hinzuweisen — sehr ähnlich wie bei der Wiederherstellung eines verfälschten Textes. Die Inhalte dieser Deutungen sind eine innere Erfahrung, die entweder, wenn auch nur für einen kurzen Moment, einmal bewußt war oder hätte bewußt sein können und in jedem Falle voll bewußt werden kann. JUNGsche Deutungen hingegen scheinen meist im Sinne von Archetypen oder des kollektiven Unbewußten oder der Beziehungen zwischen »dem Unbewußten« als einer eigenen Welt und dem Individuum vor sich zu gehen — in jedem Falle im Sinne eines Materials, das nicht bewußt war und normalerweise nicht dahin gelangt, bewußt empfunden zu werden. Sie wirken wie Deutungen von Symbolen; auf diese Weise wirkt der Ursprung des JUNGschen Systems weiter. Ein Außenseiter, dessen einzige Wissensquelle die Literatur ist, findet es schwer zu verstehen, wie derartige Deutungen je bewiesen oder widerlegt werden könnten.
Auch ADLER nimmt seinen Ausgang von einem Element der FREUDschen Gedankengänge, nämlich vom sekundären Krankheitsgewinn. Hat sich erst einmal eine Neurose gebildet, reagiert der Rest der Persönlichkeit auf sie wie auf einen Fremdkörper. Die Reaktionen bestehen zum Teil aus einem Kampf gegen die Neurose, einem Versuch, sie aus dem Seelischen hinauszudrängen, der auf neuer Stufe den ursprünglichen Kampf gegen den störenden Impuls fortsetzt, und zum anderen Teil in einem Versuch, sie zu assimilieren, ihr einen Platz im seelischen Haushalt einzuräumen. Wir könnten uns eine Regierung vorstellen, die auf diese Weise versucht, explosive Tendenzen in der Politik ihrer Minderheiten zu behandeln.
Es gehört zur zweiten Reaktionsform, potentielle Möglichkeiten der Krankheit für Zwecke der Selbsterhaltung zu entdecken und zu kultivieren. Es ist ja bekannt, daß Menschen, die durch einen Unfall verletzt wurden und sich jetzt im Genuß einer Versicherungsrente sehen, oft refraktär gegenüber Rehabilitationsbemühungen sind. FREUD nannte derartige Erscheinungen im Verlauf neurotischer Prozesse den sekundären Krankheitsgewinn. Das Adjektiv bedeutet, daß die Aussicht auf einen derartigen Gewinn nicht das primäre Motiv für die Neurosenbildung war, sondern daß, nachdem die Neurose sich entwickelt hat, der sekundäre Gewinn ein zusätzliches Motiv bildet, an ihr festzuhalten.
ADLER stellte derartige utilitaristische Motive ins Zentrum seiner Theorie. Menschen sind krank, weil sie krank sein wollen;

sie wollen sich vor ihren Verantwortungen drücken. Die Neurose ist arrangiert. Sie wollen sich vor ihrer Verantwortung drücken, weil sie (ungerechtfertigte) Minderwertigkeitsgefühle haben und tief entmutigt sind. Der Therapeut muß unbeirrt ihre Ausflüchte durchschauen und ihnen die Ermutigung bieten, die sie brauchen, um dem Leben gegenübertreten zu können; er muß sie aus ihrer selbstsüchtigen Isolierung herausführen in echte Teilnahme an der Gemeinschaft.

Diese beiden frühen Abfallbewegungen haben die Prototypen für die meisten »Revisionen« der Psychoanalyse bis heute geliefert. Das wird vielleicht immer so bleiben, weil sie in charakteristischen Beispielen die beiden Möglichkeiten einer radikalen Neudeutung der zentralen Idee FREUDS, des Unbewußten, repräsentieren.

FREUDS *grundlegende Entdeckung* ist die eines wirksamen *unbewußten* seelischen Lebens, dessen Inhalte sich nicht grundsätzlich von denen des Bewußtseins unterscheiden, obgleich sie dem infantilen Seelenleben näher stehen als dem erwachsenen. Es besteht die Möglichkeit, sich das Unbewußte *entweder* als etwas viel »*Tieferes*« vorzustellen – in dem Sinn, daß es den erwachsenen bewußten Inhalten viel ferner liegt – und als etwas Esoterischeres als das Unbewußte FREUDS, oder aber als etwas, was dem *bewußten Denken viel näher* steht, annähernd entsprechend der praktischen *common-sense* Psychologie der Politiker, Handlungsreisenden und Portiers, und damit überhaupt kaum wirklich unbewußt. JUNG ging den ersten Weg, ADLER den zweiten. JUNG glaubte, daß es »jenseits« der Schichten des individuellen Unbewußten, die FREUD erforscht hatte, unendliche Räume gibt, durch die der Mensch mit seinem rassischen Erbteil, mit der Weisheit der Vergangenheit und dem Leben der Äonen verbunden ist. In JUNGS Unbewußten gibt es ein Fenster, das sich ins Kosmische und Absolute öffnet. ADLER hingegen meinte, daß das Unbewußte aus all dem armseligen Betrug und Selbstbetrug besteht, welche den kühlen durchdringenden Geist nicht wirklich betrügen können.

Sowohl ADLER als JUNG schlugen neue Theorien der Neurose vor. Nach ADLER ist die Neurose ein »Arrangement«, d. h. sie ist geplant im Dienst selbsterhaltender und selbsterweiternder Tendenzen, ein Werkzeug im Kampf um Lebensraum. Die Neurose ist für ADLER daher eine *Form der Anpassung* an die Realität – in radikalem Gegensatz zum Standpunkt FREUDS, der besagt, daß zwar das Motiv für die Flucht vor einem Impuls, die am Beginn eines neurotischen Prozesses stand, ein anpassungsmäßiges gewesen sein kann (nicht muß), nämlich Rücksicht auf die äußere Realität, daß aber die endgültige Neurose keinen anpassungsmäßigen Wert hat – abgesehen von dem, der aus der Assimilation einer bereits gebildeten Neurose in das Ich erwächst (dem sekundären Gewinn). Nach JUNG erscheint die Neurose das Ergebnis einer Art von Gleichgewichtsverlust zwischen einem Individuum und dem kollektiven Unbewußten in ihm zu sein.

ADLERS Psychologie ist eine *entlarvende* Psychologie, was FREUDS Psychoanalyse (oder JUNGS »analytische Psychologie«) nicht sind. Da in ADLERS Sicht die Neurose ein vom Ich her motiviertes Arrangement ist, kommt sie einer Lüge, einem Betrug sehr nahe, und das Verstehen einer Neurose bedeutet das Aufdecken ihrer geheimen Zwecke, also eine Demaskierung. ADLERS Ansicht ähnelt in diesem Punkt der marxistischen Theorie der Ideologie; die Beziehungen zwischen der ADLERschen Schule und den gemäßigten, nichtbolschewistischen Versionen des Marxismus waren tatsächlich nahe. Die Psychoanalyse hingegen nimmt ein echtes Unbewußtes an und sieht in der Verdrängung ein universelles Phänomen. Die Praxis der Psychoanalyse fördert Demut, nicht hochfahrende Überlegenheitsgefühle[15].

ADLERS Theorie der Neurosen wird den Erscheinungen, wie sie sich dem Beobachter in der psychoanalytischen Sitzung darstellen, nicht gerecht. Jeder sorgfältig untersuchte Fall, ja viele analytische Einzelstunden scheinen uns zu beweisen, daß neurotische Bildungen nicht aus einer einzigen Tendenz hervorgehen, sondern das Resultat des Aufeinandertreffens zweier Tendenzen sind, des Ich und des Nichtich, wobei das letztere andere Tendenzen als die Selbsterhaltung und Selbsterweiterung vertritt. Das Beobachtungsmaterial erlaubt scheinbar einen beträchtlichen Spielraum für Meinungsunterschiede hinsichtlich der *Natur* der sich bekämpfenden Kräfte und ihres *relativen Gewichts* – in beiden Punkten hat es immer Meinungsverschiedenheiten zwischen Psychoanalytikern und Meinungsänderungen im Laufe der Zeit gegeben. Aber ich sehe keine Möglichkeit, den entscheidenden Punkt zu leugnen, daß *zwei* Kräfte und nicht eine beteiligt sind, ohne die Tatsachen aus den Augen zu verlieren; und bei ADLER gehen manche Tatsachen verloren.[16]

Gegen JUNGS Neurosentheorie erhob FREUD (1918) eine Art von *prima facie* Einwand, der auf der einfachen Tatsache be-

15 Es gibt auch einige analytische Praktiker, die ihre Arbeit als Demaskierung ansehen und ihren Patienten gegenüber die entsprechende überlegene Haltung annehmen, doch ist ihre Zahl gering.

16 Das kommt in den Eintragungen in dem kürzlich wiedergefundenen und veröffentlichten Tagebuch der bedeutenden deutschen Schriftstellerin LOU ANDREAS-SALOMÉ deutlich zum Ausdruck. Sie hatte ein tiefes Interesse an der Psychoanalyse genommen und das Tagebuch während ihres Aufenthalts in Wien in den Jahren 1912/13 geführt, als die von ADLER aufgeworfenen Probleme viel diskutiert wur-

ruht, daß *Neurosen schon im Kindesalter gefunden werden.* Die Kategorien der Deutungen im JUNGschen Stil sind ziemlich abstrakt und philosophisch und können kaum auf ein Kind im Vorschulalter angewandt werden. Angesichts des Auftretens von Neurosen im Kindesalter und angesichts der Tatsache, daß sich Neurosen Erwachsener häufig kontinuierlich aus Kindheitsneurosen entwickelt haben, scheint es notwendig, Neurosen im Sinne von Faktoren aufzufassen, die schon in früher Kindheit wirksam sind.[17] Die Alternative dazu wäre, anzunehmen, daß die Neurose der späteren Jahre etwas völlig anderes ist als die Neurose in der Kindheit, selbst wenn ihre Manifestationen nahezu identisch sein können, daß z. B. Berührungsphobien, Waschzwänge und ähnliche Rituale bei einer Person von 50 Jahren etwas völlig anderes seien als die Berührungsphobien, Waschzwänge und Rituale der gleichen Person im Alter von 6 Jahren. Wohl muß man die Möglichkeit eines gewissen Bedeutungswechsels eines Symptoms im Verlauf des Lebens einräumen, so daß das gleiche Symptom in einem späteren Stadium des neurotischen Prozesses durchaus zum Ventil neuer Konflikte werden kann – als würde ein neuer neurotischer Konflikt ein schon vorgeformtes Ventil benutzen. Aber ich sehe keinen Grund, warum ein solcher Funktionswechsel radikal oder universell sein sollte.

den. Sie hatte an den Sitzungen sowohl der Wiener Gesellschaft für Psychoanalyse als der von ADLER neu gegründeten Gesellschaft für Individualpsychologie teilgenommen. Ihre Eindrücke während mehrerer Monate rückblickend darstellend, fand sie, daß FREUD seinen Standpunkt in verschiedenen Punkten modifiziert habe, so daß in der Ätiologie der Neurosen die Ichfaktoren gleichwertig neben die Sexualfaktoren getreten seien. Damit hatte FREUD ihrer Ansicht nach eine Kluft überbrückt, die sich zwischen ihm und einigen seiner Schüler zu öffnen begonnen hatte: ». . .insofern ist eine Annäherung erkennbar zu denen, die allmählich abzufallen drohen oder abgefallen sind: ausgenommen ADLER. Denn nur ADLER liegt nicht *daran*, den Ichfaktor zu betonen, sondern den Sexualfaktor auszuschalten, d. h. also das Doppelseitige des Verhältnisses zu verneinen. Dort liegt allein das Entscheidende, und damit behält FREUD recht« (1912/13, S. 143).

17 Dies Argument FREUDS läßt sich auch auf einen jüngeren Versuch, die Neurose »von oben her« zu erklären, anwenden, der unter dem Einfluß der Existentialphilosophie gemacht wurde. Der moderne Existentialismus ist eine Philosophie von pessimistischem Aktivismus, nur einen Schritt vor der Verzweiflung, der in der apokalyptischen Stimmung nach dem Ersten Weltkrieg in Deutschland eine große Anhängerschaft gewann, als viele Menschen eine deutsche Niederlage nicht anders denn als Teil einer Weltkatastrophe begreifen konnten. Nach dem durch den Totalitarismus und den Zweiten Weltkrieg heraufbeschworenen Unglück und inmitten der schweren Ängste der Nachkriegszeit gewann er eine weite Anhängerschaft in ganz Europa. Nach dieser Weltanschauung ist die Neurose eine Reaktion des Menschen auf seine Sterblichkeit und eine Konsequenz der Spannung oder des Widerspruchs zwischen dem Drang, seinem Leben einen Sinn zu geben und der unabänderlichen Unkenntnis des Zwecks des Universums – ob es einen Zweck gibt, worin er besteht – im Bezug auf den allein ein individuelles Leben sinnvoll sein könnte, jenseits des Lusterwerbs für sich selbst und ein paar andere, gleichfalls vergängliche Menschen.
Auch hier ist es wieder schwierig, den pavor nocturnus eines Dreijährigen als durch die Sorgen über die Paradoxe des menschlichen Daseins veranlaßt aufzufassen.

Jungs Theorien gewannen in den deutschsprechenden Ländern weitreichenden Einfluß, nicht nur in dem Sinn, daß sie viele Vorkämpfer fanden, sondern auch darin, daß es in diesen Ländern eine beträchtliche Infiltration Jungscher Gedanken in das Denken Freudscher Analytiker gab. Adler andrerseits gewann seinen stärksten Einfluß in Amerika. Die Zahl eigentlicher Adlerscher Praktiker in Amerika ist ganz klein, aber seine Denkweise hat zahlreiche Psychoanalytiker der »liberalen« Schule beeinflußt. Diese nationale Verteilung sollte uns nicht verwundern. Eine der besten Eigenschaften der deutschen Kulturtradition war Gedankentiefe, was sich z. B. darin manifestiert, daß die Deutschen in neuerer Zeit das eindrucksvollste Gebäude philosophischer Systeme hervorgebracht haben. Eine der besten Eigenschaften der amerikanischen Kulturtradition ist der gesunde Menschenverstand, der verhindert hat, daß die großen chiliastischen gesellschaftspolitischen Glaubensrichtungen unserer Zeit je tiefe Wurzeln im amerikanischen Boden fassen konnten. Aber Kulturtraditionen haben, wie alles auf der Welt, die Laster ihrer Tugenden; *du sublime au ridicule il n'y a qu'un pas*, und es ist nur ein Schritt von der Tiefe zum Obskurantismus und vom praktischen Verstand zur Oberflächlichkeit.

Später, Mitte der zwanziger Jahre, fand ein dritter Abfall statt, der nichts mit den beiden Möglichkeiten der Neudeutung des Unbewußten zu tun hatte. Otto Rank war scheinbar tief beeindruckt vom Phänomen der Übertragung und allgemein von der starken emotionalen Bindung des Patienten an seinen Therapeuten. Ehe seine Entwicklung ihn von der Psychoanalyse fortführte, sprach er einmal von der Formation einer »Masse zu zweit« als charakteristischem Zug der psychoanalytischen Behandlung. Von diesem Punkt aus entwickelte er später die Idee der Behandlung als einer Schule menschlicher Beziehungen, wobei er das Wesentliche der Psychoanalyse als einer exploratorischen Therapie vollständig preisgab. Damit hat er wahrscheinlich die grundlegende Inspiration für eine neue Form der Psychotherapie, nämlich die Beziehungstherapie beigesteuert.[18]

Ranks Ideen waren, wie die Adlers, in den Vereinigten Staaten außerordentlich einflußreich, nicht indem sie viele Schüler gewannen, sondern durch ihre Infiltration in analytische Gedankengänge. Die Zahl der Praktiker, die erklärte Rankianer sind, ist verschwindend gering, aber eine große Zahl von Analytikern hat die Ansicht akzeptiert, daß die Psychoanalyse durch ein Beziehungserlebnis wirkt, wie z. B. durch die sogenannte korrektive Erfahrung in der Übertragung. Sie sind

18 Über die mögliche Wirksamkeit dieser Therapie siehe S. 178.

sich oft nicht mehr bewußt, daß dies nicht mehr die Idee der Psychoanalyse darstellt, wie FREUD sie erdacht hatte.

Angesichts der Tatsache, daß der Ausdruck »Psychoanalyse« heute häufig auf psychotherapeutische Behandlungsformen angewandt wird, die nach Theorie und Praxis von ADLER oder RANK herstammen, könnte man folgende Definitionen vorschlagen:

Die psychoanalytische Behandlung basiert auf der Theorie von der ätiologischen Wichtigkeit eines unbewußten seelischen Lebens für seelische Erkrankungen, insbesondere Psychoneurosen. Sie ist eine Prozedur, die dazu dienen soll, die beteiligten unbewußten Faktoren zu erforschen und sie dem Patienten zum Bewußtsein zu bringen.

Die Psychotherapie nach ADLER basiert auf der Theorie, daß seelische Erkrankungen der fehlerhaften Anpassung an die Außenwelt zuzuschreiben sind. Sie ist eine Prozedur, die dazu dienen soll, den Patienten hinsichtlich seiner Lebensanpassung umzuerziehen.

Die Psychotherapie nach RANK basiert auf der Theorie, daß seelische Erkrankungen die Folgeerscheinungen unzulänglicher Beziehungen zu anderen Menschen sind. Sie ist eine Prozedur, die dazu dienen soll, den Patienten die Erfahrung einer tiefen menschlichen Beziehung und deren Beendigung machen zu lassen.

Theorien und Behandlungsprozeduren nach ADLER und RANK lassen sich leicht kombinieren und werden oft kombiniert.

Die Psychoanalyse stellt weder den Wert des Anpassungsgesichtspunkts und des Gesichtspunkts der menschlichen Beziehungen für die Psychopathologie noch die therapeutische Brauchbarkeit der Umerziehung oder der Beziehungstherapie für bestimmte Zustände in Frage, aber sie vertritt die Ansicht, daß die ADLERsche wie die RANKsche Theorie der Neurose und der Persönlichkeit unzulänglich sind, daß Anpassung und Objektbeziehungen nur *Teilaspekte* einer komplexeren Situation sind; daß insbesondere Umweltanpassung und Objektbeziehungen aufs engste mit *intrapsychischen* Vorgängen verwoben sind (wie die Beziehungen des Organismus zu seiner äußeren und inneren Umgebung in CLAUDE BERNARDS Ansicht vom gesunden Organismus verwoben sind); und daß Anpassung und Beziehung nicht in ihrer vollen Bedeutung erfaßt werden können, wenn man nicht die mächtigen Antriebe der *Psychosexualität* und die ebenso mächtigen *Gegenkräfte*, die sie ins Spiel bringt, mitberücksichtigt.

Es sieht fast so aus, als hätten JUNG, ADLER und RANK die wichtigsten Möglichkeiten, die psychoanalytischen Gedankengänge falsch zu deuten oder falsch anzuwenden, erschöpft. In den beinahe 35 Jahren, die seit RANKS Umorientierung verflossen sind, ist keine derartige neue Lehre oder Praxis[19] mehr in Erscheinung getreten. Alle reformistischen oder revisionistischen Bemühungen der letzten Jahrzehnte haben mit den Gedanken gearbeitet, die JUNG, ADLER und RANK beigesteuert hatten.

3. Die späteren Ergänzungen

FREUDS Schriften aus den Jahren 1920 bis 1926 enthalten Zusätze zur und Modifikationen der psychoanalytischen Theorie, durch die sie auf ihre heutige Form gebracht wurde. Es sind:

– der Begriff des Wiederholungszwanges, d. h. fortdauernder Wiederholungen jenseits des und manchmal, allem Anschein nach, gegen die Bedürfnisse des Lustprinzips;
– eine Revision der Theorie der Triebe, wobei die Zerstörungstriebe als eine unabhängige Klasse eingeführt wurden und die alte Klassifizierung von selbsterhaltenden und sexuellen Trieben durch die Klassifizierung der Triebe in erotische und destruktive ersetzt wurde;
– die Revision der älteren Ansicht, die das Ich und das Ichideal mit Bewußtsein identifizierte, dahingehend, daß Teile des Ich und des Ichideals unbewußt sind, wie unbewußte Widerstände beziehungsweise unbewußte Selbstbestrafungstendenzen;
– die Auffassung, daß die Verdrängung nur ein, wenngleich der wichtigste Vertreter einer ganzen Klasse von Abwehrmechanismen ist;
– und schließlich eine Revision der Theorie der Angst, dahingehend, daß Angst bei einer Psychoneurose grundsätzlich als der normalen Furcht ähnlich aufgefaßt werden sollte, d. h. als Reaktion auf Gefahr und nicht, wie bisher, als aufgestautes und entladenes toxisches Produkt libidinöser Spannungen.

Die meisten dieser Sätze sollen im letzten Teil dieses Buches noch ausführlicher besprochen werden. Hier sei nur gesagt, daß es sich dabei nicht um völlig neue Begriffe handelte. Ansätze zu derartigen Gedanken finden sich schon in den viel

19 Manchem Leser wird auffallen, daß in diesem Zusammenhang diese oder jene abweichende Richtung nicht erwähnt wurde. Es gibt natürlich sehr viele Gedanken, die von anderen Analytikern nicht in weitem Umfang aufgegriffen wurden. Aber mir scheint, daß man den Begriff der Abfallsbewegungen auf zusammenhängende Systeme beschränken sollte, die von der Psychoanalyse ausgingen, einen Teil davon völlig neu interpretierten (wie JUNG und ADLER es mit dem Unbewußten, RANK es mit der Übertragung machten) und den Rest aufgaben. In diesem Sinne sind nur JUNG, ADLER, RANK und ihre Nachfolger so zu charakterisieren.

früheren Schriften FREUDS, nur hatte er sie erst jetzt wieder aufgegriffen und weiterentwickelt. Mindestens zwei der Neuerungen – Wiederholungszwang und unbewußtes Strafbedürfnis – scheinen ihre Existenz der Beobachtung besonders therapierefraktärer Fälle zu verdanken und auch der dritte – der unbewußte Widerstand – erwuchs aus der Untersuchung therapeutischer Schwierigkeiten.

Das Modell der Persönlichkeit

In dieser Zeit wurde auch das Modell der Persönlichkeit eingeführt, das drei Systeme oder Provinzen des Seelischen unterschied – das Es, das Ich und das Überich. Zwei dieser Ausdrücke waren neu aufgenommen, während von Anfang an vom Ich gesprochen worden war, wenn auch nicht allzu häufig, da es nicht im Kernpunkt des psychoanalytischen Interesses stand. Das Modell ist seither in der Psychoanalyse allgemein in Gebrauch und Es, Ich und Überich sind geradezu in die Umgangssprache eingegangen.

Beim Gebrauch dieses Modells mit seinen drei Unterorganen oder Provinzen darf man nicht vergessen, daß es bei der Untersuchung innerer Konflikte entwickelt wurde und daß die drei Systeme der Persönlichkeit nur im Falle des Konflikts deutlich abgegrenzt sind. Nur dann können wir zwischen Ich und Es oder zwischen Ich und Überich unterscheiden. Bei den vielfachen Aktivitäten des Lebens, die wir ohne Konflikt vollziehen, ist die Abgrenzung zwischen Ich und Es oder Ich und Überich ein fragwürdiges Unternehmen. Es läßt sich bezweifeln, ob es Sinn hat, zwischen den Rollen zu unterscheiden, die die verschiedenen Systeme spielen, wenn Herr X frühstückt. Man kann vielleicht sagen, daß da Es-Impulse vorliegen – teils Hunger, teils orale Wünsche – und daß Ich und Überich sie akzeptiert und zur Befriedigung zugelassen haben. Aber man könnte auch, und vielleicht richtiger, sagen, daß Herr X sein Frühstück wollte und es genoß und daß die verschiedenen seelischen Instanzen in dem Akt nicht getrennt sind. Die Situation verändert sich, wenn z. B. Herr X vom Arzt auf Diät gesetzt worden ist. In diesem Fall können sich Sorgen um die Gesundheit und ein Gewissen, das ihn an seine Verantwortung erinnert, dem Hunger und den oralen Wünschen entgegenstellen. Dann besteht ein Konflikt und wir können Es, Ich und Überich, deutlich voneinander getrennt, wahrnehmen, jedes mit seinem eigenen Anliegen.[20]

20 Ich glaube, daß dies im wesentlichen FREUDS Ansicht war. Er stellte einmal fest, daß Ich und Es zusammengehören und in einem gesunden Fall praktisch keine Trennung zwischen ihnen besteht (FREUD, 1926 b). Einmal, im Herbst 1930, wurde eine Arbeit vorgetragen, in der, wie es damals Mode war, die in Frage stehenden Er-

Ein Modell, dessen Teile nur zu bestimmten Zeiten unterscheidbar sind und im übrigen ineinander übergehen, wird manchem unbefriedigend oder nicht annehmbar erscheinen. Aber in der modernen Physik ist offenbar auch etwas ähnliches geschehen: Einem Elektron kann nur dann ein Platz zugeschrieben werden, wenn es eine Botschaft ausschickt, z. B. wenn es im Übergang von einer Energiestufe zur anderen einen Strahl aussendet. Im stationären Zustand des Atoms, wenn keine Strahlen ausgesendet werden, ist es sinnlos, nach dem Platz des Elektrons im Atom zu fragen; es ist dann sozusagen überall im Atom.

Gegen theoretische Konstruktionen dieser Art wird es nur solange Einwendungen geben, als wir uns berechtigt fühlen, von Modellen dieselben Eigenschaften zu erwarten, wie von den Objekten unserer täglichen Erfahrung.

Es wird häufig angenommen, daß mit der Einführung des strukturellen Modells der Persönlichkeit im Jahre 1920 eine völlige Veränderung des psychoanalytischen Denkens eingetreten sei. Zweifellos gab es Veränderungen, aber um sie richtig einzuschätzen, muß man zwischen Wandel in der Substanz, Wandel in der Betonung und Wandel im Vokabular unterscheiden.

Was die Substanz anbelangt, so hat sich die Psychoanalyse von Anfang an mit der Dichotomie von Ich und Es befaßt. Nur wurde diese nicht so genannt. Es war die Rede von der Unverträglichkeit des Ich und mancher ihm unannehmbaren Vorstellung (»An das Ich des Kranken war eine Vorstellung herangetreten, die sich als unerträglich erwies, die eine Kraft der Abstoßung von seiten des Ich wachrief...« BREUER und FREUD, 1895, in: FREUD, Gesammelte Werke, Bd. I, S. 269), oder von Natur kontra Kultur, von Trieben kontra Ich, oder Sexualität kontra Ich. Immer wurden moralische Empfindungen mit in Rechnung gestellt. Sie waren *implizite* im Ich *enthalten,* wie es damals aufgefaßt wurde, oder in der Kultur, welche das Ich

scheinungen vom Autor als Ergebnis einer komplizierten Reihe von Wechselwirkungen zwischen Es, Ich und Überich beschrieben wurden, die sich verhielten wie die Personen in einem Dreiecksdrama. In seinen Kommentaren entwickelte FREUD die oben umrissene Ansicht von den drei Anteilen des Seelischen. Zur Illustration zog er die holländische Malerei des siebzehnten Jahrhunderts heran. Es gab Maler der Periode, die jedes Detail des Dargestellten sorgfältig und genau herausarbeiteten; im Gegensatz dazu und seinem Geschmack näherstehend, erwähnte FREUD Rembrandts Stil, bei dessen Bildern es manchmal schwierig sei festzustellen, ob ein Glied der einen oder der anderen Person zugehöre. Ein paar Dinge treten deutlich hervor, während das übrige im Dunkel verschwindet. Wenn Sie Ihre eigenen Bilder malen, schloß FREUD, dann werden Sie es in Ihrem Stil tun, aber wenn Sie von dem berichten, was ich getan habe, denken Sie daran, daß meine Parole immer war: mehr Dunkel! (Eine Anspielung auf GOETHES angeblich letztes Wort »mehr Licht« und den Umstand, daß FREUD einige Wochen zuvor den Goethe-Preis der Stadt Frankfurt erhalten hatte.)

repräsentierte. Seit 1914 wurde ein eigener Terminus – Idealich oder Ichideal – zur Bezeichnung der reflektierenden Tätigkeiten verwendet (1914 b). Das 1920 eingeführte strukturelle Modell brachte in dieser Hinsicht keine wesentliche Veränderung. Tatsächlich neu an diesem Modell war die oben formulierte Aussage, daß Ich und Überich nicht in ihrer Gesamtheit bewußtseinsfähig seien, sondern daß es *unbewußte Teile des Ich* (unbewußte Widerstände) *und des Überich* (unbewußte Strafbedürfnisse) gebe.

Auch in der Betonung trat ein gewisser Wandel ein, insofern dem Ichaspekt im ganzen mehr Gewicht beigelegt wurde als in den frühen Jahren der Psychoanalyse; das Ich wurde in der Genese der Neurose und in der Entwicklung der Persönlichkeit zum gleichwertigen Partner des Es.

Das neue Vokabular endlich war plastischer als das alte und geriet daher allgemeiner in Umlauf. Es hat die Beziehungen dramatisiert. Ob das ein ungemischter Segen ist, bleibt eine offene Frage.

4. Die heutigen Tendenzen

Die mannigfaltigen Interessen und Forschungen in der Psychoanalyse und ihre Anwendungen auf verwandte Gebiete lassen sich nicht auf eine Anzahl von »Richtungen« reduzieren. Doch ist es instruktiv, *zwei Polaritäten* im psychoanalytischen Denken und die Entwicklungen, die sich aus ihnen ergeben haben, näher zu betrachten.

Zuerst treffen wir wieder auf die beiden verschiedenen Tendenzen, die durch die fundamentalen Aussagen der Psychoanalyse angeregt wurden: einerseits Interesse am »tieferen« Unbewußten, an den frühen infantilen Entwicklungsstufen, an der präödipalen Sexualität, d. h. tatsächlich an der *frühesten Kindheit*; und auf der anderen Seite eine *Tendenz fort* vom Unbewußten, dem Sexuellen und dem Infantilen. Diese Richtungen zeigen die gleichen Tendenzen oder Akzentverschiebungen, die im extremen Fall zur Bildung der beiden hauptsächlichen dissidenten Schulen geführt haben.

Unter den vielen Bemühungen, »tiefer« ins Unbewußte einzudringen, ist das Werk Melanie Kleins und ihrer Mitarbeiter am eindrucksvollsten. Es hat der Psychoanalyse viele Anregungen vermittelt. Aber im ganzen war, meiner Ansicht nach, die Ernte aus der Untersuchung des seelischen Lebens in den *frühesten* Stadien nicht so reich, als man hätte hoffen können. Die Schwierigkeiten der Erforschung des Seelenlebens des Säuglings sind ungeheuer. Spätere Erinnerungen frühester Erlebnisse sind selten und nicht unbedingt zuverlässig, und die direkte Beobachtung von Säuglingen hat eine Informationsquelle weniger zur Verfügung als das psychologische Studium größerer Kinder oder Erwachsener, die Sprache. Der Beobachter findet sich daher in ähnlicher Lage wie der Tierpsychologe und sollte die gleiche Zurückhaltung wie dieser bei seinen Schlußfolgerungen über das innere Leben üben.

Am entgegengesetzten Ende des Spektrums findet sich eine weitverbreitete Tendenz, die wie eine abgemilderte Version jener Opposition wirkt, auf die FREUDS grundlegende Aussagen ursprünglich trafen. Es handelt sich um eine enthusiastische Wiederentdeckung des Bewußtseins, der Wichtigkeit erwachsener Erfahrung und der außersexuellen Betätigungen – die FREUD angeblich alle übersehen hat. Wir hören z. B., daß der Kern der Neurose, von FREUD offenbar nicht bemerkt, in den *»zwischenmenschlichen Beziehungen«* liege. Aus den Schriften dieser Denkrichtung könnte man den Eindruck gewinnen, daß FREUD eine solipsistische Psychologie begründet habe.[21] Oder es wird uns mitgeteilt, daß klinisches Material nicht auf Triebe hin analysiert werden solle, wie das die Psychoanalytiker FREUDscher Schule angeblich tun, sondern im Sinn einer »Psychodynamik der Anpassung«, d. h. eines Systems, das auf der Psychoanalyse beruht, aber ihre sexuelle Seite sowie die Annahme tieferer unbewußter Schichten verwirft.

Vielleicht ist es hier am Platz, einmal auf die Argumente einzugehen, die man häufig aus derselben Ecke hört, nämlich daß es das Kennzeichen eines am Wissensfortschritt interessierten Geistes sei, nicht zu viele FREUDsche Ideen zu akzeptieren, womit dann diejenigen, die die zentralen Sätze der Theorie FREUDS akzeptieren, als fortschrittsfeindlich gebrandmarkt sind. Der Unsinn dieser Standpunkte wird deutlich, wenn wir ihn auf andere wissenschaftliche Gebiete übertragen. Hat irgendwer jemals behauptet, daß ein Physiker, der nicht einen gewichtigen Teil der Theorien EINSTEINS, PLANCKS, BOHRS und HEISENBERGS ablehnt, beharrlich starrsinnig sei und dem Fortschritt der Physik widerstrebe? In anderen Wissenschaften ist durchaus klar, daß Fortschritt nicht unbedingt ein Überbordwerfen der Ideen der Vorgänger bedeutet, sondern daß er darin bestehen sollte und in jeder gesunden Wissenschaft auch darin besteht, ihre Errungenschaften voll zu assimilieren und die Grenzen des Wissens dann über das hinauszutragen, was jene erreicht hatten. *Wissenschaft* ist ihrer Natur nach *kumulativ*. Nur auf den *nicht-kumulativen Gebieten* – wie im großen

21 Es ist nicht allgemein bekannt, daß FREUD in früheren Jahren genau des gegenteiligen Irrtums bezichtigt wurde, nämlich nichtmedizinische Dinge, wie etwa menschliche Beziehungen, in die Medizin eingeführt zu haben. Organiker in der Psychiatrie, die in physiologischen Vorgängen eine Erklärung der Geisteskrankheiten suchen, halten die Psychoanalyse für belanglos, weil sie zwischenmenschliche soziale Faktoren eingeführt hat. Diesen Kritikern kann man ungeachtet ihrer Stellungnahme ein besseres Verständnis der fundamentalen Position der Psychoanalyse bescheinigen, als es die heutige »kulturalistische« Kritik aufzuweisen hat.

ganzen der Religion, der Philosophie und der Kunst — bedeutet das *Neue* häufig ein *Verwerfen des Alten.*
KOPERNIKUS entwarf ein heliozentrisches System der Planetenbewegung. Es erregte bitteren Widerspruch, der generationenlang währte. Im Lauf dieser Debatte entwickelte TYCHO BRAHE eine Art von Kompromißsystem, das im 17. Jahrhundert viele Anhänger fand. Danach kreisten viele Planeten um die Sonne, wie KOPERNIKUS behauptet hatte, aber die Sonne selbst kreiste wie bei PTOLEMÄUS um die Erde, wobei sie ihre planetarischen Satelliten mit sich trug. Auf diese Weise war die Erde noch immer der Mittelpunkt des Weltalls.
Die heutigen revisionistischen Theorien rund um die Psychoanalyse scheinen etwa dieselben Beziehungen zu FREUD zu haben, wie TYCHO BRAHES Vorschlag zu KOPERNIKUS' System. Sie sind Kompromißversuche mit vorfreudschen Denkweisen. Zur gleichen Zeit erheben sie den Anspruch, über FREUD hinaus zu gehen; sie sind *Restaurationsversuche, die sich als Revolution ausgeben.*
Wir glauben heute nicht, daß es TYCHO BRAHES System war, das das menschliche Wissen über den Stand von KOPERNIKUS hinaus förderte, sondern das Werk von KEPLER, der *auf der Grundlage der kopernikanischen Theorie* die Gesetze der Planetenbewegung fand, und NEWTONS, dessen Gravitationstheorie in einem umfassenden Gedanken die Bewegung der himmlischen Körper und den Fall der Körper unter irdischen Bedingungen vereinte.

Nun gibt es auch noch eine andere Polarität der Interessen: auf der einen Seite an der Pflege und Entwicklung der Theorie und auf der anderen an der Sammlung empirischer Daten — Tendenzen, die um so ertragreicher sind, je enger sie zusammenarbeiten. Auf dem Gebiet der Theorie haben wir den eindrucksvollen Versuch HEINZ HARTMANNS, teilweise in Zusammenarbeit mit ERNST KRIS und RUDOLPH LOEWENSTEIN, eine umfassende psychoanalytische Theorie zu errichten, die nicht nur das unbewußte Seelenleben und seinen Einfluß auf bewußte Erscheinungen einschließt, sondern alle psychischen Phänomene überhaupt. Das bedeutet die Notwendigkeit einer dreifachen Synthese: der verschiedenen Stadien der psychoanalytischen Theorie; der klinischen (oder Motivations-Theorien) der Psychoanalyse mit den physikalistischen Theorien, d. h. der Metapsychologie; und der psychoanalytischen Theorie als Ganzes mit der nichtanalytischen Psychologie. Die fraglichen Untersuchungen haben zu Formulierungen geführt, die vieles klarer gemacht haben, wie z. B. zur Unterscheidung zwischen dynamischen und genetischen Aussagen oder zwischen Apparat und Reiz oder zum Begriff des autonomen Ich, wie auch zu noch nachzuprüfenden Begriffen, wie etwa der Neutralisierung der Aggression in Analogie zur schon früher bekannten Neutralisierung der Sexualität (Desexualisierung) (siehe S. 130f.) In manchen Fällen handelt es sich um eine Verbesserung gegenüber den traditionellen Formulierungen, wenn z. B. die Vorstellung des sich aus dem Es entwickelnden Ich durch eine Formulierung ersetzt wird, dergemäß sich beide, Es und Ich, aus einer undifferenzierten Matrix entwickeln. Manche Hypothesen schließlich sind schwer zu beweisen, wie z. B. der Satz, daß im Abwehrprozeß neutralisierte Aggression verwendet wird.

Der Beweis für diese Hypothese wurde in der Beobachtung gesucht, daß eine Person in Analyse manches Mal, wenn auch keineswegs immer, nach der Annahme einer richtigen Deutung einen aggressiven Impuls erlebt — eine Reaktion, die sich im Licht der genannten Hypothese als durch eine Aggression veranlaßt erklären ließe, die vorher zur Aufrechterhaltung der Verdrängung verwendet war und durch die Aufhebung der Verdrängung freigesetzt wurde.

Aber für eine aggressive Antwort auf eine Deutung gibt es vielfältige mögliche Motive, die im Zusammenhang analysiert werden können. So kann der Patient auf eine in der Deutung einbegriffene narzißtische Kränkung reagieren; er kann sie als Kritik auffassen; er kann versuchen, einer Kritik vorzubeugen, die er herannahen fühlt; er kann das Gefühl haben, daß die Deutung die überlegene Weisheit des Analytikers beweist und kann diese wirkliche oder vermeintliche Tatsache übel nehmen; oder er hat im Gegenteil eine Offenbarung erwartet und kann sich enttäuscht oder ärgerlich fühlen, daß der Berg eine Maus hervorgebracht hat. Die Aggression kann auch eine Rache für die Angst sein, durchschaut zu werden, die der Patient empfand, als der Analytiker zu reden begann. Es gibt noch sehr viele andere Möglichkeiten. Mir fällt es schwer, zu sehen, wie all diese Möglichkeiten je überzeugend ausgeschlossen werden können.

Am entgegengesetzten Ende des Spektrums wurde viel Arbeit in therapeutischen »Versuchs- und Irrtums«-Experimenten aufgewendet. Man ändert das äußere Arrangement, wie etwa Häufigkeit oder Länge der Sitzungen, teilt die Analyse in mehrere Perioden auf, ersetzt die liegende Position durch eine sitzende oder lehnende usw. und mischt an verschiedenen Punkten verschiedene Formen erzieherischer Beeinflussung in die Analyse. Die Zahl der möglichen Kombinationen ist enorm. Das Ergebnis dieser Variationen hat praktisches Interesse, obgleich angesichts der großen Zahl der beteiligten Variablen ihr Wert mehr in einer Art von allgemeiner Anregung liegt, als in irgendeiner Formulierung leicht anwendbarer Regeln.

Die sogenannten »orthodoxen« Analytiker waren nicht übermäßig begeistert über derartige therapeutische Experimente, wofür sie die Vertreter der sogenannten »liberalen« Anschauungen als jeder Neuerung feindliche Reaktionäre kritisiert haben.

Die »orthodoxen« Analytiker glauben, daß die Hoffnung auf größere therapeutische Wirksamkeit nicht im mehr oder weniger zufälligen Experimentieren liegt, sondern in einem besseren Verstehen der Krankheitsprozesse. Sie fühlen sich in dieser Erwartung durch die gesamte Geschichte des menschlichen

Wissens bestärkt. Die großen Triumphe der modernen Medizin und Technik sind dem zunehmenden Wissen um Krankheitsprozesse und Naturgesetze zu verdanken, nicht einer Versuchs- und Irrtums-Empirie. Die orthodoxen Analytiker glauben, daß dies auch für die Neurosen zutrifft, nicht nur in dem Sinn, daß künftige Patienten von heutigen Untersuchungen profitieren werden, in welchem Fall man noch immer einwenden könnte, daß die Interessen der heutigen Patienten denen der zukünftigen geopfert würden, wenn ihre Therapeuten ihre Neurosen jahrelang studieren. Die Analytiker glauben, daß auch die heutigen Patienten, hier und jetzt, von einer tiefergehenden Untersuchung ihrer Situation Nutzen ziehen. Weiterhin meinen die »orthodoxen« Analytiker, daß, während das Obengesagte selbstverständlich zutrifft, wenn die Behandlung eine Psychoanalyse ist, d. h. darin besteht, dem Patienten zu helfen, das Verständnis, das ihr Therapeut erlangt hat, ebenfalls zu erwerben und sich zu eigen zu machen, es häufig auch zutrifft, wenn die Behandlung in einer psychoanalytisch orientierten Psychotherapie besteht, d. h. aus verschiedenen Formen der Einflußnahme und Manipulation, die auf psychoanalytischem Wissen und Verstehen aufbauen.
Es ist aber nun einmal so, daß die therapeutischen Variationen der »klassischen« analytischen Bedingungen es gewöhnlich viel schwieriger machen, mehr über den Patienten zu erfahren. Was ihre therapeutischen Vorzüge auch sein mögen, wissenschaftlich sind sie unfruchtbar. Der wirkliche Unterschied zwischen »orthodoxem« und »liberalem« Analytiker besteht daher nicht darin, daß der erstere sich an Traditionen klammert, während der letztere Neuerungen gegenüber offen ist, sondern darin, daß die »Liberalen« anzunehmen scheinen, daß alle Probleme im Grunde schon gelöst sind, so daß die Struktur eines Falles, mindestens in Umrissen, in relativ kurzer Zeit verstanden werden kann und als einzige Aufgabe bleibt, eine schon richtig verstandene Situation zu beeinflussen – während der »orthodoxe« Analytiker jeden neuen Fall als ein Rätsel sieht, das sich nur sehr langsam enthüllen wird und kaum jemals ganz. Kurz, der »orthodoxe« Analytiker empfindet *größere Scheu gegenüber dem Unbewußten.* Er fühlt sich sozusagen weniger unbefangen in Zion . . .

Zweiter Teil

Übersicht und Darstellung der grundlegenden Begriffe

1. Einführende Bemerkungen über die Triebe

Neurosen sind, nach Freud, dem inneren Konflikt zwischen den *Trieben* und dem *Ich* zuzuschreiben.

Triebe sind machtvolle Strebungen innerhalb lebender Organismen, die in deren körperlicher Natur verwurzelt sind, wie die Sexualität, der Hunger, die Selbsterhaltung. Das Wort kann auch die Schößlinge von Pflanzen bezeichnen – eine Bedeutung, die derselben grundlegenden Idee verwandt ist.

Dies ist auch die Bedeutung des Ausdrucks in der Psychoanalyse. Man könnte »*Triebe*« in der Psychoanalyse beschreiben, indem man sagt, daß Aktionen, die einen Trieb zum Ausdruck bringen, in die Klasse des zielgerichteten Verhaltens fallen und daß sie sich innerhalb dieser Klasse von anderem zielgerichteten Verhalten unterscheiden

a) durch ihre enge Beziehung zu somatischen Quellen;
b) durch ihren *vis-a-tergo* Charakter, d. h. die Tatsache, daß ein Zwang gefühlt wird, wann immer die Aktion vereitelt wird;
c) durch große Beharrlichkeit (außer wenn in den somatischen Quellen durch Reifung, Altern, Krankheit oder somatische Zerstörung eine Veränderung eintritt) und die Möglichkeit, daß längst aufgegebene Strebungen unter den Bedingungen der Regression wiederbelebt werden.

Die Definition der Triebe

Der Begriff der Triebe, wie ihn die Psychoanalyse verwendet, wird von Freud folgendermaßen definiert:

»Unter einem ›Trieb‹ können wir zunächst nichts anderes verstehen als die psychische Repräsentanz einer kontinuierlich fließenden, innersomatischen Reizquelle, zum Unterschied vom ›Reiz‹, der durch vereinzelte und von außen kommende Erregungen hergestellt wird. Trieb ist so einer der Begriffe der Abgrenzung des Seelischen vom Körperlichen« (1905 b, S. 67).

Und noch einmal in ähnlichen Worten: »... so erscheint uns der ›Trieb‹ als ein Grenzbegriff zwischen Seelischem und Somatischem, als psychischer Repräsentant der aus dem Körperinneren stammenden, in die Seele gelangenden Reize, als ein

Maß der Arbeitsanforderung, die dem Seelischen infolge seines Zusammenhanges mit dem Körperlichen auferlegt ist« (1915, a, S. 214).
Diese Definition trifft wohl ziemlich genau auf die sexuellen und selbsterhaltenden Triebe zu, d. h. auf die beiden Klassen von Trieben, wie FREUD sie in der frühen Version seiner Theorie annahm, wobei er sich durch die SCHILLERsche Unterscheidung von Hunger und Liebe und die Hinweise leiten ließ, die ihm die Untersuchung des neurotischen Konflikts geliefert hatte. Später ersetzte er sie durch die Einteilung in erotische und destruktive Triebe, in denen er, in einem weiteren Schritt der psycho-biologischen Spekulation, Manifestationen von Lebens- und Todestrieben sah. Diese wären dann letzte Charakteristika der lebenden Materie, psychologisch nicht auf einfachere Elemente zu reduzieren.
Gilt aber die Definition der Triebe, die in einem frühen Stadium der psychoanalytischen Theoriebildung formuliert wurde und ziemlich genau auf die Selbsterhaltungs- und Sexualtriebe zutrifft, auch für die erotischen und die Zerstörungstriebe eines späteren Stadiums der Theorie? Die erotischen und die Zerstörungstriebe sind *psychologische* Begriffe, die aus der klinischen Beobachtung abgeleitet sind. Lebens- und Todestriebe sind *biologische* Begriffe, die der psychologischen Beobachtung einen Schritt ferner stehen. Die erotischen und Zerstörungstriebe scheinen noch in den Rahmen der oben zitierten Definition zu fallen. Aber auf die postulierten Lebens- und Todestriebe scheint die Definition nicht mehr zu passen. Sie sind keine »psychische Repräsentanz ... einer innersomatischen Reizquelle« mehr, noch auch »ein Grenzbegriff zwischen Seelischem und Somatischem«; sie sind biologische Kräfte, wie es der Vergleich mit Metabolismus und Katabolismus anzeigt.

Trieb und Instinkt

FREUD hat nur sehr selten von Instinkten gesprochen. Es besteht keine direkte Beziehung zwischen Trieb und Instinkt. Eine dieser seltenen Erwähnungen lautet: »Wenn es beim Menschen ererbte psychische Bildungen, etwas dem Instinkt der Tiere Analoges gibt ...« (1915 b, S. 294). An einer andern Stelle spricht FREUD vom »... weitgehenden instinktiven Wissen der Tiere ...« und fährt fort: »Gäbe es einen solchen instinktiven Besitz auch beim Menschen ...« (1918, S. 156).
Man mag fragen, ob es nicht genetische oder andere Beziehungen zwischen Instinkten und Trieben gibt. Instinkte – angeborene, nicht erlernte Verhaltensformen von biologischem Wert, die nur in für die Art typischen Situationen auftreten – oder die angeborenen Dispositionen irgendwelcher Art, die als

Ergebnis der augenblicklichen biologischen Kritik am Instinktbegriff an ihre Stelle treten mögen – scheinen automatisches In-Aktion-Treten (zumindest unter arttypischen Bedingungen) und Stärke mit biologischer Zweckmäßigkeit für das Individuum oder für die Art zu verbinden. Der Mensch ist in dieser Hinsicht wahrscheinlich schlechter ausgestattet. Es ist, als wären diese Verhaltensstrukturen bei ihm in zwei Hälften gespalten, von denen die eine die Kraft, die andere die Zweckmäßigkeit des animalischen Instinkts geerbt hat. Der Mensch besitzt Triebe von großer, zwingender Kraft, aber sie sind nicht immer nützlich für die Erhaltung des Individuums oder der Art, und er ist mit hoher Intelligenz begabt, die nicht nur in summarischer Form auf typische Reize reagieren kann, sondern auf jedes Problem in individuell angemessener Weise, die aber nicht mehr mit automatischer exekutiver Kraft ausgestattet ist. Phylogenetisch könnten *Triebe und Intelligenz Differenzierungsprodukte der tierischen Instinkte sein.*

2. Der Sexualtrieb

Die Idee der Sexualität

Unter den Trieben sind es die Sexualtriebe, die wegen ihrer Rolle in den Psychoneurosen am ausführlichsten untersucht worden sind. Der Ausdruck sexuell wird dabei in einem weiteren Sinne, als es bis dahin üblich war, verwendet, indem er alle sinnlichen Begierden mit einschließt. Es wäre wahrscheinlich schwierig, die Sexualität in einer Weise zu definieren, bei der all das eingeschlossen wäre, was in der wissenschaftlichen oder der Volkssprache (einschließlich des Slang) so genannt wird – Begattungsverhalten, Perversionen, Werbungsverhalten –, ohne daß der Begriff fast ebenso weit gefaßt würde wie bei Freud. Die Rechtfertigung dafür, daß Freud darauf bestand, alle durch dieses weitere Konzept erfaßten Erscheinungen zusammen zu behandeln, liegt in ihrer genetischen Verwandtschaft. Verbietet man die genitale Masturbation eines Kindes – eine sexuelle Manifestation im gewöhnlichen Sinn des Wortes –, so kann es geschehen, daß das Kind anfängt, Nägel zu beißen, in der Nase zu bohren oder seine Haare um die Finger zu wickeln. Die heterosexuellen Wünsche im gewöhnlichen Sinn des Wortes können in höherem Alter abnehmen, und wir können eine deutliche Zunahme des Interesses an den Verdauungsfunktionen und andere Züge beobachten, die die Psychoanalyse als anale klassifiziert – eine Tatsache, die sich am einfachsten als Regression der Libido beschreiben läßt. Helene Deutsch hat (1925) darauf hingewiesen, daß neurotische Erkrankungen von Frauen, die einige Jahre vor dem Eintritt der Menopause auftreten, gewöhnlich hysterische sind (z. B. veranlaßt durch den Kampf gegen eine sexuelle Versuchung im gewöhnlichen, genitalen Sinn des Wortes), während spätere, klimakterische und nachklimakterische Erkrankungen meist depressiver oder paranoider Art sind, die teilweise mit oralen oder analen Strebungen zusammenhängen. Diese Tatsachen erklären sich am einfachsten als Manifestationen von oder Reaktionen auf ein präklimakterisches Ansteigen der Ansprüche der genitalen Sexualität einerseits und eine klimakterische und nachklimakterische Regression auf prägenitale Stadien andererseits. Dies sind nur einige wenige Beispiele der unzähligen Wechselbeziehungen zwischen dem, was in der gewöhnlichen Sprache sexuell genannt wird, und Erscheinungen, die üblicherweise nicht so genannt werden, aber in FREUDS Begriff der Sexualität enthalten sind.

Die Sexualität im FREUDschen Sinn beginnt nicht mit der Pubertät, nach einer asexuellen Kindheit, noch endet sie mit dem Ende der genitalen Entladungen. Sie nimmt ihren Anfang mit der Geburt oder kurz danach und endet mit dem Tode. Sexualität durchdringt fast alle unsere Handlungen, die in hohem Maß, wenn auch keineswegs nur, Befriedigungen sexueller Triebe sind, einen oder mehrere Schritte vom ursprünglichen Ziel entfernt (Verschiebung, Sublimierung). Wenn die Anforderungen der Sexualität zwar abgelehnt, aber weder wirklich überwunden noch wirksam beherrscht sind, dann können sie zum Ursprung neurotischer Symptome werden, »... so daß das Sexualleben der betreffenden Personen sich ... in diesen Symptomen äußert« (FREUD, 1905 b, S. 62 f.).

Allgemeine Charakteristika

Sexuelle Triebe können durch Ziel, Objekt und (somatische) Quelle beschrieben werden. Sie besitzen ein beachtliches Maß an Plastizität. Unter dem Einfluß von Reizen oder in Ermangelung von Reizen, unter dem Einfluß von Befriedigung oder Versagung, von Erwartung oder Einschüchterung unterliegen sexuelle Triebe Veränderungen in Objekt, Ziel und Intensität.

Wir verfügen nun keineswegs über eine vollständige Landkarte dieser Beziehungen. Im allgemeinen scheint der Reiz oder sein Fehlen vor allem die Intensität zu beeinflussen. Reizung kann einen Trieb vor der im Reifungsschema vorgesehenen Zeit erwecken und das Individuum auf bestimmte Spezialisierungen hinsichtlich der Objekte und Ziele konditionieren. Fehlen des Reizes kann das Erscheinen eines Triebes lange verzögern. Die Befriedigung hat einen komplizierten Einfluß auf die Intensität, indem sie den Trieb für den Augenblick verschwinden läßt, während sie seine periodische Rückkehr intensiviert, d. h. im Moment beruhigend und auf längere Sicht appetitsteigernd wirkt. Es gibt auch häufig einen in längeren Zeitperioden wirksam werdenden Abnutzungseffekt, wenn oft wiederholte Befriedigungen schal werden und sich ein Bedürfnis nach etwas verändertem Reiz oder einer etwas veränderten Befriedigungsform entwickelt.

Beständige Versagung führt oft zum dauernden oder zeitweiligen Aufgeben eines Wunsches, allerdings in Abhängigkeit von bestehenden Fixierungen. Die letzteren können sowohl durch vorangehende Konditionierung auf bestimmte Befriedigungsformen als auch durch die Versagung der »Bedürfnisse« eines bestimmten Alters zustandekommen, wie etwa des Bedürfnisses nach mütterlicher Liebe oder oraler Befriedigung in der Kindheit, d. h. durch zu viel oder durch zu wenig.

Wird ein Objekt oder ein Ziel unter dem Einfluß der Versagung aufgegeben, dann wendet man sich meist anderen Objekten oder Zielen zu. Sind diese nicht oder nicht unmittelbar zu erreichen, ist das Ergebnis häufig eine Regression, d. h. die Rückkehr zu früheren Zielen und Objekten, die schon aufgegeben worden waren. Der Sechsjährige, dem ein Wunsch versagt wurde, steckt vielleicht wieder einen Finger in den Mund und der Gefangene, dessen Sexualleben bis zur Verhaftung normal war, kann sich prägenitalen Phantasien und Praktiken zuwenden. Aus unbekannten Gründen besteht die Reaktion auf Versagung manchmal auch in einer Progression, d. h. in der vorzeitigen Aktivierung späterer Entwicklungsstadien (GREENACRE, 1925).

Das Ergebnis der Einschüchterung in der Kindheit besteht meist in der Flucht des Ich vor dem Trieb, d. h. in Verdrängung oder einem andern Abwehrmechanismus (siehe S. 142 f.).

Ein wichtiger Sonderfall der Zielverschiebung bei einem sexuellen Trieb ist die *Desexualisierung*. Ein Trieb, der ursprünglich ein vollständiges psychosexuelles Phänomen mit körperlichen und seelischen Manifestationen war, verliert seine körperlichen Aspekte und wird ein ausschließlich psychisches Phänomen. Die Hierarchie der Manifestationen des Eros in PLATOS Symposion vom Physischen zum Spirituellen ist ein Beispiel der Desexualisierung.

Ein Sonderfall der Reaktion auf Reize, der von besonderer Wichtigkeit für die sozialen Beziehungen ist, könnte in Ermangelung eines besseren Ausdrucks als *Komplementbildung* (complementarization) bezeichnet werden: Verhalten, das einen Trieb zum Ausdruck bringt, neigt dazu, bei seinem Objekt den Komplementärtrieb hervorzurufen. Sadismus z. B.

weckt im Objekt masochistische Triebe und *vice versa*. Der Führungsanspruch eines Menschen steigert in anderen die Neigung, sich zu unterwerfen, und umgekehrt wird Unterwerfung bei ihrem Objekt Führungsansprüche wecken. Die Erscheinungen der relativen Sexualität (MAX HARTMANN) beruhen auf der Ermutigung komplementärer Haltungen beim Objekt.[1]

Komplementbildungsphänomene treten übrigens selten in Reinkultur auf; meistens sind sie mit anderen Reaktionen gemischt, die z. B. der Angst oder moralischen Gefühlen entspringen. Diese anderen Reaktionen können in verschiedene Richtungen gehen und damit die komplementäre Reaktion überdecken, besonders wenn die Person, von der der Reiz ausging, »zu weit gegangen ist«. Dann kann z. B. Brutalität und Unterdrückung nicht Schwäche und Gehorsam erregen, sondern Haß und Auflehnung.[2]

Die Komplementbildung ist die Grundlage einer Tendenz im menschlichen Dasein, die seit unvordenklichen Zeiten eine Quelle der Verzweiflung oder des Zynismus gewesen ist – die allgemeine Erfahrung nämlich, daß die Rücksichtslosen oft Erfolg haben und daß, wenn sie stürzen, sie nicht durch ihre Sünden zu Fall gekommen sind, sondern durch ihre Fehler, während die Friedfertigen und Sanftmütigen oft mißbraucht und ausgenutzt werden. Offensichtlich ermutigen Triebe, die in Rücksichtslosigkeit zum Ausdruck kommen, in vielen Menschen die korrespondierende Haltung der Unterwürfigkeit und solange die, die in der Hackordnung oben rangieren, nicht zu weit gehen, ist ihr Weg leicht und erfolgreich, während Schwäche selbst sonst wohlmeinende Menschen in Ausbeuter und Unterdrücker verwandelt. Die Menschen, sagte WOODROW WILSON, ertragen ihre Tyrannen jahrelang, aber sie reißen ihre Befreier in Stücke, wenn diese nicht auf der Stelle das Reich Gottes bringen.

1 ANNA FREUD hat einmal (in einer mündlichen Mitteilung) darauf hingewiesen, daß wir in der Analyse selten auf die reine Manifestation eines Triebes stoßen – das meiste, dem wir begegnen, sind Ängste, Abwehrmechanismen, Konflikte und Kompromisse –, daß aber bei den seltenen Gelegenheiten, wo sich ein unbekämpfter Trieb rein und einfach äußert, der Eindruck von etwas Gebieterischem, Majestätischem entsteht, das keinen Widerspruch duldet und dem die Menschen »instinktiv« nachzugeben bereit sind.

2 Die totalitären Erfahrungen scheinen zu beweisen, daß bei einer Unterdrückung, die noch weiter geht und vor beinahe nichts mehr zurückschreckt, die Reaktion auf Grund eines komplizierten Mechanismus als die bloße Komplementbildung es ist, wieder Subordination sein kann (WAELDER, 1951 b, 1960).

Was die Objekte betrifft, beginnt die Entwicklung der Libido mit einem objektlosen, autoerotischen Stadium, von dem sie sich zum Narzißmus (mit sich selbst als Objekt) und dann zur Objektlibido fortbildet. Der Endzustand ist eine Mischung von Narzißmus und Objektlibido in individuell variierenden Anteilen. Im Schlaf kehrt jeder Mensch teilweise zum Narzißmus zurück. Unter den Bedingungen der Versagung oder der Gefahr kommt es in individuell wechselndem Maß zur regressiven Aufgabe der Objektbeziehungen.

Was die Ziele anbelangt, folgt die Entwicklung der Libido beim Mann etwa folgendem Schema: das orale, anale und phallische Stadium in der frühen Kindheit; Kulmination im Ödipuskomplex; eine Latenzperiode (die frühen Schuljahre); ein kurzes Vorpubertäts-Stadium, das eine Wiederbelebung prägenitaler (oraler und analer) Strebungen zeigt; die Pubertät, die mit einer phallischen Wiederbelebung beginnt und möglicher- aber nicht notwendigerweise zu einem sogenannten postambivalenten (d. h. nicht-sadistischen) genitalen Stadium führt; das Erwachsenenalter mit einer leichten Verringerung der Intensität der genitalen Triebe und einer fortdauernden Tendenz zur postambivalenten Genitalität; eine manchmal langsame, manchmal plötzliche Abnahme der genitalen Triebe, die jederzeit zwischen dem frühen, mittleren und dem späten hohen Alter eintreten kann.

Von der Entwicklung der weiblichen Genitalität wird angenommen, daß sie etwa in den gleichen Stadien vor sich geht: das prägenitale Stadium (oral und anal) wie bei den Knaben; ein phallisches Stadium von kürzerer oder längerer Dauer, charakterisiert durch Penisneid, Nachahmung des Knaben und männliche Phantasien und Haltungen; ein genitales Stadium, das weibliches Verhalten einschließlich des weiblichen Ödipuskomplexes hervortreten läßt, etwa zwischen den letzten Vorschul- und ersten Schuljahren; eine Latenzperiode, in der Regel etwas kürzer als bei den Knaben, da sie später beginnt; die Pubertät, die aus einem frühen, die phallische Phase wiederbelebenden Stadium (dem Buben-Mädel-Alter) und einem späteren, femininen Stadium besteht, in dem die weibliche Position aber noch durchbrochen von phallischen Überresten ist und daher selten vollständig; das Erwachsenenalter, das die Entwicklung zur Weiblichkeit fortsetzt, wobei Schwangerschaft, Entbindung und Kinderpflege normalerweise fördernd wirken. Die heterosexuellen Haltungen steigern sich gegen Ende des jungen Erwachsenseins zu einem Maximum; manchmal, aber nicht immer eine Intensivierung der heterosexuellen Wünsche in den Jahren vor der Menopause, die gelegentlich

etwas wie eine zweite Adoleszenz hervorruft; nach dem Klimakterium ein Abstieg der genitalen Bedürfnisse, der von einer leichten Abnahme bis zum völligen Versiegen reichen kann, und eine Wiederkehr prägenitaler Bedürfnisse.
Die weibliche Sexualentwicklung ist somit komplizierter als die männliche. Die letztere weicht nur durch den zweizeitigen Ansatz der Sexualität von einer Geraden ab, d. h. durch die Unterbrechung in der Latenz und den mindestens teilweisen Richtungswechsel, der sowohl beim Beginn der Latenz wie beim Einsetzen der Pubertät nötig wird. Die weibliche Sexualität wird, zusätzlich zu der beiden Geschlechtern gemeinsamen Abweichung von der geraden Linie, weiter durch den Einfluß der Bisexualität kompliziert, der stärker ist als beim Mann, d. h. durch die Tatsache, daß die Frau sich nicht direkt auf die Weiblichkeit hin entwickelt, sondern in der Kindheit und oft auch in der Pubertät einen Umweg über maskuline Haltungen nimmt; und schließlich durch die vermutlich nahe verwandte Tatsache, daß nur der äußere Anteil der Genitalien der Frau – der zum Teil dem männlichen Organ entspricht – in der Kindheit oder Jugend der zufälligen oder beabsichtigten Reizung ausgesetzt ist, während das Organ der erwachsenen weiblichen Sexualität, die Vagina, verschlossen und verborgen ist und ihre Rolle im erwachsenen Leben ohne Vorbereitung übernehmen muß. Das Erreichen der weiblichen sexuellen Haltung wird nicht nur durch den Zick-Zack-Weg des zweizeitigen Ansatzes erschwert, sondern auch durch Umwege über maskuline Haltungen und die notwendige, wenigstens teilweise Übertragung der Erregbarkeit von den äußeren Genitalien, besonders der Klitoris, auf die Vagina.
Es gibt noch einen weiteren Punkt, in dem das weibliche Geschlecht als Opfer des Geschlechtsunterschiedes erscheint. Die Karikatur der männlichen Sexualität ist der Sadismus, die der weiblichen der Masochismus; der erstere ist viel eher ich-gerecht, dem Ich annehmbar, als der letztere. Und selbst wenn dem nicht so wäre, wird er kaum so viel Angst erregen wie der letztere. Masochismus ist ein häufiger Begleiter der Weiblichkeit und die Angst vor dem Masochismus gerät dadurch oft in Konflikt mit der Annahme weiblicher Haltungen. Die Frau kann sich dann nicht hingeben, weil sie mit Schrecken die Versuchung fühlt, sich selbst vollständig aufzugeben und sozusagen ins Unendliche zu fallen.
Auf Grund all dieser Faktoren ist die teilweise oder völlige Frigidität bei Frauen viel häufiger als die Impotenz bei Männern.
Ich kann hier nur eine sehr allgemeine Skizze der Dinge geben und nicht auf die Vielzahl der Variationen eingehen. Hier liegt ein weites Gebiet aussichtsreicher Untersuchungen vor,

nicht nur für die psychoanalytische Rekonstruktion, sondern auch für die direkte Beobachtung. Wir haben nur sehr allgemeine Vorstellungen von der Dauer der Entwicklungsstadien, von den Variationen in ihrer Intensität und vom Übergang von einem Stadium ins andere.

Dann gibt es auch noch das Problem der Abhängigkeit und der Konstanz gegenüber kulturellen Einflüssen: wieviel von der beschriebenen typischen Entwicklung ist nur für eine bestimmte Kultur charakteristisch, aus der das Beobachtungsobjekt zufällig stammt, und wieviel davon findet sich in jeder Kultur? Soweit die fragmentarischen Daten das heute erlauben, möchte man vermuten, daß das orale und das phallische Stadium einen großen kultur-invarianten Kern besitzen, während das anale Stadium in hohem Maß mit der Zeit und mit den Methoden der Reinlichkeitserziehung variieren dürfte. Die Latenz ist vielleicht weitgehend eine Kulturerscheinung (FREUD, 1905 b), obwohl Grund zu der Annahme besteht, daß ein gewisses Maß der Verzögerung der sexuellen Reifung beim Menschen im Vergleich zu anderen Säugetieren allen Menschen gemeinsam ist und etwas mit der menschlichen Fähigkeit, Kultur hervorzubringen, zu tun haben könnte (FREUD, 1905 b; LEVY-SUHL, 1933; siehe auch S. 104 unten).

Was die Pubertät betrifft, so spricht viel dafür, daß zwischen ihrem Verlauf bei der amerikanischen Jugend einerseits und der europäischen (und kanadischen) andererseits beträchtliche und bedeutsame Unterschiede bestehen. Die Form der Pubertät, wie ANNA FREUD sie (1936) beschreibt, in der das Gleichgewicht angesichts großer innerer Gefahren durch Notmaßnahmen nur schwankend aufrechterhalten wird, ist in Europa allgemein verbreitet, in den Vereinigten Staaten aber selten. Wo sie auch in Amerika auftritt, müssen wir, meiner Erfahrung nach, daran denken, nach Anzeichen einer Schizophrenie zu suchen. Es liegt nahe, daß dieser Unterschied etwas mit Unterschieden der äußeren Bedingungen zu tun hat. In Europa ist oder zumindest war der Heranwachsende durch eine Mauer von Hindernissen umgeben, die außer der Onanie oder gelegentlichen sexuellen Beziehungen zu Prostituierten oder beinahe-Prostituierten wenige oder gar keine Auswege offen läßt. Beide Wege sind schuldbeladen und keiner ist völlig befriedigend – während andererseits in den Vereinigten Staaten die Gesellschaft, durch die Erhebung des »*dating*« zu einer Institution, die sexuelle Aktivität der Jugendlichen innerhalb eines weiten Spielraums nicht nur erlaubt, sondern aktiv ermutigt, erleichtert und sanktioniert, wobei der Nichtteilnahme soziale Mißbilligung anhaftet. Damit dürfte der Unterschied zwischen den beiden Pubertätsformen kulturellen Ursprungs sein.

Generationen von Anthropologen haben FREUDS angebliche These von der universellen Gültigkeit des Ödipuskomplexes[3] bekämpft, demzufolge sexuelle Liebe zum gegengeschlechtlichen Elternteil und Eifersucht gegenüber und Rivalität mit dem gleichgeschlechtlichen einen starken und fortwährenden Einfluß auf das Leben aller Menschen und in jedem Zeitpunkt haben sollen. Die dergestalt wiedergegebene Theorie wird dann durch die Zitierung von Verhaltensweisen primitiver Stämme attackiert, die in dem einen oder anderen Punkt von der ödipalen Grundform abzuweichen scheinen. Solch ein Beispiel ist etwa die von einem südindischen Stamm berichtete Sitte, wonach mehrere Brüder sich ohne sichtbare Eifersucht in eine Frau teilen (J. M. SMITH, S. 291 f.)[4].

Diese Kritiker hätten ihre Zuflucht nicht bei Berichten über ferne Stämme zu nehmen brauchen, Berichten noch dazu, die meist nur auf der Autorität einiger weniger Beobachter beruhen. Abweichungen von der für unser Klima typischen Grundform sind in jedem größeren Wohnblock jeder Weltstadt zu finden. Einige der Variationen hat FREUD selbst erwähnt, so den »negativen Ödipuskomplex«, nämlich die Neigung des Kindes zum gleichgeschlechtlichen Elternteil und seine Rivalität in dieser Liebe mit dem gegengeschlechtlichen Teil (FREUD, 1926 a). Wofür die Theorie des Ödipuskomplexes universelle Gültigkeit beansprucht, ist ausschließlich die These, daß auf dem Höhepunkt der kindlichen Sexualität – der phallischen Periode – die eingeborenen phallischen Wünsche des Knaben und seine angeborenen oder erworbenen aggressiven oder rivalisierenden Strebungen an die Erwachsenen gebunden sind, die das Kind pflegen, oder an Phantasieobjekte, mit denen es eventuelle Lücken ausfüllt. Das gleiche gilt für den Ödipuskomplex des Mädchens, der etwas später eintritt.

Die ödipale Periode kann früher oder später, mit stärkeren oder schwächeren Gefühlen eintreten und kann länger dauern oder früher aufhören. Das Ende, die Auflösung des Ödipuskomplexes, kann plötzlich sein oder sich lang hinziehen. Es kann während der ödipalen Phase ein Objektwechsel stattfinden, vom normalen zum negativen Ödipuskomplex oder

3 Ein großer Teil der Kritik an FREUD basiert auf der Annahme, daß er die Dinge, die er nicht ausdrücklich ausgesprochen hat, nicht wußte oder nicht anerkannte. Tatsächlich aber hat FREUD, wie jeder andere Autor – vielleicht mit Ausnahme der Logiker und Juristen – oft versäumt, bestimmte Dinge zu erwähnen oder genaue Angaben zu machen, nicht weil er unvertraut mit ihnen war, sondern weil er sie für selbstverständlich hielt oder weil sie in dem jeweiligen Zusammenhang nicht wichtig schienen.

4 Der Autor fährt fort: So scheint der Ödipuskomplex, den FREUD für einen unveränderlichen Zug der menschlichen Natur hielt, vom Vorhandensein von Gefühlen abzuhängen, die nur in einer Gesellschaft mit einer bestimmten Form der Familie geweckt werden.

ein Schwanken zwischen beiden. Es kann zu einer Regression auf präödipale Stadien kommen, während der Ödipuskomplex in voller Blüte stand. Auch diese letzten Konsequenzen können große Verschiedenheit aufweisen. Kurz, es gibt eine Vielzahl von Formen, nicht nur in verschiedenen Kulturen, sondern auch in unserer eigenen vielfältigen Kultur und tatsächlich in jedem einigermaßen umfangreichen Bevölkerungsausschnitt. Wächst ein Kind in einer Umgebung auf, in der mehrere Männer sich gewohnheitsmäßig in die sexuelle Gunst seiner Mutter teilen – eine Situation, die, wenngleich sehr selten, auch in unserer Kultur vorkommt –, so wird seine Haltung in Dingen des Teilens und der Rivalität anders sein als bei einem Kind, das in einer monogamen Familie heranwächst.

Aber ein Ödipuskomplex im verallgemeinerten Sinn, d. h. eine vorzeitige Erprobung der künftigen sexuellen Rolle mit den Eltern oder Elternersatz als Objekten, wobei die Einzelheiten mit der Umwelt des Kindes variieren, ist wahrscheinlich universell nachzuweisen.

Aus der Vielzahl der Probleme, die der Sexualtrieb aufwirft, möchte ich auf diejenigen eingehen, die mit dem Geschlechtsunterschied zu tun haben.

Die Phallusverehrung

Das frühe genitale Stadium wird das phallische genannt, weil der kleine Junge von phallischen Impulsen beherrscht oder besessen zu sein scheint. Der Penis ist nun der Sitz von Strebungen und angenehmen Sensationen, onanistische Betätigungen werden genossen und das Phantasieleben ergeht sich in Vorstellungen des Eindringens und Schießens. Es gibt Urinierwettkämpfe, der Penis ist der stolzeste Besitz, der Narzißmus konzentriert sich am stärksten auf ihn. Jede Bedrohung mit Verlust oder Schädigung erregt schwerste Angst, jeder ungünstige Vergleich mit Kameraden tiefste Scham und den intensiven Wunsch, das Gleichgewicht wieder herzustellen. Phallische Haltungen bleiben durch das ganze Leben bestehen.

Die phallischen Objektbeziehungen – das Eindringen mit seinen besitzergreifenden und sadistischen Nebenbedeutungen – müssen von den »postambivalenten« Haltungen (ABRAHAM), die später ihren Platz einnehmen können, durch ihren sadistischen und ihren narzißtischen Charakter unterschieden werden. Der narzißtische Charakter der phallischen Sexualität tritt besonders in der Reaktion auf die Kastrationsdrohung deutlich zutage, wenn die Funktion des Organs preisgegeben wird, um seinen Weiterbesitz zu sichern. Postambivalente Haltungen sind frei von Sadismus, der Penis wird nicht länger

als Waffe empfunden, sondern als Botschafter der Liebe und die narzißtischen Elemente des Besitzes und der Schaustellung sind weniger wichtig als das Erreichen der sexuellen Vereinigung.
Die Verehrung der phallischen Stärke und die Verachtung für phallische Schwäche oder Unmännlichkeit, über die ganze Stufenleiter vom triumphierenden Petruccio in »Der Widerspenstigen Zähmung« bis zum grausam verlachten Fallstaff in den »Lustigen Weibern von Windsor« – um nicht von barbarischeren Manifestationen zu sprechen – und die Befriedigungen und Versagungen, der Ehrgeiz und die Angst der Männer in dieser Hinsicht tragen viel zur Farbe und zum Lärm des Lebens bei. Alle ihre sozialen Manifestationen aufzuspüren, könnte einen dicken Band füllen. Ein Beispiel mag genügen, die Klasse zu charakterisieren: die augenblickliche Haltung gegenüber dem Auto. Der Anteil des nationalen Einkommens, der im Westen für Autos und ihre Wartung vorausgabt wird, steht außer jedem Verhältnis, wenn man ihn nur als Transportkosten in Anschlag bringt. Die Größe und die Aufmachung der Wagen setzen häufig ihre Brauchbarkeit als Transportmittel herab, statt sie zu steigern; sie sind in vielen Fällen weit luxuriöser als der übrige Lebensstandard ihres Besitzers. Ihr Brennstoffverbrauch belastet die begrenzten natürlichen Reserven der Nation ernstlich und ist vor allen Dingen eine Ouelle der Abhängigkeit vom Außenhandel und damit ein Faktor der nationalen Schwäche. All das legt nahe, daß Autos nicht einfach als Transportmittel behandelt werden – sie sind Objekte der Schaustellung, wie der Schwanz des Pfaus. Bei Untersuchungen der Verkehrssicherheit wurde festgestellt, daß der durchschnittliche Mensch hinter dem Steuerrad ein Gefühl persönlicher Sicherheit hat – ein Gefühl, das auf der Grundlage der Realität von drei oder vier Tonnen Metall, die sich mit beträchtlicher Geschwindigkeit auf überfüllten Straßen bewegen, unbegreiflich wäre, aber als Reaktion auf die symbolische Bedeutung des Wagens als Zeichen und Schaustellung phallischer Stärke leicht verständlich wird.
Aber nicht nur das Leben des Knaben oder des Mannes steht unter dem Zeichen des Phallus; die Mädchen unterliegen dem gleichen Zauber. Rekonstruktionen in der Psychoanalyse und später auch direkte Kinderbeobachtungen führten zu der schon erwähnten Schlußfolgerung, daß die sexuelle Entwicklung des kleinen Mädchens nicht in gerader Linie vom prägenitalen zum genitalen Stadium führt, um schließlich im Ödipuskomplex als einer Art früher Erprobung der späteren sexuellen Rolle zu kulminieren, sondern daß Mädchen ihren Ödipuskomplex, d. h. die weibliche Attitüde gegenüber dem Vater nur auf einem langen Umweg erreichen, während dessen die

weibliche Entwicklung eher parallel als komplementär zu der des Knaben verläuft. Das Mädchen versucht, ein Junge zu sein und erprobt sich in der Rolle so gut es kann. Diese Haltung bedeutet das Stadium des »Penisneides«. Nur durch das biologisch unabwendbare Mißlingen dieser Versuche werden in durchschnittlichen Fällen die maskulinen Strebungen aufgegeben, und das Kind wendet sich weiblichen Haltungen zu und ersetzt die unrealisierbaren Ansprüche, selbst einen Penis zu besitzen, durch Interesse am und Zuwendung zum männlichen Phallusträger.

An der Allgegenwart des Penisneides und frustraner Ansätze zu maskuliner Entwicklung bei kleinen Mädchen, besonders um das dritte und vierte Jahr herum, kann kein Zweifel sein. Es ist gelegentlich vorgebracht worden, daß es im sozialen Verhalten der Geschlechter in früher Kindheit, vor dem Ende des weiblichen Kastrationskomplexes, keinen Unterschied gäbe. Das ist eine übertriebene Behauptung, die sich nicht halten läßt. Es gibt vom Anfang an beim normalen Kind bedeutsame Unterschiede in der Aktivität und der Aggressivität. Aber dieser frühen angeborenen Differenzierung ist ein männlicher Drang überlagert, der mit dem Einsetzen der phallischen Phase deutlich wird und einen großen, allerdings individuell variierenden Einfluß auf die Entwicklung der weiblichen Sexualfunktion und das soziale und intellektuelle Leben der Frau hat. Die individuellen Unterschiede hinsichtlich der Dauer der phallischen Phase in der Kindheit, der Gewalt ihrer Manifestationen und ihrer fortdauernden Nachwirkungen sind groß, aber die Bedeutsamkeit maskuliner Tendenzen bei der Frau sollte nie unterschätzt werden.

Dieser Aspekt der Freudschen Theorie ist auf leidenschaftlichen Widerspruch gestoßen – besonders bei weiblichen Autoren. Die Behauptung, daß Frauen im allgemeinen wünschten, Männer zu sein oder es an einem entscheidenden Punkt ihrer Entwicklung gewünscht haben, wurde als Beweis männlicher Arroganz oder mindestens männlicher Unfähigkeit, Frauen zu verstehen, aufgefaßt. Karen Horney vermutete einmal, daß die weibliche Entwicklung in allen Stadien komplementär zur männlichen verläuft, so daß sich die beiden wie ein photographisches Positiv und Negativ verhalten. Diesem Schema zufolge bewegt sich das kleine Mädchen auf einen weiblichen Ödipuskomplex der Zuwendung zu ihrem Vater und der Eifersucht gegen ihre Mutter zu, in derselben Zeit, in der der Junge seine männliche Version entwickelt. Horney leugnete die Erscheinung des Penisneides nicht, sah in ihm aber eine Regression von einer schon erreichten weiblichen ödipalen Position und meinte, daß der Neid auf die Fähigkeit, ein Kind zu bekommen, die genaue Parallele zum Penisneid in der Entwicklung des Jungen sei. Sie schien dabei aber zu übersehen, oder nicht genug Gewicht darauf zu legen, daß männlicher Neid auf die weibliche Fähigkeit, Kinder zu bekommen, wenngleich vorhanden, keineswegs so universell ist, wie es der Penisneid nun einmal bei Frauen ist. Außerdem besteht keine Parallele zwischen den beiden: Das Mädchen hat Grund, den kleinen Jungen, der ihr Zeitgenosse ist, um seinen Besitz zu beneiden, denn er hat ihn jetzt und hier und kann ihn für ganz erstaunliche Tricks benutzen, wie etwa im Stehen zu urinieren – aber der Junge hat keinen Grund, das kleine Mädchen um die Fähigkeit, Kinder zu bekommen, zu beneiden, über die es ja doch noch nicht verfügt. Die Tatsache, daß das kleine Mädchen in ferner Zukunft ein Kind bekommen könnte, liegt zu weit außerhalb des kindlichen Horizontes, um viel Gegenwartswert zu besitzen und damit zu einem Objekt des Neides zu werden.

Die Phallusverehrung oder etwas recht Ähnliches scheint auch in der außermenschlichen Natur weit verbreitet. Bei vielen Arten wird die Polygamie der dominierenden Männchen und das erzwungene Zölibat der schwächeren beobachtet, so beim Pavian (ZUCKERMAN, 1932). Ein extremer Fall wird von J. W. SCOTT (1942) berichtet: Bei einer großen Herde des nordamerikanischen Salbei-Wildhuhns wurden 74 % aller Begattungen von etwa 1 % der Hähne ausgeführt, den sogenannten Meisterhähnen, und weitere 13 % von 2 % der Hähne. Also bleiben nur 13 % der Begattungen für die übrigen 97 % der Hähne, die damit praktisch zum Zölibat verurteilt sind. Die überwiegende Mehrheit der Männchen ist so durch eine kleine Anzahl von Hähnen von höchster sexueller Kraft funktionell so gut wie kastriert worden. Menschliche Analogien bieten sich leicht an; Monogamie, indem sie mindestens die Zahl der legalen Ehefrauen der stärkeren männlichen Wesen beschränkt – stärker im physischen wie im ökonomischen Sinn – wirkt als Schutz der schwächeren, indem sie jedem die Chance gibt, eine Frau zu finden.

In der Literatur werden Fälle männlicher Tiere beschrieben, die in der Gegenwart eines aggressiven, dominierenden Männchens ihre männlichen Charakteristika verloren, z. B. der Fall eines Täuberichs, der seine männlichen Schautänze aufgab und weibliche Reaktionen zeigte, obwohl er in einem eigenen Käfig lebte und es zu keinem körperlichen Kontakt mit dem aggressiven männlichen Tier kam (CRAIG, 1909), oder eines asiatischen weißen Pelikans, der in ähnlicher Lage seinen Hochzeitsknoten auf dem Schnabel verlor (STEINBACHER, 1938).[5]

5 Man ist an das ziemlich verbreitete Symptom der Männer erinnert, die in Gegenwart anderer, vermutlich stärkerer Männer nicht urinieren können.

Obgleich keine einfache Beziehung zwischen Geschlecht und sozialer Ordnung zu bestehen scheint, die für alle Spezies gültig wäre, wird von vielen Arten berichtet, daß schwächere Tiere den dominierenden gegenüber weibliche Haltung einnehmen, um Angriffe abzuwenden, z. B. um ungestraft ein Stück Futter wegschnappen zu können. MASLOW und FRANZBAUM (1936) berichten, daß bei Makaken die dominanten Tiere in der Kopulation die männliche Position einnehmen, gleichgültig, welchem Geschlecht sie angehören.

Sprichwörter und Redensarten in vielen Sprachen deuten darauf hin, daß die Unterwerfung unter einen fremden Willen regelmäßig als Annahme der weiblichen Rolle angesehen wird. Dieser Gedanke wird z. B. von König Kreon in Sophokles' Drama ausgesprochen, wenn er sich zornig an die widerspenstige Antigone wendet:

Ha, dann wär ich dem Weibe gleich, sie wär ein Mann,
Wenn ungestraft ihr Übermut verbleiben dürft'!
(nach G. THUDICHUM)

In seiner umfassenden sprachgeschichtlichen Untersuchung über den Ursprung des europäischen Denkens spricht R. B. ONIANS (1951, S. 472 ff.) die Vermutung aus, daß »liberty« (Freiheit) und »libido« aus der gleichen Wurzel »lib« stammen, die im Lateinischen *libare* oder im Griechischen *λείβειν* erscheint und im englischen »libation« (Trankopfer) erhalten ist. Seine Bedeutung ist »Flüssigkeit ausgießen«, und es trägt ursprünglich die Mitbedeutung des Samenergusses, folglich des sexuellen Begehrens (griechisch *λίπτεσθαί* = begehren); das deutsche *lieben* und das englische *love* sollen aus derselben Wurzel stammen. »Liberty« entstammt ihr, weil im fundamentalen Denken der potente, zeugende Mann frei ist. ONIANS hält es für möglich, daß der Name des römischen Fruchtbarkeitsgottes *Liber* aus derselben Wurzel kommt und sieht ähnliche linguistische Beziehungen zwischen Potenz und Freiheit in nordeuropäischen Sprachen (angelsächsisch *fréo* = begehren, Freude; *fréon* = lieben, Freund; deutsch der *Freier*, der Freie; *Frig* = die Göttin der sexuellen Begierde und der Fruchtbarkeit; englisch *freedom* = Freiheit).[6]

Beziehungen zwischen Freiheit und Männlichkeit und zwischen Unfreiheit und Kastration oder Weiblichkeit gibt es die Fülle. Langes Haar war das Privileg des freien Mannes bei den alten Germanen. Immer wurde mit als bedeutsamster Aus-

6 Ich bin natürlich nicht kompetent, die Gültigkeit irgendeiner dieser etymologischen Beziehungen zu beurteilen. Aber ich kann sagen, daß sie sehr gut zu den psychologischen Beziehungen passen würden, die die Psychoanalyse beobachtet.

druck der Sklaverei die Tatsache empfunden, daß der Sklave das Recht verlor, in sexuellen Dingen zu entscheiden, und sich dem Willen seines Herren zu unterwerfen hatte. Unzucht, sagte SENECA, ist für freie Männer ein Verbrechen, für Sklaven eine Notwendigkeit. Der Grundlage dieser Gedankenverbindung von Männlichkeit mit Freiheit und Weiblichkeit mit Unfreiheit ist vermutlich die Tatsache, daß die Frau gegen ihren Willen zum Beischlaf gezwungen werden kann, aber nicht der Mann[7] und daß es der Mann ist, der sie zwingen kann. Das Bewußtsein dieser Situation verblaßt unter zivilisierten Bedingungen, die der Frau wirksamen Schutz gewähren, so daß sie der Möglichkeit der Vergewaltigung nur unter außerordentlichen Umständen begegnet, wenn sie dieses legalen oder kulturellen Schutzes beraubt ist.

Die fundamentale Möglichkeit lebt aber in Träumen und Phantasien, Ängsten oder neurotischen Symptomen fort und wird spielerisch im Flirt verwertet. In Zeiten aber, wo die Frau nicht wirksam durch Tabus oder Gesetze beschützt war, muß diese immer vorhandene Möglichkeit die Beziehungen zwischen den Geschlechtern getönt haben.

Die meisten, wenn nicht alle menschlichen Gesellschaften wurden von Männern beherrscht. Bis vor ziemlich kurzer Zeit wurde diese Tatsache als Teil der natürlichen Ordnung der Dinge, wie Gott sie verfügt hatte, akzeptiert, vielleicht als Strafe für die Sünde der ersten Frau oder als gegeben in der körperlichen und geistigen Schwäche des weiblichen Geschlechts. In jüngerer Zeit waren die Menschen nicht mehr so willig, diese Dinge als selbstverständlich hinzunehmen und begannen, die Gültigkeit der durch die Zeit geheiligten Einrichtungen in Frage zu stellen. Seit damals sind die verschiedensten Theorien aufgestellt worden, um diese Bedingungen teils im biologischen Sinn, teils im Sinn der Umweltbedingungen zu erklären. Ein Autor des 19. Jahrhunderts z. B. sprach vom »physiologischen Schwachsinn des Weibes«. Aber die »fortgeschrittenere« Meinung lehnte die Idee einer biologischen Minderwertigkeit der Frau ab und suchte die männliche Dominanz im Sinne der »Kultur« zu erklären – was überhaupt keine Erklärung ist, solange man nicht weiß, was die Kultur zu dem macht, was sie ist. Trotzdem müssen die Menschen die ganze Zeit in der Tiefe ihres Wesens gewußt haben, was die eigentliche Ursache der männlichen Überlegenheit ist: die relative körperliche Schwäche der Frauen, die häufigen körperlichen

7 Es gibt eine charakteristische Ausnahme, die das fragliche Problem erst recht illustriert. Auch Männer können gezwungen werden, zwar nicht durch Frauen, sondern homosexuell durch einen anderen Mann, der sein Objekt so in die weibliche Position versetzt.

Unpäßlichkeiten, die ihren Funktionen als Gebärerin entspringen und vor allem die *sexuelle Hilflosigkeit* der Frau, d. h. die Tatsache, daß die Frau ohne angemessene Verteidigung gegenüber der Entschlossenheit eines Mannes ist, sie als Sexualobjekt zu gebrauchen. Die Natur hat also die Wahl des Objekts dem Manne überlassen und sie der Frau verweigert. Das brauchte nun in keiner Weise der Dominanz zu dienen, so lange es keine Bevorzugung eines Partners vor einem anderen und damit keinen Wunsch gibt, eine Wahl auszuüben. Aber sobald es eine Bevorzugung gibt, konstituiert diese Lage der Dinge eine Überlegenheit des Mannes und macht die Frau von männlichem Schutz abhängig. *Gleichheit* – oder *a fortiori* eine überlegene Position – der Frau ist daher für eine große Mehrheit nur unter bestimmten kulturellen Bedingungen möglich, d. h. wenn die körperliche Stärke weniger wichtig als andere Eigenschaften geworden ist und Gesetz und Sitte entsprechenden Schutz gegen sexuelle Angriffe bieten. Wo immer aber Menschen unserer Zeit unter Bedingungen leben, in denen der Kampf ums Dasein hart und körperliche Stärke der wichtigste Vorzug ist, kommt die männliche Dominanz wieder voll zur Geltung, und die Überlebenschancen der Frauen hängen oft von ihrer Fähigkeit ab, sich physisch starke und aggressive Männer als Gatten oder Liebhaber zu verschaffen.[8]

Vielleicht verstehen wir nun die außerordentlich hohe Einschätzung des Penis bei Kindern beiderlei Geschlechts. Da ist vor allem einmal der Umstand, daß die männlichen Genitalien gesehen und berührt werden können, während die weiblichen Fortpflanzungsorgane dem Blick verborgen sind, und es der Phantasie und des abstrakten Denkens bedarf, um ihre Funktion zu verstehen und zu würdigen. Die Fähigkeit des Kindes zu abstraktem Denken und zur Würdigung der erzielten Resultate ist aber noch sehr gering. Spezifischer gesagt, besteht die Tatsache, daß Kinder beiderlei Geschlechts, jedenfalls von der phallischen Phase ab, genitale Sensationen erlebt haben und es in ihrer einfachen Denkweise für selbstverständlich halten, daß Lust eine lineare Funktion der Größe sein muß. Wenn, so vermutet das kleine Mädchen, so viel Lust in der Klitoris steckt, wieviel mehr muß in etwas so viel größerem stecken? Schließlich und vor allem gibt es das »instinktive« Wissen, daß der Phallus der *Meister des sexuellen Aktes* ist, daß der Mann der Frau seinen Willen aufzwingen kann. Die Phallusverehrung der Frau wird natürlich den Vollzug erleichtern und man könnte verlockt sein, teleologisch zu spekulieren, ob sie

8 Über derartige Zustände in arktischen Arbeitslagern siehe WEISSBERG-CYBULSKI (1951, S. 699 f.).

nicht eine der großen Institutionen ist, die die Fortdauer des Lebens sichern.

Die Sublimierung

Dieser Gegenstand könnte sowohl in einem Kapitel über die Triebe wie in einem über das Ich abgehandelt werden; es handelt sich um eine Art von gemeinsamem Bereich zwischen dem Es und dem Ich.

Wenige psychoanalytische Begriffe sind so populär geworden wie die »Sublimierung«. Freunde der Psychoanalyse, die durch den Nachdruck, den diese auf die Sexualität legt, in Verlegenheit gerieten, klammerten sich an die Sublimierung – wie sie sich an das Überich und an das Ich geklammert haben –, um der Welt zu zeigen, daß die Psychoanalyse die Existenz höherer Dinge im menschlichen Leben anerkennt. Gegner der Psychoanalyse wiederum haben gegen eine Theorie protestiert, die, indem sie höhere Tätigkeiten von triebhaften »ableitet«, deren Würde zu beleidigen schien und sich offenbar im zirkulären Denken der Entwicklungsphilosophie bewegte. So meinte ein Kritiker kürzlich: »Was die FREUDsche Deutung intellektueller Leidenschaften als Sublimierung von Appetenztrieben anbelangt, so wird sie all dem nicht gerecht, was Wissenschaft und Kunst von den Trieben unterscheidet, deren Sublimierungen sie angeblich sind. ›Sublimierung‹ ist eine Umschreibung, die für die Bedeutung völlig auf dem vorausgegangenen Verständnis der Dinge beruht, welche sie erklären sollte« (POLANYI, 1958, S. 309).

Man muß sich natürlich vor dem Trugschluß hüten, ein Ding sei erklärt, wenn man seinen Ursprung kennt – daß das Ei das Küken erkläre. Aber FREUD ist mit seiner Idee der Sublimierung dieser Gefahr nicht erlegen. Einmal hat er immer auf der Unterscheidung zwischen Es und Ich oder zwischen sexueller und nichtsexueller Energie bestanden: »Diese Libido sondern wir von der Energie, die den seelischen Prozessen allgemein unterzulegen ist ...« (1905 b, S. 118). Die Sublimierung aber hat er mit folgenden Worten eingeführt:

»Wir kennen einen weit zweckmäßigeren Vorgang der Entwicklung (d. h. zweckmäßiger als die Verdrängung, d. A.) die sogenannte *Sublimierung*, durch welche die Energie infantiler Wunschregungen nicht abgesperrt wird, sondern verwertbar bleibt, indem den einzelnen Regungen statt des unbrauchbaren ein höheres, eventuell nicht mehr sexuelles Ziel gesetzt wird. Gerade die Komponenten des Sexualtriebes sind durch solche Fähigkeit zur Sublimierung, zur Vertauschung ihres Sexualzieles mit einem entlegeneren und sozial wertvolleren, besonders ausgezeichnet. Den auf solche Weise gewonnenen Energiebeiträgen zu unseren seelischen Leistungen verdanken wir wahrscheinlich die höchsten kulturellen Erfolge« (1910 a, S. 58).

Diese Sprache ist gänzlich unzweideutig. Die Ausdrücke »Energiebeiträge zu unseren seelischen Leistungen« sollten keinen Zweifel darüber lassen, daß FREUD seelische Leistungen nicht als durch diesen Vorgang geschaffen ansah.
FREUD machte dies bei verschiedenen Gelegenheiten deutlich, z. B. wenn er sagt:
»Ein Anteil von ihnen (der Sexualtriebe, d. A.) bleibt den Ichtrieben zeitlebens gestellt und stattet diese mit libidinösen Komponenten aus, welche während der normalen Funktion leicht übersehen und erst durch die Erkrankung klargelegt werden. Sie sind dadurch ausgezeichnet, daß sie in großem Ausmaße vikariierend für einander eintreten und leicht ihre Objekte wechseln können. Infolge der letztgenannten Eigenschaften sind sie zu Leistungen befähigt, die weitab von ihren ursprünglichen Zielhandlungen liegen (*Sublimierung*)« (FREUD, 1915 a, S. 219).
Oder wir erinnern uns an die schon zitierten Worte über künstlerische Begabung und die Aufgaben und Grenzen der psychoanalytischen Untersuchung dichterischer Werke: »Solche Untersuchungen sollen nicht das Genie des Dichters erklären, aber sie zeigen, welche Motive es geweckt haben und welcher Stoff ihm vom Schicksal aufgetragen wurde« (1933). Ähnlich soll auch die Sublimierung nicht die Existenz »höherer« Tätigkeiten erklären, sondern vielmehr etwas von den treibenden Kräften, die hinter ihnen stehen.
Diese Konzeption erinnert an einen bekannten Ausspruch von ABRAHAM LINCOLN über das Patentwesen, der auf der Fassade des US Patentamts in Washington geschrieben steht: Das Patent fügt den Brennstoff des Eigennutzes zum Funken der Inspiration. Der Eigennutz erklärt offenbar nicht das Talent, aber wo es Talent gibt, kann die Möglichkeit des Gewinnes sehr zum Antrieb beitragen.
Im ganzen scheint sich die Idee der Sublimierung bei FREUD später kaum gegenüber seinen früheren Vorstellungen verändert zu haben. Sie blieb so allgemein, wie es die zitierte Passage aus seinen frühen Vorlesungen zeigt. Bei einer der schon erwähnten kleinen wissenschaftlichen Zusammenkünfte in den späten zwanziger Jahren wurde eine systematische Arbeit über die Sublimierung vorgetragen. In der Diskussion vertrat FREUD den Standpunkt, daß »Sublimierung« kein wohldefinierter seelischer Mechanismus, wie etwa die Verdrängung oder die Reaktionsbildung[9], sei, sondern eine lockere Charakterisierung verschiedener Prozesse, die zu sozial wertvolleren Tätigkeiten führen. Er erwähnte zwei Dinge, die ihn zu der Idee der Sublimierung angeregt hätten. Eines war die Geschichte, daß der berühmte Chirurg DIEFFENBACH als Jun-

9 Das unterscheidet sich allerdings von der Haltung FREUDS bei einer anderen Gelegenheit, wo er die Sublimierung unter den Triebschicksalen erwähnte (1915 a).

ge der Schrecken seiner Heimatstadt gewesen sei, da er die Schwänze herrenloser Hunde abzuschneiden pflegte. Außerdem war FREUD von einer Reihe von Zeichnungen in den Meggendorfer Blättern beeindruckt worden. Auf dem ersten Bild sah man ein kleines Bauernmädchen, das vor einer Gänseherde hermarschierte und im Hintergrund einen älteren Herrn, der etwas in sein Notizbuch schrieb – als habe ihm das kleine Mädchen gefallen und er plane, etwas für es zu tun. Das Ergebnis dieses Eingreifens konnte man im zweiten Bild sehen. Das kleine Mädchen war nun Schülerin in einem Internat, trug die Uniform des Instituts und marschierte unter ihren Mitschülerinnen, während eine ältliche Jungfer die Klasse führte – eine Komposition, die im äußeren Aufbau der Komposition des ersten Bildes nicht unähnlich war. Im letzten Bilde hatte sich die Geschichte bis zu Ende vollzogen: Das kleine Mädchen, nun selbst eine alte Jungfer, war Lehrerin an solch einem Institut und marschierte am Kopf einer Klasse von Mädchen, in einer Darstellung, die, bis auf den Unterschied in den Gegenständen, völlig der ersten glich.

Das sollte vielleicht einen Hinweis auf die leise ironische Tönung in der Idee der Sublimierung geben, die sowohl den zustimmenden wie den gegnerischen Kritikern entgangen zu sein scheint. Die Bedeutungsfülle für FREUD lag nicht nur darin, wie sehr sich die Dinge verändert hatten, sondern auch darin, wie sehr sie im Wesen die gleichen geblieben waren.[10] *Plus ça change plus c'est la même chose.*

Unter den Beobachtungen, die die Sublimierungstheorie stützen, sind zuerst einmal viele Daten über Verschiebungen. Wenn ein Kind Lust hat, mit seinen Fäzes zu schmieren und die Umgebung verbietet das, so wird es wahrscheinlich mit seinem Essen schmieren oder umgekehrt. Keine dieser Ersatzhandlungen ist eine Sublimierung, da keine irgendeinen sozialen Wert hat; beide sind fast gleich unerwünscht. Aber wenn die Umgebung sowohl das Schmieren mit Fäzes wie mit dem Essen unterbindet und dem Kind dafür einen Malkasten und Papier anbietet, kann es unter Umständen den Vorschlag aufgreifen und das Papier mit Farbe beschmieren. Das hat natürlich noch nichts mit Kunst zu tun, es ist noch immer Schmieren. Künstlerische Eigenschaften treten nur in Erscheinung, wenn Formgefühl vorhanden ist. Während in der beschriebenen Si-

10 Die ambivalente Haltung gegenüber der Sublimierung war aber in einer Arbeit völlig erhalten, die ANNA FREUD beim XV. Internationalen Psychoanalytischen Kongreß in Paris 1938 vorlegte (unveröffentlicht), in der darauf hingewiesen wurde, daß das, was vom Standpunkt des Es aus Sublimierung ist, vom Standpunkt des Ichs aus Sexualisierung bedeutet. Sexuelle Triebe werden in den Dienst von Ichzwecken gestellt und das Ich gewinnt mächtige Hilfskräfte, aber um den Preis einer möglichen Verwicklung in die Konflikte, zu denen sexuelle Triebe neigen.

tuation nichts gegeben ist, was dieses Formgefühl schaffen könnte, wird die Verwendung von dauerhafter Farbe und einer dauerhaften Malunterlage eine bessere Gelegenheit bieten, dasjenige an Formgefühl zum Vorschein zu bringen, was vorhanden ist. HARTMANNS Unterscheidung zwischen Apparat und Reiz läßt sich hier brauchbar anwenden; das Talent gehört zur Ausstattung des Apparats, der Drang zum Schmieren verschafft den Reiz. Begeisterung kann kein Talent schaffen, wo es nicht da ist, aber sie kann das vorhandene aktivieren. Das ist nur ein einfaches Beispiel einer altbekannten Erscheinung.

Einige Analytiker, die Gelegenheit hatten, einen oder mehrere schöpferische Menschen analytisch zu untersuchen, erhielten sehr detaillierte Auskünfte über die große Ähnlichkeit, die bei diesen Menschen zwischen den Kindheitsphantasien und den Träumereien der Heranwachsenden und dem bestand, was man als Vorform ihrer künstlerischen Einfälle oder wissenschaftlichen Gedanken bezeichnen könnte. Bei Wissenschaftlern z. B. besteht eine bemerkenswerte Beziehung zwischen den wissenschaftlichen Phantasien[11] in bezug auf das, was sie zu vollbringen hoffen und/oder den mehr oder weniger vorgefaßten Ideen, die sie zu verwirklichen planen einerseits, und den sexuellen Phantasien ihrer Kindheit und Jugend andererseits. Dieses Material, das, wenn nicht die Gültigkeit der Theorie der Sublimierung, so mindestens die Existenz inniger Beziehungen zwischen den Motiven des Denkens und des sexuellen Phantasielebens beweisen würde, kann aber nicht veröffentlicht werden. Die Details der Werke eines Wissenschaftlers, zusammen mit anderen Tatsachen, die mitgeteilt werden müßten – zum allermindesten sein Wohnort, der durch den des Analytikers verraten würde – böten zu viele Möglichkeiten, die fragliche Person ausfindig zu machen, was ihre Anonymität verletzte. Daher wird diese Art von Erfahrungen leider nur denen zugänglich sein, die bereit sind, selbst eine psychoanalytische Ausbildung durchzumachen und später derartige schöpferische Personen zu untersuchen.

Schließlich bestehen reichliche Erfahrungen in der Richtung, daß zwischen dem Niveau der intellektuellen Entwicklung und einer Verzögerung der sexuellen Reife und Aufnahme eines normalen Sexuallebens sehr enge Beziehungen bestehen. Der *homo sapiens*, dessen Gehirnkapazität die jedes anderen

11 Es ist durchaus richtig, wie Professor POLANYI das sagt, daß Kunst und Wissenschaft sich sehr weit von den Trieben unterscheiden, »deren Sublimierungen sie sein sollen« (l. c.); hier das Reich der Wahrheit und Schönheit, dort die Triebkräfte der lebenden Materie. Aber diese Feststellung ist für unsere Ausführung nicht relevant, da die wissenschaftlichen *Phantasien* durchaus mit den persönlichen sexuellen *Phantasien* vergleichbar sind, die ein Ausdruck von Trieben sind.

Säugetiers weit überschreitet, ist in seiner sexuellen Entwicklung vergleichsweise retardiert. Die Säugetiere, mit Ausnahme der Elefanten, brauchen nur wenige Prozente ihrer Lebensspanne, um die Reife zu erlangen. Würde der Mensch im gleichen Tempo reifen, so wäre er um die Zeit seines Ödipuskomplexes zeugungsfähig. Tatsächlich verbringt er etwa ein Fünftel seiner Lebenszeit in sexueller Unreife. Die Vermutung liegt nahe, daß die außerordentliche zerebrale Entwicklung des Menschen in Beziehung zur Retardierung seiner sexuellen Reife steht.

Sie liegt um so näher, als wir die gleiche Beziehung auch unter Menschen finden, wenn wir das Einsetzen der sexuellen Reife mit der Höhe des Bildungsniveaus vergleichen. Die jungen Leute, die ein höheres Bildungsniveau erreichen, sind langsamer zur geschlechtlichen Reife gelangt, sowohl in Hinsicht auf die Quantität ihrer sexuellen Abfuhr als auch auf die Form ihrer sexuellen Tätigkeit. Während Männer, deren Erziehung mit der Mittelschule endet und noch mehr solche, die nicht über die Volksschule hinauskommen gewöhnlich früh regelmäßigen sexuellen Verkehr haben, beschränken sich die sexuellen Betätigungen der späteren Hochschulabsolventen vor dem zwanzigsten Jahr viel häufiger auf Onanie und *petting*. Viele hatten vor ihrer Universitätszeit und manchmal auch später wenig oder keinen Geschlechtsverkehr, und regelmäßiger Verkehr vor dem zwanzigsten Jahr ist unter Hochschulabsolventen selten.

Kinsey, Pomeroy und Martin (1948) haben umfängliche Angaben zu diesem Problem gesammelt. Sie fanden z. B., daß in den späteren Zehnerjahren 85 % der Volksschulgruppe und 75 % der Mittelschulgruppe vorehelichen Verkehr haben, während die Zahl für die Collegegruppe noch jetzt nur 42 % beträgt (S. 347). Mit der Altersperiode sich ändernd, bezieht die Collegegruppe 4—21 % ihrer vorehelichen Abfuhr aus dem Geschlechtsverkehr, die Mittelschulgruppe 26—54 %, aber die Volksschulgruppe erlebt in 40—70 Fällen von 100 ihre voreheliche Befriedigung im Koitus (S. 348). Zwischen der Pubertät und dem 15. Jahr gibt es etwa 15mal so viel Geschlechtsverkehr bei den jungen Männern der Klasse 3 (Gruppe der angelernten Arbeiter) als bei den Jungen, die schließlich ins College gehen und in die Berufsklasse 6 oder 7 gelangen (höhere Angestellte und Akademiker). Wenn die Eltern der Berufsklasse 5 angehören (niedere Angestellte), gibt es 122mal mehr vorehelichen Geschlechtsverkehr bei den Jungen, die zur Klasse 3 hinuntersinken als bei den Jungen, die schließlich in die Akademikergruppe gelangen (S. 351).

Die Beziehung ist sicher nicht einfach, da wahrscheinlich viele überlagerte Erscheinungen und sekundäre Anpassungen mitberücksichtigt werden müssen, doch scheinen die Daten eine starke Korrelation zwischen sexueller Retardierung in der Jugend und höherer intellektueller Entwicklung zu bestätigen.

Der Gedanke der Sublimierung ist vermutlich hellenischen Ursprungs. Denken und Kunst der klassischen Zeit Griechenlands ist in vielem davon durchdrungen. In den *Eumeniden* des Äschylos hat Athena die endlose Reihe blutiger Rachetaten aufgehalten, die nach immer neuer Rache verlangten. Orest, der seine Mutter Klytämnestra getötet hatte, um den Mord an seinem Vater zu rächen, wird von den Furien verfolgt und kommt als Füchtling und Flehender zu Athena. Sie läßt seinen Fall dem neuen Gerichtshof, dem Areopagus vortragen, und Orest wird in einer Abstimmung, die Stimmengleichheit ergibt, freigesprochen.

Die Furien, Göttinnen einer unausmeßbaren Vergangenheit, speien Wut und Haß, als sie sich durch die neuen olympischen Götter ihrer rechtmäßigen Beute beraubt sehen. Athena versucht nicht nur, sie zu beruhigen, sondern sich mit ihnen zu befreunden, und lädt sie ein, sich in Athen als Schutzgötter der Stadt niederzulassen. Die Furien willigen schließlich ein und werden zu den *Eumeniden*, den Wohlmeinenden. Der blutsaugerische Geist eines gnadenlosen Talion dient am Ende einem Gerechtigkeitsideal, das durch Gnade gemildert ist.

In ähnlicher Weise haben sich vielleicht auch die Musen, die Göttinnen der Kunst und Wissenschaft, aus den Mänaden, dem orgiastischen weiblichen Gefolge des Dionysos, entwickelt, wie Jane Ellen Harrison das vermutet: Musen sind vielleicht »reuevolle, bekleidete und zur Vernunft gekommene Mänaden ... die Verschiebung von den Mänaden zu den Musen entspricht dem Wandel der bacchischen zu den orphischen Riten; es ist die Belehnung wilder Riten mit dem Geist der Musik, der Ordnung und des Friedens« (Harrison, S. 463 f.).

Obgleich das klassische Altertum das Edle im Menschen unterstreicht und dazu neigte, den Menschen zu idealisieren, hat es doch niemals, wie etwa der viktorianische Klassizismus Europas, versucht, die Sexualität zu verleugnen oder zu entwerten. Der Trilogie der klassischen Tragödie mit ihren Göttern, Halbgöttern und Heroen folgte regelmäßig das Satyrspiel, das den Naturdämonen die Bühne überläßt.

Immer wenn Sublimierung eintritt, stand der Treibbefriedigung ein Hindernis (das auch aus innerer Ambivalenz stammen kann) im Wege, war es zu Versagung oder unvollkommener Befriedigung gekommen. Doch kann, wie schon betont, die Idee der Sublimierung die Existenz höherer Tätigkeiten ebensowenig erklären, wie die Entwicklungstheorie das Auftreten

höherer Formen erklärt. *Ordo renascendi est crescere posse malis.*[12].
Verschiedene Theorien sind zur Erklärung des Vorganges – oder des »Mechanismus« – der Sublimierung im einzelnen vorgeschlagen worden (siehe u. a. STERBA, 1930; BERNFELD, 1931; DERI, 1939; HART, 1948; ALPERT, 1949; HARTMANN, 1955; KRIS, 1955).

3. DESTRUKTIVITÄT UND HASS

Die Rolle des Zerstörerischen und des Hasses im menschlichen Leben im allgemeinen und in der Psychopathologie im besonderen war keine neue Entdeckung. Schon 1909 hatte FREUD ziemlich ausführlich über die Rolle gesprochen, die der Haß in der Strukturierung der Zwangsneurose spielt. Was in den zwanziger Jahren geschah, war daher nicht, daß bisher übersehene Faktoren Anerkennung fanden, sondern nur, daß bisher peripheren Faktoren ein größerer Anteil im Gesamtgewebe des Seelenlebens und ein neuer Platz in der Theorie zugewiesen wurde. Während man bisher vermutet hatte, daß die Phänomene der Aggression und des Hasses aus den Sexualtrieben und den Selbsterhaltungstrieben – der Dichotomie der frühen analytischen Trieblehre – und aus den Aktivitäten des Ichs[13] zu erklären wären, wurden sie nun als Manifestationen eines selbständigen Aggressionstriebes angesehen.

Vorurteile pro und contra

Immer wenn uns nahegelegt wird, eine wohlbegründete Theorie zugunsten einer neuen aufzugeben, sollten wir die Vor- und Nachteile beider sorgfältig gegeneinander abwägen. Welches sind die Phänomene, in bezug auf die die alte Theorie zu versagen scheint? Ist die neue Theorie die einzige, die ihnen gerecht werden kann? Oder, wenn nicht, wie weit ist sie anderen Hypothesen vorzuziehen? Wird die neue Theorie all dem ohne Verlust gerecht, was die alte befriedigend zu erklären schien? Oder, wenn nicht, was geht in der neuen Theorie verloren? Was sind die Folgerungen aus der neuen Theorie und können sie durch Beobachtung oder Experiment verifiziert werden?
Vergleichen wir das Idealbild einer kritischen Überprüfung

12 Es ist das Gesetz der Wiedergeburt, durch Unglück zu wachsen (RUTILIUS NAMATIANUS, *De reditu suo*, I. 140).
13 Siehe EDWARD BIBRING (1936), der eine ausführliche Darstellung der Entwicklung dieser Gedanken gibt.

einer neuen Theorie mit der Aufnahme der neuen psychoanalytischen Theorie vom Eros und der Zerstörung, so finden wir, daß der Gang der Ereignisse nicht ganz rationalen Erfordernissen entsprach. Die neuen Begriffe wurden vielfach angenommen und vielfach abgelehnt, auf Grund von Umständen, die wenig mit Beweis und rationalem Argument zu tun haben.

Es muß allerdings betont werden, daß man der idealen Art, wissenschaftliche Materien zu behandeln, nur in bestimmten Disziplinen und nur in bestimmten Perioden nahekommt. Sie beruht auf zwei Faktoren, nämlich darauf, daß die Hypothesen relativ leicht der experimentellen Entscheidung zugänglich sind und darauf, daß sie entweder keine Beziehungen zu leidenschaftlich verteidigten Weltanschauungen haben oder daß alle Beteiligten in Sachen grundlegender Weltanschauung übereinstimmen. Fehlt eine dieser Bedingungen oder alle beide, dann öffnet sich ein weiter Spielraum für Subjektivitäten. Die Entwicklungstheorie liefert dafür ein gutes Beispiel: Ein bekannter zeitgenössischer Biologe hat das in folgende Worte gekleidet:

»Die experimentellen Tatsachen schweigen, wenn wir das Evolutionsproblem in seinem ganzen Umfang stellen. Die kaum überschaubaren nichtexperimentellen Befunde der Erforschung der Fossilien aber, wie auch die aus dem Vergleich der lebenden Erscheinungen abgeleiteten Ergebnisse, liegen in einem Tatsachenkreis, der vom experimentell zugänglichen sehr weit verschieden ist, und zwingen uns stets zu Deutungen, in denen die volle Persönlichkeit, die ganze Geisteshaltung eines Forschers entscheidend mitwirkt. Philosophische und religiöse Überzeugungen können bald kaum bewußt, bald mit der vollen Macht eingeprägten Dogmenglaubens in der verschiedensten Richtung einwirken« (Portmann, 1953, S. 246).

Viele Analytiker beeilten sich, die neue Theorie um ihrer impressionistischen Plausibilität willen zu akzeptieren. Sie schien so gut auf das Schauspiel menschlicher Aggressivität zu passen, das in neuerer Zeit in der Welt allgemein so sichtbar geworden war und sichtbar geworden auch im Mikrokosmos der analytischen Situation, seit die Analytiker sich aus dem ursprünglichen Gebiet der Untersuchung und der Therapie der Psychoneurosen auf andere Felder vorgewagt hatten, zum Verbrechen, zur Psychopathie, zu den Psychosen etwa. Unorganisierte Eindrücke aber, die oft zur ersten Formulierung einer Idee führen, können nicht letztlich über sie entscheiden.

Vielleicht hat die bereitwillige Aufnahme der neuen Theorie durch viele Analytiker etwas mit einem Faktor zu tun, auf den Bernfeld hinwies (1935, S. 125 ff.): die offenbar leichte Anwendbarkeit der neuen Theorie im Vergleich zu den Schwierigkeiten, die der alten anhafteten. Die alten Theorien konnten *nicht direkt* auf die Phänomene angewandt werden; diese mußten erst analysiert werden, d. h. ihre unbewußte Bedeutung mußte erforscht werden. Erst nachdem dies getan war, ließen sich die theoretischen Konzepte als weiterer Schritt der Abstraktion auf diejenigen Bedeutungen anwenden, die aus dem Rohmaterial der Beobachtung durch Analyse destilliert worden waren. Aber Klassifizierungen wie »erotisch« oder »destruktiv« konnten direkt auf das Beobachtungsmaterial angewendet werden, ohne jede vorausgehende analytische Destillier- und Raffinierarbeit (oder mit einem Minimum solcher Bemühungen). Sie konnten, wie BERNFELD das ausdrückte, nach physiognomischen statt nach analytischen Kriterien angewendet werden, d. h. nach dem äußeren Anschein urteilend statt nach der Bedeutung, die sie nach analytischer Untersuchung ergaben. Es ist leicht, zu sagen, daß ein Patient feindselig ist, viel leichter als z. B. die Rekonstruktion einer unbewußten Phantasie aus dem Übertragungsverhalten. Könnte ein Teil der Popularität des Konzepts der Leichtigkeit seiner Anwendung (oder Fehlanwendung) entspringen?

Noch ein weiterer Faktor wäre zu bedenken, obgleich angesichts der Tatsache, daß wir alle daran beteiligt sind, niemand sich zum Richter aufwerfen kann, die Tatsache nämlich, daß die Einführung eines primären Zerstörungstriebes es ermöglichte, vielleicht sogar forderte, der Sexualität im Gesamtgewebe des menschlichen Lebens weniger Platz einzuräumen. Einerseits kann man nun das Gefühl haben, daß der bestehende Widerwille der Menschen, die Macht der Sexualität anzuerkennen, diese sehr bereitwillig jede Idee aufgreifen lassen wird, die hilft, die Rolle der Sexualität zu verkleinern. Da »die Psychologie ... ein Stock mit zwei Enden« ist[14], könnte man dem entgegenhalten, daß eine Neigung zum Libidinösen oder eine Abneigung gegen die Einsicht in die menschliche Zerstörungslust die Menschen wiederum refraktär gegen die Vorstellung der primären Aggressivität machen könnte.

Aber vor allen Dingen schlägt die Einführung eines Destruktionstriebes in die gleiche Kerbe weltanschaulich und politisch belasteter Haltungen, die schon bei der Frage nach Anlage und Umwelt und der Frage, ob menschliche Konflikte der menschlichen Situation eigen oder nur die Folge vorübergehender sozialer Bedingungen sind, eine Rolle gespielt haben. Der Begriff eines Zerstörungs- oder eines Todestriebes wurde von allen denen energisch abgelehnt, die entweder direkt Marxisten waren oder doch dem Zweig der westlichen liberalen Tradition anhingen, dem der Marxismus selbst entsprungen war, d. h. jener Denkrichtung angehören, die leidenschaftlich daran glaubt, daß der Mensch von Natur »gut« ist und daß alles

14 Spöttische Bemerkung über die Psychologie in DOSTOJEWSKIS »Brüder Karamasow«, die FREUD zu zitieren pflegte (z. B. Ges. Werke XIV, S. 413).

Schlechte und Böse im menschlichen Leben verderbten Institutionen zur Last gelegt werden muß – vielleicht der Einrichtung des Privateigentums oder neuerdings und etwas gedämpfter, einer sogenannten »neurotischen Kultur«. Würden diese Institutionen erst einmal verändert, dann kehrte der Mensch zu seiner ursprünglichen Güte und Bereitwilligkeit zur Zusammenarbeit zurück und was dann noch an Konflikten übrigbliebe, ließe sich durch allseitigen guten Willen leicht lösen.

Die schlechten sozialen Einrichtungen werden damit einer Kombination von Unwissenheit und Privatinteresse zugeschrieben. Die Gemäßigteren dieser Denkrichtung setzen ihre Hoffnungen auf zunehmende Aufklärung und Einsicht, die die Widerstände antisozialer Interessen künftig überwinden werden, während die Ungestümeren dergleichen Erwartungen verachten und auf die Zerstörung der heutigen Gesellschaft hinarbeiten. Aber ob er nun ein Gemäßigter oder ein Revolutionär ist, keiner, der an die fundamentale Güte des Menschen und die ausschließliche Verantwortlichkeit äußerer Ursachen für das menschliche Leiden glaubt, konnte eine Theorie eines Zerstörungs- oder Todestriebes anders als störend und beunruhigend empfinden. Denn ist diese Theorie richtig, dann sind Möglichkeiten zu Konflikt und Leiden dem menschlichen Leben inhärent und Versuche, Leiden auszuschließen oder zu mildern, scheinen zwar gewiß nicht als hoffnungslose Unternehmen, aber doch als viel komplizierter, wie sich die Sozialreformer und Revolutionäre das vorgestellt haben.

Aber, wie gesagt, die Psychologie ist ein Stock mit zwei Enden und das, was dem Gläubigen an die Güte der menschlichen Natur eine Theorie des Zerstörungstriebes unannehmbar macht, macht sie um so anziehender für die Konservativen und jenen Zweig der westlichen liberalen Tradition, dessen Ansicht über den Menschen in der christlichen Lehre von der Ursünde wurzelt.[15] Diese Denkrichtung hält den Menschen für

15 FREUD sprach über die Möglichkeit eines emotionalen Widerstandes gegen die Annahme eines Aggressionstriebs und wies darauf hin, daß der Glaube an die Güte der menschlichen Natur dabei eine Rolle spiele, glaubte aber auch irrtümlicherweise, daß Optimismus in bezug auf die menschliche Natur ein religiöses Vorurteil sei: »Warum haben wir selbst so lange Zeit gebraucht, ehe wir uns zur Anerkennung eines Aggressionstriebs entschlossen, warum nicht Tatsachen, die offen zu Tage liegen und jedermann bekannt sind, ohne Zögern für die Theorie verwertet? . . . ihn in die menschliche Konstitution aufzunehmen, erscheint frevelhaft; er widerspricht zu vielen religiösen Voraussetzungen und sozialen Konventionen. Nein, der Mensch muß von Natur aus gut oder wenigstens gutmütig sein. Wenn er sich gelegentlich brutal, gewalttätig, grausam zeigt, so sind das vorübergehende Trübungen seines Gefühlslebens, meist provoziert, vielleicht nur Folge der unzweckmäßigen Gesellschaftsordnungen, die er sich bisher gegeben hat.«

Diese Kritik eines flachen Optimismus trifft, doch er kann kaum *religiösen* Vorurteilen zugeschrieben werden. Besonders das Christentum, die herrschende Religion der verführbar und hat daher ihre Hoffnung auf Institutionen gesetzt, die die Übel der menschlichen Natur entweder verhindern oder in Zaum halten. Die Gründerväter der amerikanischen Republik gehörten dieser Richtung ebenso an wie die Vertreter der Weltanschauung des Privatunternehmens. Von diesem Standpunkt aus sind Selbstsucht, Gier und Aggression Teil des menschlichen Wesens, und das ökonomische System des Konkurrenzkampfes, das diese Eigenschaften keineswegs erst schafft, lenkt sie nur in Kanäle, die im schlimmsten Falle viel weniger verderblich sind als die Ventile, die sie sich sonst suchen würden – und im besten Fall höchst nutzbringend. Ohne wirtschaftliche Kanalisierung wäre die Welt, in der wir zu leben hätten, nicht das »Königreich des Friedens«, sondern der Dschungel. Dieser Standpunkt wurde u. a. von KEYNES (1936, S. 374) zum Ausdruck gebracht:

»... gefährliche menschliche Neigungen können durch die Existenz von Möglichkeiten, Geld zu erwerben und persönlichen Besitz anzuhäufen, in relativ harmlose Kanäle geleitet werden, die, würden sie nicht auf diesem Weg befriedigt, ihr Ventil in Grausamkeit, in rücksichtslosem Verfolgen persönlicher Macht- und Autoritätsziele und in anderen Formen der Selbsterhöhung finden würden.
Es ist besser, daß ein Mann sein Bankkonto tyrannisiert statt seiner Mitmenschen und während das Erstere manchmal angeschuldigt wird, nur ein Mittel zum Letzteren zu sein, stellt es manchmal wenigstens eine Alternative dar ...«

Wer diesem Standpunkt zuneigt, kann noch ergänzen, daß es mehr Gründe gibt, die wirtschaftliche Unterdrückung als Modifizierung – und Mäßigung – wilder Zerstörungstendenzen aufzufassen, denn als deren Ursache. Barbarische Stämme haben ihre Opfer in Massen erschlagen, während sie Tribut von ihnen hätten fordern können, wenn sie bereit gewesen wären, sie leben zu lassen. Asiatische Nomaden verwandelten kultiviertes Land in Zentralasien in Wüsten. Um eine Oase tributpflichtig zu machen, mußten die Angreifer »nur den Hauptkanal erobern. Die Nomaden zerstörten und plünderten oft alles blindwütig. Ein einziger Angriffszug genügte, Hunderte von Oasen in Asche und Wüste zu verwandeln« (PEISKER, 1911, S. 327). GIBBON sagt von den Mongolen, daß sie »vom Kaspischen Meer bis zum Indus einen Gebietsstreifen von vielen hundert Meilen zerstörten, der durch die Wohnstätten und die Arbeit der Menschen geschmückt war, so daß fünfhundert Jahre nicht hinreichten, die Verheerungen von

europäischen Welt, hat die Meinung vertreten, daß der Mensch infolge des Sündenfalles ein geborener Sünder sei.
Die Vorstellung einer gütigen Natur des Menschen ist entschieden unchristlich und ziemlich neuen Datums: Sie trat im 18. Jahrhundert in Erscheinung. »Es ist wesentlich, keinen Glauben an die menschliche Natur zu haben. Solch ein Glaube ist moderne Häresie und eine sehr verderbliche« (BUTTERFIELD, 1949, S. 47).

vier Jahren wiedergutzumachen«. Wilde Stämme haben sich gewöhnlich so verhalten. Nur wo die Aggression geringer wog als die Habsucht, hat der Mensch seine Opfer zu Sklaven gemacht oder Tribut von ihnen eingetrieben, statt sie zu erschlagen, oder hat sogar gelernt, den Handel Piratenzügen und Raub vorzuziehen.

Die Ansicht, daß Brutalität nicht durch das Profitprinzip geschaffen, sondern im ganzen dadurch eher gemildert wurde, ist die bei weitem ältere. Joseph wurde von seinen Brüdern gehaßt, weil sie »sahen, daß ihn ihr Vater lieber hatte denn alle seine Brüder« und sie beschlossen, ihn zu töten. Aber Juda sprach zu seinen Brüdern: »Was hilft's uns, daß wir unseren Bruder erwürgen, und sein Blut verbergen? Kommt, lasset uns ihn den Ismaeliten verkaufen, daß sich unsre Hände nicht an ihm vergreifen; denn er ist unser Bruder, unser Fleisch und Blut.« Die psychoanalytische Ansicht ist in diesen Dingen die gleiche wie die latente Meinung, die in der biblischen Geschichte zum Ausdruck kommt.

Die veränderte Haltung gegenüber Besiegten oder Schwächeren scheint aber nicht nur der Erfahrung zuzuschreiben zu sein, daß Versklavung lohnender ist als Erschlagen und freie Arbeit lohnender als Sklavenarbeit, oder daß Handel mehr Gewinn bringt als Piraterie und Plünderei, sondern einem *echten Wandel der Haltungen* und Wünsche, die im Sinn der späteren Theorie Freuds als eine Libidinisierung der Aggressivität — obgleich größtenteils nur auf phallischer und analer Stufe — anzusehen wäre.

Diese Entwicklung ist aber nicht universell. Die meisten Amerikaner hatten erwartet, daß sich die neu »befreiten« Nationen im großen ganzen so benehmen würden wie die Amerikaner selbst, nachdem sie ihre Unabhängigkeit errungen hatten, d. h. daß sie sich der eigenen inneren Entwicklung widmen und daran arbeiten würden, den niedrigen Lebensstandard ihrer Völker durch den gewöhnlichen zeitraubenden Prozeß der Industrialisierung und des Handels zu verbessern. Dazu zu helfen war man sehr bereit. Aber wir sehen, daß für viele Nationen die Nährung des nationalen Stolzes durch die Demütigung früherer Herren und die Befriedigung des Hasses um jeden Preis Vorrang vor wirtschaftlichen und sozialen Verbesserungen hat. Das ist nur ein Beispiel der vielen Fehlberechnungen des Westens in den letzten Jahrzehnten, die auf der stillschweigenden Annahme beruhen, daß alle Menschen die Befriedigung libidinöser Wünsche der Befriedigung des Hasses vorziehen.

Es gibt die Geschichte von dem Mann, dem eine gute Fee im Traum versprach, ihm einen Wunsch zu erfüllen — unter der Bedingung, daß sein Nachbar dasselbe doppelt bekäme. Der Mann überlegte lange, bis er sich entschloß. Er wünschte, auf einem Auge blind zu werden.

Fälle, in denen der Zerstörungstrieb dem Kampf ums Dasein und dem Streben nach Glück untergeordnet ist

WILHELM VON OCCAMS Prinzip der Einfachheit und Sparsamkeit in wissenschaftlichen Begriffen ist noch immer eine gute Anleitung bei der Theorienbildung: *Entia non sunt multiplicanda praeter necessitatem.* Die Zahl der abstrakten Begriffe soll nicht ohne zwingende Notwendigkeit vermehrt werden. Wir sollten daher erst untersuchen, wie weit wir die Manifestationen einer Zerstörungstendenz als Nebenprodukte von Ichaktivitäten oder von Trieben oder als Reaktion auf Provokationen auffassen können, ohne die Annahme einer eingeborenen Tendenz zu Hilfe zu nehmen, die ohne Provokation auftreten müßte und grundsätzlich von Ich- und libidinösen Aktivitäten unabhängig wäre. Zumindest wäre es nützlich, zu wissen, wie weit wir dem Phänomen des Zerstörerischen auf der Grundlage älterer, wahrscheinlich einfacherer Theorien gerecht werden können und an welchem Punkt diese Theorien uns im Stich lassen.
Eine destruktive Haltung, eine destruktive Handlung oder ein destruktiver Impuls kann sein

I. die Reaktion auf
   a) eine Bedrohung der Selbsterhaltung oder allgemeiner eine Bedrohung von Zielen und Inhalten, die gewöhnlich dem Ich zugeschrieben werden oder die Reaktion auf
   b) die Versagung oder drohende Versagung libidinöser Triebe.[16]

   Oder

II. ein Nebenprodukt einer Ichaktivität wie etwa
   a) der Bemeisterung der Umwelt oder
   b) der Kontrolle über Körper oder Seelenleben

III. Teil oder Aspekt eines libidinösen Bedürfnisses, das in mancher Hinsicht Aggressivität gegen das Objekt bedeutet, wie etwa Inkorporierung oder Penetration.

Im ersten Fall können wir Feindseligkeit gegenüber denjenigen empfinden, die unser Leben bedrohen oder unsere Ichambitionen durchkreuzen (I. a), oder gegenüber denjenigen, die mit uns um dasselbe Liebesobjekt konkurrieren (I. b)[17]. Im zweiten Fall enthält der normale Versuch des wachsenden Organismus, die Umwelt zu bemeistern, ein gewisses Maß an Zerstörungstendenzen gegenüber unbeseelten Objekten und

16 Dieser Aspekt wurde von DOLLARD u. a. ausführlich untersucht (1939).

17 Siehe die berühmten Zeilen HOBBES': »... wenn irgend zwei Menschen das gleiche wünschen, was sie dennoch nicht beide genießen können, so werden sie Feinde; und in der Verfolgung ihres Zieles (das vor allem ihre eigene Erhaltung ist und manchmal nur ihr Vergnügen) bemühen sie sich, einander zu zerstören oder zu unterwerfen.«

ein gewisses Maß an Aggression gegenüber Menschen und Tieren (II. a)[18]. Oder die Zerstörungslust kann sich als Nebenprodukt der allmählich erworbenen Kontrolle über den eigenen Körper manifestieren[19] oder auch als Nebenprodukt des Kampfes um die Kontrolle über unser eigenes Innenleben (II. b), verwandt mit der Angst, von der Stärke des Es überwältigt zu werden. Schließlich kann die Aggression ein Bestandteil eines libidinösen Dranges sein, wie etwa das orale Beißen, die orale Inkorporation, der anale Sadismus, die phallische Penetration oder die vaginale Retentivität (III). In all diesen Fällen tritt Aggression auf, manchmal eine sehr gefährliche Aggression; aber es besteht in diesen Fällen doch kein zwingender Grund, einen angeborenen Trieb zur Zerstörung zu postulieren.

Natürlich müßten in jeder Theorie Vorkehrungen getroffen werden, um der Tatsache gerecht zu werden, daß Aggressivität unter den Reaktionen auf Versagung oder Bedrohung auftritt, weiter als Nebenprodukt selbsterhaltender oder selbsterweiternder Ichaktivitäten und schließlich als ein Aspekt der Libido. Aber das ließe sich durchführen, ohne daß man einen Trieb zur Destruktion an sich postulieren müßte.

Eine solche Hypothese wäre im Falle reaktiver oder provozierter Aggression nicht unerläßlich, da die Aggression in diesen Fällen nur auf Provokation hin eintritt, während echte Triebe ihre Quelle in inneren Spannungen haben und nicht unbedingt eines äußeren Reizes bedürfen. Auch im Fall der Aggression als Teil einer Ichaktivität erscheint die Hypothese

18 Ich bin mir natürlich der Tatsache bewußt, daß der Bemächtigungstrieb in der späteren FREUDschen Theorie als ein Gemisch destruktiver und libidinöser Strebungen beschrieben ist und in diesem Sinne als eine Erotisierung oder Domestizierung ursprünglicher Zerstörungstendenzen. Zweifellos kann er so beschrieben werden, und haben wir erst einmal die Annahmen der späteren Theorie akzeptiert, wird diese Erklärung des Bemächtigungstriebs unerläßlich. Aber wir sind hier mit dem Versuch beschäftigt, die Situation naiv zu untersuchen und zu fragen, ob es eine zwingende Notwendigkeit zur Annahme eines Zerstörungstriebs gibt. Der Bemächtigungstrieb, der z. B. im kindlichen Spiel sichtbar wird, macht die Annahme nicht unerläßlich. Solch ein Trieb oder etwas Entsprechendes müßte einen Platz in der normalen Ausstattung lebender Wesen haben, gleichgültig, ob es ein angeborenes Bedürfnis gibt, zu zerstören oder nicht. Schaffen wir solch einer Tendenz einen Platz in unserer Theorie und klassifizieren wir sie, vermutlich unter den Ichaktivitäten, so müssen wir anerkennen, daß dies ein gewisses Maß an Aggressivität mitbeinhaltet.

19 An einem Punkt seiner gedanklichen Entwicklung leitete FREUD die Aggression von der Erfahrung der Muskelkontrolle ab (E. BIBRING, 1936). ANNA FREUD lenkte die Aufmerksamkeit auf eine Klasse von Pädagogen, die auf striktester Disziplin bestehen und die gegenüber jedem Zeichen von Unabhängigkeit bei den von ihnen beaufsichtigten Kindern unduldsam sind oder dadurch in Panik geraten. Diese Starrheit der Disziplin wurde als Abkömmling kindlicher Angsterlebnisse gelegentlich des Auftretens unwillkürlicher Erektionen angesehen, die der kleine Knabe nicht zu beherrschen vermochte. (Ein Beitrag zur Pädagogenanalyse. Wiener Psychoanalytische Vereinigung, Juni 1936. Unveröffentlicht.)

nicht notwendig, da Zerstörung ja nicht das Ziel ist; sie tritt nur nebenher auf, das eigentliche Ziel ist die Erreichung der Ichzwecke[20]. Schließlich verlangen die Fälle, in denen die Aggressivität Bestandteil eines Sexualtriebs ist, die Annahme, daß die Sexualität aggressive Elemente enthält. Da aber in diesen Fällen das sexuelle Vergnügen immer aus den jeweiligen Praktiken herstammt, ist es wiederum nicht nötig, aggressive Kräfte zu postulieren, die unabhängig von den Sexualtrieben wirkten und noch weniger, daß ihr Ziel Zerstörung wäre.

Essentielle Destruktivität

Es gibt also ein weites Gebiet aggressiver oder feindlicher Manifestationen, für deren Erklärung es nicht nötig ist, einen destruktiven Trieb zu postulieren.

Es gibt aber auch Formen der Aggression, die ihrem Charakter oder ihrer Intensität nach außerhalb dieses Gebietes liegen; Manifestationen der Aggression, die nicht als reaktiv auf Provokationen angesehen werden können, weil sie in ihrer Intensität oder in ihrer Dauer so ungeheuer sind, daß es schwierig wäre, sie sinnvoll in ein Reiz-Reaktions-Schema einzuordnen; die nicht als Nebenprodukte von Ichaktivitäten angesehen werden können, weil sie weder Begleiter augenblicklicher Ichaktivitäten sind, noch sich als Derivate früherer Nebenprodukte von Ichaktivitäten erklären lassen; und schließlich nicht als Teil sexueller Triebe angesehen werden können, da keine sexuelle Lust irgendwelcher Art mit ihnen verbunden zu sein scheint.

Paul Federn hat wiederholt auf diese Aktivitäten hingewiesen und sah in ihnen die wirkliche Grundlage für die Annahmen eines Destruktionstriebes. Er erwähnte vor allem gewisse extreme Formen des Selbstmords, die bei Psychotikern vorkommen. Ein Psychotiker kann sich mit aller Kraft mit einer Axt auf den Kopf schlagen und diesen Angriff auf sich selbst wiederholen, wenn er noch die Kraft dazu hat[21]. Dazu gehören auch die plötzlichen Ausbrüche der Katatonen, die aus einem

20 Das »Gesetz des Dschungels« in KIPLINGS Dschungelbuch unterscheidet klar zwischen Töten um der Nahrung willen und Töten aus anderen Gründen. Das erste ist erlaubt, das zweite steht außerhalb des Gesetzes.

21 Bei einer Diskussion über dieses Thema meinte Dr. M. KATAN, daß dies Argument FEDERNS nicht schlüssig sei. Er wies darauf hin, daß solche Patienten an einer Angst leiden, die unsere Vorstellung weit übersteigt (siehe S. 175) und daß ihre extreme Zerstörungstendenz ihrer extremen Angst proportional sein könnte. Dies ist wahrscheinlich eine echte Alternative gegenüber der Annahme eines Destruk-

scheinbaren Gleichgültigkeitszustand heraus blitzartig angreifen können, um mit eben solcher Plötzlichkeit zu ihrem vorherigen Anschein von Apathie zurückzukehren. Auch der epileptische Anfall wurde in diesem Zusammenhang erwähnt.

Derartige Verhaltensweisen wirken auf uns unheimlich. Es fällt uns schwer, uns damit zu identifizieren, was bei den früher erwähnten Beispielen von Aggression nicht der Fall war. Man hat diese Entfremdung der Tatsache zugeschrieben, daß es sich hier um Ausdrücke reiner oder fast reiner Zerstörungstendenz ohne sexuellen Einschlag handle. Diesen Beispielen ließen sich andere Fälle der Aggressivität bei Individuen hinzufügen, die nicht psychotisch erscheinen und deren Aggressivität sich auf eine der eingangs diskutierten Weisen erklären lassen könnte, wäre sie nur nicht so intensiv und von so langer Dauer. In diesen Fällen ist es die Intensität und die Unerschöpflichkeit der Aggression, die die Frage nach ihrem Ursprung aufwerfen.

Wir haben in unserem eigenen Zeitalter mächtige Volksbeherrscher kennen gelernt, deren Haß gegen Andersgesinnte unersättlich war und deren Rachebedürfnis gegenüber denjenigen, die ihre empfindlichen Stellen berührt hatten – extrem verletzlich wie sie waren – unveränderlich die verstreichende Zeit und den Wechsel der Zustände überdauerte. Stalin wird die Bemerkung zugeschrieben, daß Rache kalt genossen werden muß. Er rechnete mit unglücklichen Widersachern aus längst vergangenen Tagen ab, die vor den vordringenden deutschen Truppen nach Rußland flohen, offensichtlich in der Erwartung, daß kleine Meinungsverschiedenheiten aus früheren Tagen durch die verflossene Zeit und im Angesicht der gemeinsamen Gefahr ihre Bedeutung verloren hätten. Sie hatten sich geirrt.

Wohl der ungeheuerlichste Fall unstillbaren Hasses war Adolf Hitlers Einstellung gegenüber den Juden. Es wäre schwierig, diesen Haß als Reaktion erklären zu wollen, dazu war er zu grenzenlos und zu unerschöpflich. Es wurde manchmal behauptet, er sei durch die Ablehnung der Wiener Kunstakademie, Hitler aufzunehmen, verursacht worden, was dieser in wahnhafter Weise jüdischem Einfluß zuschrieb. Aber warum war diese Feindseligkeit so viele Jahre später noch so frisch, als Hitler der unbeschränkte Herrscher Deutschlands und der Eroberer fast des gesamten Europas geworden war – und als

tionstriebs, mindestens soweit es sich um diese Erscheinung handelt. Was über die Bedürfnisse der Selbsterhaltung und des Strebens nach Glück hinauszugehen scheint, ist vielleicht nicht der Aggression selbst, sondern der Angst zuzuschreiben. Die *allgemeine* Anwendung dieser Idee, über den Bereich der Psychosen hinaus, würde aber wahrscheinlich zu Schwierigkeiten im Gebiet der kindlichen Zerstörungsneigung führen.

ihm, rückschauend, die den Juden zugeschriebene Versagung seiner frühen künstlerischen Bestrebungen als günstige Wendung erscheinen mußte? Oder warum konnte sein Groll nicht wenigstens dadurch gestillt werden, daß er sich an einigen einzelnen rächte, die er als Schuldige an dem verbitternden Erlebnis ansah? Warum mußte es die totale Enteignung, Deportierung, unendliche Degradierung und schließlich die Auslöschung eines ganzen Volkes sein? Psychoanalytiker werden natürlich vermuten, daß Kindheitserlebnisse und nicht der Ärger einer späteren Periode den Brennstoff zu seiner Aggressivität geliefert haben. Das wirft aber wieder dieselbe Frage auf: Welcher Art sollten diese Kindheitserlebnisse gewesen sein, um als Reaktion eine derart unstillbare Zerstörungstendenz auszulösen?[22]

Es gibt auch Fälle, in denen der Haß reaktiv und seine Intensität verständlich ist, bei denen aber die Reaktion trotzdem merkwürdig scheint, weil der Haß um einen im Sinne libidinöser Opfer so enormen Preis befriedigt wird, wie »wir« ihn niemals zahlen würden, gleichgültig wie gekränkt wir uns fühlten. Was diese Fälle von der seelischen Ökonomie des Durchschnittsmenschen in unserer Kultur unterscheidet, ist der Umstand, daß hier Haß und Zerstörungswille den Vorrang selbst über die wichtigsten libidinösen Befriedigungen haben. Die Zerstörungstendenz ist daher in diesen Fällen den Bedürfnissen des Ich und der Libido nicht oder nicht mehr untergeordnet.

Das klassische Beispiel dieses Typus findet man in EURIPIDES' *Medea*. Um sich an Jason, der sie um einer jungen Braut willen verlassen will, zu rächen, tötet sie ihre und Jasons Kinder, die sie liebt. Keiner der Griechen in der Tragödie hätte etwas derartiges getan. Sie werden als durchaus fähig zu Grausamkeiten dargestellt, aber bei ihnen hat die libidinöse Befriedigung den Vorrang vor der Befriedigung des Hasses. Medea aber ist eine Barbarin, eine Zauberin, vielleicht eine Unsterbliche; all das entrückt sie der menschlichen Gemeinschaft.

Phänomene dieser Art und die oben erwähnten Manifestationen einer Zerstörungstendenz bei Psychosen und in der Epilep-

22 Es ist natürlich unmöglich, in bezug auf historische Persönlichkeiten, über deren Erkrankungen keine klinischen Berichte existieren, Diagnosen zu fällen. Man ist auf Eindrücke und Mutmaßungen angewiesen. In diesem Sinne möchte ich Tatsachen über ADOLF HITLER erwähnen, auf die mich Dr. BERTRAM D. LEWIN vor vielen Jahren aufmerksam machte: eine zeitweilige Blindheit gegen Ende des Ersten Weltkrieges (Oktober 1918) wurde von mehreren Autoren erwähnt (z. B. HEIDEN, 1936) und einer Gasvergiftung, aber auch einer Hysterie zugeschrieben; ein Tremor der Hände im letzten Lebensjahr wurde von Graf BERNADOTTE, dem Präsidenten des Internationalen Roten Kreuzes, beobachtet. Beide Tatsachen zusammen lassen daran denken, daß Hitler zur Zeit der großen Epidemie am Ende des Ersten Weltkrieges eine Enzephalitis durchgemacht haben könnte. Daß diese Krankheit häufig von einem ausgesprochenen Hemmungsverlust gefolgt wird, braucht nicht erwähnt zu werden.

sie lassen es zweifelhaft erscheinen, ob sich die *Gesamtheit* der Aggressivität je im Sinn des reaktiven Verhaltens wird erklären lassen. Sie legen es doch sehr nahe, die Existenz eines gewissen inneren Destruktionsbedürfnisses einzuräumen.

Um zusammenzufassen: während es möglich und tatsächlich angezeigt ist, viele Manifestationen der Aggressivität — das meiste dessen, was bei Normalen und bei Psychoneurotikern zu finden ist — als Reaktionen auf Versagung oder Gefahr oder als Nebenprodukte der Selbsterhaltung oder als sexuelle Manifestationen zu erklären, wirkt ein Versuch, *jedes* destruktive Verhalten auf diese Linie zu erklären, als gezwungen. Es scheint ein nicht reduzierbarer Rest destruktiver Phänomene zu bestehen, die auf die Existenz destruktiver Kräfte im Menschen hinweisen, wenigstens bei vielen Menschen. Vielleicht können wir diesen nicht zu reduzierenden Rest als *essentielle Destruktivität* bezeichnen, womit wir eine Anleihe bei der psychiatrischen Unterscheidung zwischen essentiellem und reaktivem Alkoholismus machen.

Die essentielle Destruktivität wird in FREUDS späterer Theorie als Ausdruck eines destruktiven Triebes erklärt, der wiederum als Derivat eines Todestriebes angesehen wird. Das Drama des Lebens erscheint dann als das Ergebnis eines Wechselspiels, konstruktiver und destruktiver Kräfte, des Eros und des Thanatos.

Es ist nötig, zwischen der Postulierung eines Destruktionstriebs und der Annahme eines Todestriebs zu unterscheiden, dessen Manifestation der Destruktionstrieb wäre. Das erste ist eine klinische Theorie, das zweite eine biologische, die nicht auf der Grundlage psychologischer Erfahrung *allein* diskutiert und bewertet werden kann.

Es bedeutet keinen Unterschied in unserer Führung einer Analyse, ob wir an die Hypothese eines Todestriebes glauben oder nicht; er selbst erscheint nicht als Element psychologischer Deutungen in der Analyse. Deutungen können auf destruktive oder aggressive Strebungen hinweisen, aber deren biologische Wurzel ist für eine psychologische Untersuchung und Behandlung nicht relevant, ebenso wie die von einigen theoretischen Biologen vertretene Annahme, daß die Sterblichkeit aller lebenden Organismen letztlich dem Prinzip der Entropie, dem zweiten Hauptsatz der Thermodynamik, zuzuschreiben sei, keine direkte Auswirkung auf die Untersuchung und Behandlung eines Herzfehlers hat.

Die Destruktion und das Tierreich

Ausdrücke wie »unmenschlich«, »brutal« oder »bestialisch« weisen darauf hin, daß Grausamkeit gewöhnlich mit der Tierwelt assoziiert wird. Die Entwicklungstheorie könnte unter

Umständen Zerstörungstendenzen beim Menschen als Überreste vormenschlicher Stadien ansprechen.

Ludwig von Bertalanffy (1958, S. 52) führte vor einiger Zeit aus, daß Aggression innerhalb der Spezies bei Wildtieren in der Freiheit und unter besonders harten Wettkampfbedingungen zwischen den Arten bald durch Selektion ausgemerzt wäre. Er sieht die essentielle Zerstörungstendenz als eine Art von Luxus an, den sich nur die Menschen leisten können, da sie nicht mehr unter dem Druck des Wettkampfs zwischen den Arten stehen, und er spricht die Vermutung aus, daß nur ein kleiner Teil der Destruktivität wie Gewaltverbrechen, Zerstörungen durch den Mob, die Selbstbeschädigung Wahnsinniger, rein auf der Stufe des Primärprozesses stehen. Der größte Teil der essentiellen Zerstörungstendenz beim Menschen wäre dann seiner Fähigkeit zum symbolischen Denken zuzuschreiben, d. h. wäre im Dienst von Ideen ausgeübt. Auch Adolf Portmann betont nachdrücklich die *menschliche* Natur der Destruktion: »Die Idee, aus den tierischen Vorstufen könne man die Eigenart des Menschen ableiten, hat zu üblen Täuschungen geführt. Eine der übelsten ist die Idee einer langsamen, aber zwangsläufigen Verbesserung der menschlichen Natur. Ganz allmählich, so dachten viele, müßte das Niedere bei der schrittweisen Höherentwicklung vom Tier zum Menschen zurückbleiben. So hat eine oberflächliche Denkart mit Erfolg versucht, das Böse, das wir in uns so mächtig am Werke finden, als einen Überrest tierischer Vorstufen zu erklären, der langsam, aber sicher in stetem Fortschritt überwunden würde! Und geschieht Entsetzliches, kaum faßbar Grausames unter Menschen, so reden viele gedankenlos von ›Brutalität‹, von tierischer Roheit, von Rückfall in tierische Stufen ...! Als gäbe es Tiere, die ihresgleichen das antäten, was sich Menschen an Leid zufügen. Gerade hier muß der Zoologe mit aller Offenheit auf eine klare Grenze hinweisen: Dieses Böse, dieses Grauenhafte, das ist kein tierischer Rest, der beim unmerklichen Übergang eben mitgekommen wäre: hier ist eine scharfe Grenze; dieses Böse, es gehört ganz diesseits der Grenze zum richtigen Menschlichen; das ist Menschenwerk, für das es keine Herleitung aus Tierhaftem gibt. Wer nach den Grenzen von Tier und Mensch und damit nach der Erkenntnis unserer Eigen-Art forscht, muß wissen, daß er das Böse ganz und gar in unsere Menschenwelt einzuordnen hat; er muß die Schwere der Aufgabe voll erkennen, die uns mit dieser Tatsache gestellt ist« (Portmann, 1943, S. 68 f.).

Jacob Burckhardt nannte Heinrich VIII. ein Stück Speck in Goldbrokat, halb Lümmel, halb Teufel. Himmler und seine Genossen waren keine Tiere, sondern Teufel, und der Teufel gehört zur Welt des Menschen[23].

23 Wie auch Mephisto im FAUST über den Menschen bemerkt:
Ein wenig besser würd' er leben,
Hätt'st Du ihm nicht den Schein des Himmelslichts gegeben;
Er nennt's Vernunft und braucht's allein,
Nur tierischer als jedes Tier zu sein.

Es gibt allerdings auch andere Ansichten und SCHJELDERUP-EBBE, der Entdecker der Hackordnung bei Vögeln, vertritt die Meinung, daß der Despotismus die Grundidee der Welt sei, unlöslich verbunden mit allem Leben und Dasein (1931). Ich bin nicht in der Lage, zu entscheiden, ob genug Gründe vorliegen, um anzunehmen, daß es bei den Tieren eine Zerstörungstendenz um ihrer selbst willen gibt. Soweit ein Außenstehender aus der Distanz einen Eindruck gewinnen kann, scheint es mir, daß die Biologen im ganzen mehr dazu neigen, destruktives Verhalten bei Tieren als durch den Kampf ums Dasein oder andere, nicht primär destruktive Aktivitäten bedingt anzusehen, denn als die Äußerung eines intraspezifischen Destruktionstriebs.

Ist Destruktivität ein Trieb?

Essentielle Destruktivität, die über die Erfordernisse des Ichs und der Libido hinausgeht, kann entweder einer eigenständigen Kraft oder, nach dem Vorschlag Dr. KATANS in Zusammenhang mit dem Selbstmord von Psychotikern, paroxysmaler Angst zugeschrieben werden. Im ersten Fall müßte ein angeborener Destruktionstrieb angenommen werden. FREUD ist diesen Weg gegangen, wobei er diesen Trieb von einem Todestrieb ableitete, der zusammen mit seinem Gegenpart, dem Lebenstrieb, die fundamentalen Tendenzen lebender Materie darstellen soll. In der essentiellen Destruktivität die Manifestation eines angeborenen Triebes zu sehen, ist wahrscheinlich die einfachste Hypothese. Sie ermöglicht es, den bekannten Tatsachen sowohl bei Kindern wie bei Erwachsenen gerecht zu werden und sie in einer Weise zu organisieren, die uns erlaubt, Voraussagen zu machen und den Verlauf rational zu beeinflussen. Vielleicht wird auch der Dualismus von Libido und Destruktion oder von Lebens- und Todestrieb, der neue Perspektiven für ein tieferes Verständnis alles Lebendigen zu eröffnen verspricht, eines Tages physiologisch demonstrierbar sein. Die Hypothese eines selbstzerstörerischen Todestriebes, der durch das Wirken des Eros nach außen gewendet und besänftigt ist, könnte dann vielleicht manche Erscheinungen erklären, wie z. B. den plötzlichen Übergang von Gesundheit zu Krankheit, den man oft bei Leuten beobachtet, die sich vom aktiven Leben zurückgezogen haben oder durch die Umstände in Ruhestand gezwungen wurden.
Die Theorie eines Zerstörungstriebs ist aber nicht der einzige Weg, auf dem die essentielle Destruktivität zu verstehen wäre. Es gibt zum Beispiel auch die Möglichkeit, daß wir es mit einem abgesprengten Bruchstück des seelischen Apparates zu tun haben, d. h. mit einem Teil der Ausstattung des Organis-

mus für den Daseinskampf, einem Bestandteil, der für gewöhnlich in die Hierarchie des Ich eingeordnet ist, der aber eine unabhängige Existenz annehmen und destruktiv werden kann, wenn er sich außerhalb dieser Integration manifestiert. Er benimmt sich sozusagen, als wäre er vom Organismus beurlaubt – wie plündernde Soldaten, wenn die Disziplin der Armee zusammenbricht. Etwas derartiges kann entweder in der frühen Kindheit eintreten, bevor genug von einem integrierten Ich vorhanden ist, oder jederzeit später im Fall einer regressiven Desintegration. Diese Hypothese würde mit den Beobachtungen übereinstimmen, wonach essentielle Zerstörungstendenzen in früher Kindheit und unter regressiven Bedingungen auftreten (einschließlich der durch Gehirnschädigung verursachten Regression).
Wir dürfen erwarten, daß weitere Erfahrungen zwischen den verschiedenen möglichen Hypothesen entscheiden werden.

Eine asymmetrische Klassifizierung

Bei der Anwendung der Theorie erotischer und destruktiver Triebe darf man nicht vergessen, daß zwischen den beiden keine wirkliche Parallele oder Spiegelentsprechung besteht; ihre Klassifizierung ist asymmetrisch. Eros und Zerstörung können als die Repräsentanten der Polarität des Aufbauens und Niederreißens, des Lebens und des Todes vorgestellt werden. Aber es gibt eine unendliche Mannigfaltigkeit dessen, was gebaut werden kann, während die Destruktion, die Negation, immer die gleiche ist.
Auf Grund dieser fehlenden Symmetrie bedeuten die gleichen Vorgänge im einen Fall und im anderen etwas verschiedenes. Die gleichen Mechanismen haben verschiedene Konsequenzen, je nachdem ob sie auf destruktive Triebe angewendet werden oder auf sexuelle. Fortdauernde Unmöglichkeit, heterosexuelle Bedürfnisse zu befriedigen, wie z. B. im Gefängnis, wird zu Ersatzbefriedigung jeder Art, die sich finden läßt, führen, wahrscheinlich auf einer regredierten Stufe. Die gleiche Unmöglichkeit, Aggressivität auszudrücken, würde wahrscheinlich nur zu einem Wechsel des Objekts führen: entweder »läßt man es« an irgend etwas Erreichbarem »aus« oder, wenn diese Möglichkeit aus inneren oder äußeren Gründen nicht besteht, wird sich die Aggressivität, wahrscheinlich in Form von Selbstanklage oder Depression, gegen einen selber wenden. Die Plastizität der Sexualtriebe macht es möglich, Ersatzbefriedigung zu finden, aber die Negation kann nur negieren und höchstens ihre Objekte wechseln. Jede andere Möglichkeit im Gebiet der Aggression setzt die *Mitwirkung der Libido* voraus.
Auch zwischen der Entwicklung der erotischen Triebe und der

Entwicklung der Destruktivität besteht keine Parallelität. Nehmen wir die Sexualtriebe als Beispiel (obgleich der Begriff des Eros weiter ist). Die Sexualtriebe haben einen klaren Reifungsablauf: von prodromalen Stadien zu einer frühzeitigen Blüte der Genitalität; dann über eine Periode (relativer) Latenz zur Reifungsperiode in der Pubertät, die in der erwachsenen genitalen Sexualität endet, in der innerhalb weit gesteckter Grenzen volle Befriedigung physiologisch und psychologisch möglich und sozial erlaubt ist. Beim Destruktionstrieb gibt es keine parallelen Reifungsvorgänge. Die Destruktivität ist wahrscheinlich in der frühen Kindheit am vollkommensten ausgebildet und alle späteren Manifestationen stellen bei den meisten Menschen Verdünnungen oder Milderungen der ursprünglichen Heftigkeit dar. In der Regel gibt es zu keiner Zeit eine sozial zugelassene volle Befriedigung dieses Triebes – obgleich in vielen Gesellschaften die Jagd auf Tiere als Ventil vorgesehen ist und in manchen die Jagd auf eine Klasse von Menschen offensteht.

Die Entgiftung des Zerstörungstriebes

Wenn es einen angeborenen destruktiven Trieb gibt, dann erhebt sich die Frage, wie es kommt, daß der größte Teil der Erwachsenen während der meisten Zeit keine heftigen destruktiven Bedürfnisse hat. Ihre Destruktivität muß sich gemildert haben, und FREUD schreibt diese Entschärfung oder Entgiftung dem Einfluß der Libido zu, d. h. der Liebe. Die Aufgabe wird um so erfolgreicher erfüllt, je höher die eingreifende Libido auf der Entwicklungsskala steht.

Diese Theorie war außerordentlich nützlich. Sie läßt uns z. B. verstehen, warum Kinder aggressiver werden, wenn ihre Objektbeziehungen gestört sind, und sie berät den Kindertherapeuten dahingehend, daß nur ein Fortschritt der Libido das aggressive Kind heilen kann. Aber die Theorie ist in etwas ungenauen Ausdrücken dargestellt worden. FREUD sprach von Mischung und Entmischung erotischer und zerstörerischer Triebe. Die Mischung erotischer und destruktiver Triebe bringt die Besänftigung und Zähmung der Destruktivität zustande, während von der Desintegration solcher Vereinigungen – der Entmischung – gesagt wird, sie setze Destruktion »frei«.

Mir scheint, daß dieses Bild der Klärung bedarf. Wenn verschieden Bestandteile gemischt werden – wie z. B. verschiedene Früchte in einem Salat –, dann erwarten wir, daß wir als Konsequenz einer Entmischung die anfänglichen Bestandteile wiederfinden werden. Nach der Entmischung der Triebe sollten wir beide, Libido und Destruktion unverfälscht wiederfinden. Was wir aber tatsächlich finden, ist Destruktivität plus *niedrigen Entwicklungsstufen* der Libido.

Das legt nun weniger einen Mischungs- und Entmischungsvorgang von Bestandteilen nahe, sondern viel eher etwas wie eine Entgiftung der Destruktivität durch das Eingreifen erotischer Triebe – um so wirksamer, je höher auf der Entwicklungsstufe die sexuellen Triebe stehen – und ein Wiedererscheinen der Aggressivität, wenn die Libido regrediert.

In jüngerer Zeit haben HARTMANN, KRIS und LOEWENSTEIN (1949; auch HARTMANN, 1952, 1953; KRIS, 1955) den Gedanken entwickelt, daß Destruktivität nicht nur durch die Intervention der Libido gemildert werden kann, sondern auch, unabhängig von solch einem Dazwischentreten, durch einen Prozeß, der das genaue Gegenstück der Desexualisierung sexueller Triebe ist (Desaggressivierung). Sie haben den Ausdruck »Neutralisierung« vorgeschlagen, um sowohl die Desexualisierung libidinöser Triebe, wie die Desaggressivierung von Zerstörungstrieben zu bezeichnen.

Diese Hypothese ist natürlich von der Annahme abhängig, daß Destruktivität die Manifestation eines Triebes ist. Und da jede Milderung der Destruktivität ein Maß an Objekterhaltung bedeutet, müßte entweder gezeigt werden, daß diese Schonung des Objekts keine Elemente von Liebe enthält oder, wenn sie es tut, daß diese Liebe nur ein Ergebnis des Prozesses ist, nicht seine Ursache. In diesem Zusammenhang ist auch eine Formulierung FREUDS über die Desexualisierung von besonderem Interesse: »Jedenfalls erhalten wir so Einsicht in eine wichtige Leistung des Ichs in seinem Verhältnis zum Eros. Indem es sich . . . der Libido der Objektbesetzungen bemächtigt, sich zum alleinigen Liebesobjekt aufwirft, die Libido des Es desexualisiert oder sublimiert, arbeitet es den Absichten des Eros entgegen, stellt sich in den Dienst der gegnerischen Triebregungen« (1923, S. 274 f.). FREUD vermutete also, daß die Desexualisierung unter dem Einfluß des Todestriebs vor sich ginge; wahrscheinlich hätte er dann auch angenommen, daß Desaggressivierung unter dem Einfluß des Eros vor sich geht. Bisher gibt es keine schlüssigen Beweise, die hinreichten, zwischen dieser FREUDschen Ansicht und der von HARTMANN, KRIS und LOEWENSTEIN vorgelegten Hypothese zu entscheiden.

4. DIE ANGST

Die zwei Theorien der Angst

Die Geschichte der älteren Angsttheorie FREUDS und ihrer Revidierung ist oft erzählt worden. FREUD glaubte, daß es eine bestimmte Art von Neurosen gäbe, die er »Aktualneurosen«

nannte, das heißt »nervöse Zustände ... die ... offenbar von dem somatischen Faktor des Sexuallebens« abhängen (1910 d, S. 122), welche in allen Fällen die gleichen Symptome zeigen, diffuse Angst, Herzklopfen, Verdauungsstörungen, ohne die individuellen Variationen, wie sie die psychoneurotischen Symptome aufweisen. FREUD nahm dabei an, daß diese Erscheinungen nicht psychisch verursacht, sondern sexuellen Praktiken im rezenten Leben des Patienten zuzuschreiben seien, die zu einer Anhäufung sexueller Spannung ohne entsprechende Abfuhr führten, so daß die Symptome Folgen des toxischen Einflusses aufgestauter Libido wären. Die Behandlung dieser Symptome sollte daher nicht in einer Psychoanalyse bestehen, da es keine Psychogenese aufzudecken und zu heilen gäbe, sondern im Abbruch der schädlichen Praktiken des Patienten in seinem jetzigen Leben. Es scheint, daß FREUD bis zu seinem Lebensende an der Ansicht festhielt, daß es Fälle dieser Art gäbe, die auf diese Art der Behandlung reagierten. Die Psychoanalytiker, die eine Generation und mehr jünger als er waren, sind ihm in diesem Punkt nicht gefolgt. Sie fanden, daß ihnen nie ein Fall klarer »Aktualneurose« begegnet sei und neigten dabei zu der Ansicht, daß es sich hier um eine Diagnose aus früheren Tagen handle, als das Auge des Klinikers noch nicht genug geschärft war, um verborgenere neurotische Züge zu entdecken, und daß Fälle, die damals als Aktualneurosen galten, später als voll ausgewachsene Neurosen rangiert hätten.[24]

Die Angst bei den »Aktualneurosen« wurde also von FREUD als toxisches Produkt unabgeführter Libido aufgefaßt.

Auf der anderen Seite bestand gar keine Frage hinsichtlich der Tatsache, daß normale Furcht eine Reaktion auf Gefahr darstellt: »Die Realangst ... darf ... als Äußerung des Selbsterhaltungstriebes« angesehen werden (FREUD, 1916/17, S. 408). FREUD unterschied »... zwischen der neurotischen Angst, die abnorm verwendete Libido ist, und der Realangst, welche einer Reaktion auf die Gefahr entspricht ...« (ibid., S. 420). Der Ausdruck »neurotische Angst« bezieht sich an dieser Stelle auf die Angst bei Aktualneurosen.

Was noch blieb, war das Problem der Angst bei Psychoneurosen: Sollte die Angst als Reaktion auf Gefahr angesehen werden, wie die normale Furcht, oder als ein Umformungsprodukt der Libido, wie die Angst bei den »Aktualneurosen«?

24 Bei dieser Gelegenheit sei die Bemerkung gestattet, daß diese eigentlich einstimmige Ablehnung einer FREUDschen Hypothese durch Psychoanalytiker zeigt, wie wenig Grund für die weitverbreitete Meinung besteht, daß Analytiker, vor allem die »orthodoxen«, nichts weiter als das Sprachrohr ihres Meisters seien und ihre Zustimmung zu den meisten FREUDschen Ideen nicht ihrer eigenen bestätigenden Erfahrung, sondern kritikloser Autoritätsgläubigkeit entspränge.

Es ist bekannt, daß sich FREUDS Ansichten in diesem Punkt geändert haben, d. h. daß er zuerst geneigt war, die psychoneurotische Angst im gleichen Licht zu sehen wie die Angst der Aktualneurose, später aber sie als Reaktion auf Gefahr auffaßte. Was seine Ansicht verändert hat, war die Einsicht, daß die erste Annahme zu einer Beweisführung im Kreise führt (1926 a). War die Angst auf eine Aufstauung von Libido zurückzuführen und diese Aufstauung auf die Verdrängung, dann mußte Verdrängung der Angst vorangehen. Das führte zur Frage, was denn die Verdrängung verursacht hatte. Die Angst muß ja der Motor der Verdrängung sein und konnte daher nicht deren Folgeerscheinung darstellen – obgleich es wohl denkbar wäre, daß eine vorausgehende Angst, die zu Verdrängung geführt hatte, dann durch das Aufstauen der Libido auf Grund der Verdrängung zunehme. Aber mindestens ein Teil der Angst ließ sich nicht toxisch erklären. Er mußte, wie die Realangst, als Reaktion auf Gefahr aufgefaßt werden.

Da FREUD weiterhin an die Existenz von Aktualneurosen und damit an die Angst auf Grund aufgestauter sexueller Spannung ohne entsprechende Abfuhr glaubte, stand er vor der Frage, wie die beiden Ansichten über die Angst zu kombinieren wären und sich eine einheitliche Theorie entwickeln ließe. Er unternahm einen Versuch auf folgender Linie: er analysierte die Bedeutung der Gefahr und kam zu dem Resultat, daß »Gefahr« die Vorwegnahme eines künftigen Traumas sei; das Trauma erschien als die Überflutung des Organismus mit Bedürfnisspannungen, weit über das Maß hinaus, das in der gegebenen Zeitspanne assimiliert (oder verdaut) werden kann. Die Realangst und die Angst der *Psycho*neurosen erscheinen dann als eine Vorwegnahme solcher *zukünftigen* Bedürfnisspannungen in kleinen Dosen. Eine geringe, vorweggenommene Dosis des drohenden Traumas setzt, durch den Mechanismus des Lust-Unlustprinzips, die Abwehrtätigkeiten in Bewegung und beugt damit der Realisierung des Traumas vor – etwa wie die Impfung mit geringen oder abgeschwächten Dosen der Krankheitserreger der wirklichen Krankheit vorbeugt. Dann könnte man vielleicht in der Angst der Aktualneurosen die Folgen der gegenwärtigen traumatischen Situation sehen, d. h. die Folgen einer Überflutung des Organismus mit Bedürfnisspannungen jetzt und hier.

Diese versuchte Vereinheitlichung scheint aber nicht ganz befriedigend, weil die Bedürfnisspannungen, die in einer traumatischen Situation rapide anwachsen, nicht alle sexueller Natur sind; manche gehören zum Selbsterhaltungstrieb. Andererseits war in der alten Theorie die toxische Angst der Aktualneurose nicht der Anhäufung jeglicher Art von Spannungen zugeschrieben worden, sondern spezifisch der Anhäufung sexueller Spannungen. Da die neue, vereinheitlichende Formulierung nicht zwischen libidinöser und nichtlibidinöser Spannung unterschied, ist sie kaum in der Lage, ohne Zusatzhypothesen die alte Ansicht von der toxischen Angst als Umformungsprodukt der Libido mit zu umfassen.

Da aber heute die Psychoanalytiker nicht mehr an die Existenz der Aktualneurosen und an die Existenz von Angst glauben, die durch unabgeführte Sexualspannungen verursacht wäre – oder wenigstens ihr Interesse von diesem Gegenstand abgezogen haben –, hat die Frage einer vereinheitlichten Theorie viel von ihrer Dringlichkeit verloren.

Es ließe sich leicht zeigen, daß die Angst die bewegende Kraft der Verdrängung ist und damit eine notwendige Bedingung für die Bildung der Neurose. Diese Einsicht hat dem Psychoanalytiker gleichzeitig eine neue Dimension für seine Untersuchung der Neurosen verschafft. Während er bisher nur dahin orientiert war, nach den Zielen und Objekten der Triebe seines Patienten zu forschen, war er nun darauf aufmerksam geworden, auch nach seinen Gefahren zu suchen.

Aber die neue Theorie warf eine alte Frage wieder auf, die schon beantwortet schien, nämlich die Frage nach dem Unterschied zwischen Realangst und neurotischer Angst. Solange die alte Theorie überwog, schienen die Dinge klar zu sein: Realitätsgerechte Furcht war eine Reaktion auf Gefahr, neurotische Angst ein Umbildungsprodukt gestauter Libido. Sie waren zwei völlig verschiedene Dinge. Wenn aber, wie die neue Theorie das will, auch die neurotische Angst eine Reaktion auf Gefahr ist, dann erhebt sich die Frage, was unterscheidet realitätsgerechte Furcht und neurotische Angst? Der Unterschied zwischen ihnen könnte in Unterschieden des Bedrohungsinhalts gesucht werden (wie z. B. real oder phantasiert), in Unterschieden der Gefahrenquelle (wie z. B. innere oder äußere Gefahr) oder in Unterschieden der Reaktionsintensität.

Die heute angenommene psychoanalytische Theorie sieht den Unterschied zwischen Realangst und neurotischer Angst nur in der Gefahrenquelle: »Wir haben bisher keinen Anlaß gehabt, die Realangst anders zu betrachten als die neurotische Angst. Wir kennen den Unterschied; die Realgefahr droht von einem äußeren Objekt, die neurotische von einem Triebanspruch[25] . . . Wir haben verstanden, daß der Anschein einer

25 Es ist interessant, festzustellen, daß diese Möglichkeit von FREUD schon ein Jahrzehnt vor »Hemmung, Symptom und Angst« (1926a), wo der Übergang von der alten zur neuen Theorie deutlich vollzogen wird, in Betracht gezogen wurde. In den »Vorlesungen zur Einführung . . .« (1916/17, S. 420) schrieb er: »Wie wir wissen, ist die Angstentwicklung die Reaktion des Ichs auf die Gefahr und das Signal

besonders intimen Beziehung zwischen Angst und Neurose sich auf die Tatsache zurückführt, daß das Ich sich mit Hilfe der Angstreaktion der Triebgefahr ebenso erwehrt wie der äußeren Realgefahr, daß aber diese Richtung der Abwehrtätigkeit infolge einer Unvollkommenheit des seelischen Apparats in die Neurose ausläuft« (FREUD, 1926 a, S. 200).
Es ist ausschließlich diese »Unvollkommenheit des seelischen Apparats«, die uns Triebgefahren so behandeln läßt, als wären sie äußere, d. h. uns veranlaßt, durch Verdrängung vor ihnen zu fliehen, und die dadurch den neurotischen Prozeß in Bewegung setzt.

Formen der Angst

FREUD schilderte (1926 a) vier Hauptformen der Angst in der Kindheit:
1. Als die früheste, die Furcht vor Objektverlust; das Kind hat Angst, mit seinen gebieterischen Bedürfnissen allein gelassen zu werden, die dann niemand mehr befriedigen würde.
2. Etwas später entwickelt sich die Furcht, die Liebe des Objekts zu verlieren, was etwa dieselbe Situation schaffen würde, wie der Objektverlust. Unter normalen Bedingungen übernimmt die Angst vor dem Liebesverlust nach Ablauf der frühesten Periode den Platz der Angst vor dem Objektverlust.
3. In der phallischen Phase gibt es bei Knaben die Kastrationsangst und bei Mädchen deren Äquivalent. Bei Knaben ist es die Angst vor dem Verlust oder der Beschädigung des Penis oder die Angst, von einem stärkeren männlichen Wesen überwältigt und damit in die weibliche Position gezwungen, auf der Stufenleiter der »relativen Sexualität« (MAX HARTMANN) auf einen niedrigeren Platz verwiesen zu werden, eine Angst, die letztlich auf die Furcht vor dem Penisverlust zurückgeführt werden kann oder auch auf die Furcht, bei einem Vergleich unter Kameraden schlecht abzuschneiden, das kleinere Glied zu haben, weniger männlich zu sein.
Bei Mädchen war die Kastrationsangst ursprünglich die Angst vor einer Wiederholung oder symbolischen Wiederholung des gewaltsamen Eingriffs, der sie zuerst zu weiblichen Wesen gemacht hat; später, nach erfolgreicher Entwicklung auf der

für die Einleitung der Flucht; da liegt uns denn die Auffassung nahe, daß bei der neurotischen Angst das Ich einen ebensolchen Fluchtversuch vor dem Anspruch seiner Libido unternimmt, diese innere Gefahr so behandelt, als ob sie eine äußere wäre. Damit wäre die Erwartung erfüllt, daß dort, wo sich Angst zeigt, auch etwas vorhanden ist, wovor man sich ängstigt.« Diese Stelle ist eine von vielen, die zeigen, daß die Veränderungen der Theorie in den zwanziger Jahren weniger abrupt waren, als allgemein angenommen wird und daß die neuen Gedanken schon längere Zeit vorher erwogen wurden.

weiblichen Linie, d. h. nach der Annahme der Weiblichkeit, ist es die Angst, gerade dieser Qualitäten oder Besitztümer der Weiblichkeit beraubt zu werden, besonders der Integrität der weiblichen Organe, der Anziehungskraft als Frau und wohlgeratener Kinder.

4. Schließlich, nach der Errichtung des Überichs, die Angst vor dem Gewissen.

Die ersten drei der erwähnten Ängste sollten im Idealfall im Laufe der Entwicklung verschwinden, während die vierte in unserem Idealbild normalen Erwachsenseins ihren dauernden Platz hat.

Zu diesen vier Typen der Angst sind noch zwei weitere hinzugefügt worden. Eine davon wurde von Freud im gleichen Zusammenhang (1926 a, S. 201, Anmerkung) etwas beiläufig aufgeführt und später von anderen ausführlicher dargestellt, nämlich:

5. Angst vor dem eigenen Masochismus, der sich z. B. in der Angst vor hochgelegenen Plätzen manifestiert.

Eine spezielle Form dieser Angst erscheint im Fall der Sexualisierung der Angst (Laforgue, 1930; auch in Anna Freuds Seminar über Kinderanalyse am Wiener Psychoanalytischen Institut wurde dieses Thema damals regelmäßig behandelt). Man »flirtet mit der Gefahr«, wie eine englische Redensart treffend sagt; es ist der masochistische Genuß an Gefahr und Angst. Aber wie gewöhnlich beim Masochismus, ist er nur erfreulich, so lange es nicht zu weit geht und nicht wirklich Ernst wird, d. h. solange es ein Spiel ist, das man immer beenden kann, um die Zügel wieder zu übernehmen. Das Spiel nimmt oft die Form einer Wellenbewegung, einer Wippe an, zwischen Stadien, in denen man der Angst gestattet anzusteigen und ihr fast bis zum Punkt des Überwältigtwerdens nachgibt und der Wiederaufnahme der Kontrolle am Gefahrenpunkt.

Aber es ist kaum möglich, solch einen Flirt immer in sicheren Grenzen zu halten. Wenn er außer Kontrolle gerät oder unbewußt weitergeht – was auf dasselbe herauskommt –, steigert sich die ursprüngliche äußere Gefahr durch die Gefahr der masochistischen Unterwerfung, und die Angst kann unerträglich werden.

Der Geschmack an der Erregungsspannung der sexualisierten Angst wird von einer großen Industrie sowohl stimuliert wie ausgenützt – durch Spannungsliteratur, Comics, Filme und die Art der Behandlung von Neuigkeiten in der populären Presse. Das alles ist eine Quelle des Vergnügens, solange man sich in sicherem Abstand befindet und die Angst nur in der Identifizierung erlebt.

Schließlich gibt es eine Form der Angst, die etwas später beschrieben wurde, nämlich

6. die Angst vor der Intensität der eigenen Triebe, d. h. die Angst, von unkontrollierbaren Kräften überwältigt zu werden und sich sozusagen als Person aufzulösen.

Von ANNA FREUD wurde diese Angst in der Pubertät und als Prodromalstadium der Schizophrenie ausführlich beschrieben (1936, Kapitel XII)[26]. Diese Annahme einer direkten Furcht vor den eigenen Trieben, unabhängig von irgendeiner äußeren Strafe, welche sie heraufbeschwören könnten, ist in der Psychoanalyse aber nicht allgemein akzeptiert worden. Wie der konstitutionelle Faktor in der Neurose, wie die Annahme innerer Quellen für Konflikte oder die Annahme eines angeborenen Destruktionstriebes, steht auch diese These der Angst vor der Intensität der eigenen Triebe der Weltanschauung von der ausschließlichen Umgebungsbedingtheit der menschlichen Situation entgegen und ihrem Bild einer harmonischen menschlichen Natur und der Möglichkeit ewig-glücklichen Daseins, das nur bisher von gesellschaftlichen Einrichtungen durchkreuzt wurde.

Alle diese Ängste nun sind sowohl in der Kindheit wie im späteren Leben allgemein verbreitet; sie alle treten bei Psychoneurosen in Erscheinung; sie alle können Motive für Verdrängungen abgeben. Die Aufzählung umfaßt aber nicht andere Ängste, die weniger weitreichende Bedeutung annehmen.

Einige der oben erwähnten Angsttypen lassen sich auf andere zurückführen. Die Angst vor dem Überich kann entweder auf die Angst vor Liebesverlust oder vor Kastration zurückgeführt werden, weil das Überich das Ergebnis einer Internalisierung der elterlichen Vorschriften und Verbote ist, denen man sich entweder aus Furcht vor Liebesverlust oder vor Kastration unterworfen hat.

Die Angst vor dem eigenen Masochismus ist ein Derivat der Kastrationsangst, da Masochismus in der Hauptsache der

26 Offenbar gingen FREUDS Überlegungen in die gleiche Richtung, obwohl seine häufigen Hinweise auf die »Triebangst« unklar sind und zweierlei Deutung zulassen: Daß die Angst der Antizipierung der Folgen entspringe, die die Realisierung der Triebtendenz in der Umwelt hervorrufen würde – oder daß sie einer Gefahr zuzuschreiben wäre, die im Trieb selbst enthalten ist. FREUD hat bemerkt, daß das erstere »oft« der Fall ist (1926 a), ohne auszuführen, welche Möglichkeiten sonst noch beständen. In seiner letzten Äußerung zu dem Thema (1940, S. 130) beschreibt er aber klar beide Möglichkeiten einer Triebgefahr, die eine den Folgen in der Außenwelt entspringend, die andere der Intensität des Triebes: »Das eigene Es ist eine Quelle ähnlicher Gefahren, und zwar mit zwei verschiedenen Begründungen. Erstens können übergroße Triebstärken das Ich in ähnlicher Weise schädigen wie die übergroßen ›Reize‹ der Außenwelt. Sie können es zwar nicht vernichten, wohl aber die ihm eigene dynamische Organisation zerstören, das Ich wiederum in einen Teil des Es verwandeln. Zweitens mag die Erfahrung das Ich gelehrt haben, daß die Befriedigung eines an sich nicht unerträglichen Triebanspruches Gefahren in der Außenwelt mit sich bringen würde, so daß solcherart der Triebanspruch selbst zur Gefahr wird.«

sexuelle Genuß an spielerischer Kastration ist; beim Mann der Genuß, wie eine Frau behandelt zu werden, bei der Frau der Genuß, völlig hilflos gemacht und in jeder Tiefe durchbohrt zu werden, d. h. an einer symbolischen Superkastration.
Die verschiedenen oben besprochenen Formen der Gefahr können daher auf folgende, offenbar elementare reduziert werden: Objektverlust, Verlassenwerden, Entmannung und Desintegration des Ichs. Diese Ängste variieren bei verschiedenen Individuen und in verschiedenen Lebensperioden des gleichen Individuums stark in ihrer Intensität. Die Angst vor dem Liebesverlust ist besonders ausgeprägt bei Depressiven, die Kastrationsangst bei Phobischen, die Angst vor der psychischen Desintegration bei Schizophrenen in den Anfangsstadien oder bei Menschen, die sich unter einer Psychosedrohung empfinden.
Zwischen der Angst vor Liebesverlust und der Kastrationsangst besteht eine Art von Komplementärbeziehung. Die eine kann sich auf Kosten des Ansteigens der anderen vermindern und umgekehrt. Wer also große Angst in einer Hinsicht leidet, kann sich durch einen Rückzug bis zu einem gewissen Maße schützen, wenn er nicht zuviel Angst vor der anderen Gefahr hat, die infolge des Rückzuges anwachsen muß. Der Depressive z. B., der verzweifelte Angst hat, von seinem Liebesobjekt nicht angenommen oder verlassen zu werden, kann den Versuch machen, sein Objekt zu gewinnen oder festzuhalten, indem er all dessen Wünsche und Launen erfüllt, sich selbst vor ihm erniedrigt, kurz in Beziehung zu dem Objekt eine symbolische Kastration akzeptiert. Ebenso können sich Menschen mit überwältigenden Kastrationsängsten durch Arroganz, die sie bei den Menschen nicht beliebt machen wird, oder durch den Rückzug vor den Menschen bis zu einem gewissen Grade schützen; sie können den einen oder den anderen Weg wählen, falls sie nicht zu große Angst vor Liebesverlust haben. Diejenigen aber, die gleichmäßig Angst vor beiden Gefahren haben, können sich nicht solcherart schützen, sie sind wie in einer Falle.

Die Angst und die traumatische Neurose

Es ist allgemein bekannt, daß Schock und plötzlicher Schrekken pathologische Folgen haben, die sogenannten traumatischen Neurosen. Zu ihren Symptomen gehört die Angst.
In vielen Fällen folgt die pathologische Reaktion auf ein äußeres Ereignis, das als Trauma erlebt wurde, dem Grundschema einer Psychoneurose, d. h. die Angst entspringt einer inneren Triebgefahr, wie z. B. im Fall des berühmten Kriegshelden, der beim Arzt angesichts einer Injektionsspritze ohnmächtig

wird; die Triebgefahr wird in diesem Fall durch einen femininen Impuls vertreten.

In anderen Fällen aber scheinen wir es mit der Auswirkung eines Schocks zu tun zu haben. Wie schon erwähnt, erklärte Freud das als Folge der Anhäufung von Bedürfnisspannungen, die über die Assimilierungskapazität des Organismus in der gegebenen Zeit hinausgehen.

Das läßt nun die Frage offen, ob ein Unterschied besteht, wenn diese angehäuften Bedürfnisspannungen selbsterhaltender Art sind oder libidinöser. Die Situation läßt sich durch ein triviales Beispiel illustrieren: ein Dreijähriger spielt in einem Wasserbecken, fällt hin und schluckt etwas Wasser, ehe er wieder herausgezogen wird. Er ist sehr erschrocken. Ein normales Kind wird nach einiger Zeit wieder in das Becken gehen und vorsichtiger sein. Die Zeit, die zwischen dem Unfall und der Rückkehr des Kindes verfließt, wird je nach dem Individuum und den Umständen vielleicht von einigen Minuten bis zu einigen Tagen variieren und so auch die Vorsicht, die das Kind von nun an zeigt; aber im normalen Fall wird das Ergebnis eine Wiederaufnahme der lustvollen Betätigung sein, mit einigen Modifikationen und Einschränkungen, die das repräsentieren, was aus der Erfahrung gelernt wurde.

Das Bild ändert sich aber, wenn sich das Kind z. B. von nun an sehr anklammert, jedes Verlassenwerden fürchtet und den kleinen Zwischenfall als Beweis dafür nimmt, daß seine Mutter sich nicht um es kümmert und zuläßt, daß solche Dinge geschehen; oder wenn das Kind sich in einer Periode intensiver Kastrationsängste befindet und das Erlebnis als Zeichen der Kastration ausdeutet. In solchen Fällen kann die entstehende Angst unerträglich sein und das Kind für lange Zeit oder für immer vom Wasser fernhalten.

Es hängt alles davon ab, ob die Bedrohung die Bedeutung einer der vier großen Gefahren annimmt, die wir besprachen: Objektverlust, Liebesverlust, Kastration oder Ichzerfall. Unter ihnen bedeutet der Objektverlust sowohl die Gefahr steigender Bedürfnisspannungen selbsterhaltender Art wie auch steigender libidinöser Bedürfnisspannungen; für das ganz kleine Kind ist er eine Katastrophe in jeder Hinsicht. Verlassenwerden, Entmannung und Ichzerfall sind Gefahren ansteigender *libidinöser* Bedürfnisspannung – wachsender unbefriedigter Sehnsucht nach dem Objekt und seiner Liebe, wachsender unbefriedigter Bedürfnisse des genitalen Narzißmus, wachsender unbefriedigter Bedürfnisse nach einheitlicher, integrierter psychischer Existenz, beziehungsweise des Bedürfnisses, Herr im eigenen Haus zu sein. Es sind daher *narzißtische Katastrophen.*

Es scheint, daß die Drohung schmerzlicher Folgen, die aber

keine dieser Bedeutungen annehmen, ohne weiteres bewältigt wird und nur zu Anpassungen führt; sie setzt einen Lernprozeß in Gang. Wenn aber die Drohung, zusätzlich zur Gefährdung der Selbsterhaltungsinteressen, auch eine narzißtische Katastrophe bedeutet, dann ist die resultierende Angst häufig unerträglich und die Reaktion keine adaptative mehr. Auf diese Weise könnte die alte Theorie, die die neurotische Angst in Beziehung zur Sexualität setzte, doch einen Kern von Wahrheit behalten.

Freud zog an einer Stelle die Möglichkeit in Betracht, daß die Verhaltensreaktion auf Gefahr – wie etwa Kampf oder Flucht – den Selbsterhaltungstrieben zuzuschreiben wäre, während der emotionale Aspekt – nämlich der Angstaffekt – der Ichlibido, dem Narzißmus zugehöre.

»Wir sagten, es stimme uns nicht zu der sonst so gut erkannten Beziehung zwischen Angst und Libido, daß die Realangst angesichts einer Gefahr die Äußerung der Selbsterhaltungstriebe sein sollte, was sich doch kaum bestreiten läßt. Wie wäre es aber, wenn der Angstaffekt nicht von den egoistischen Ichtrieben, sondern von der Ichlibido bestritten würde? Der Angstzustand ist doch auf alle Fälle unzweckmäßig, und seine Unzweckmäßigkeit wird offenkundig, wenn er einen höheren Grad erreicht. Er stört dann die Aktion, sei es der Flucht oder der Abwehr, die allein zweckmäßig ist und der Selbsterhaltung dient. Wenn wir also den affektiven Anteil der Realangst der Ichlibido, die Aktion dabei dem Icherhaltungstrieb zuschreiben, haben wir jede theoretische Schwierigkeit beseitigt« (1916/17, S. 445 f.).

Es ist vielleicht kein Zufall, daß diese Worte gegen Ende des Ersten Weltkriegs geschrieben wurden, als Europa voller Soldaten war, die an sogenannten Kriegsneurosen litten. Das Auftreten dieser Schockerscheinungen wurde von zahlreichen Psychiatern als endgültige Widerlegung der Psychoanalyse angesehen. Hatte doch die Psychoanalyse die sexuelle Ätiologie der Neurosen behauptet und die »Kriegsneurosen« schienen nun deutlich ohne Beziehung zu sexuellen Dingen und lediglich Ausdruck des Wunsches der Soldaten zu sein, um praktisch jeden Preis den Schützengräben, der Feuerlinie zu entkommen – also Ausdruck von Selbsterhaltungstendenzen. In seiner Einführung zu einer psychoanalytischen Untersuchung des Problems, mit Beiträgen von Ferenczi, Abraham, Simmel und Jones, wies Freud (1919 b) darauf hin, daß seit der Aufstellung der Theorie einer narzißtischen Libido – einer auf das Ich konzentrierten sexuellen Energie – es nicht mehr als selbstverständlich angesehen werden könne, daß bei Ichkonflikten die Libido nicht beteiligt sei. Das hieße also, daß der Wunsch, aus den Schützengräben herauszukommen, durchaus das Motiv für die traumatische Neurose abgeben konnte, die Neurosenbildung es aber trotzdem nicht nur einfach mit Selbsterhaltungstendenzen zu tun hatte, sondern mit narziß-

tischer Libido. FREUD hoffte auf weitere psychoanalytische Untersuchungen der traumatischen Neurosen und der vermutlichen Beziehungen zwischen Schock, Angst und Narzißmus.
Es erfolgte aber wenig Weiteres auf dieser Linie. Die Kriegsneurosen verschwanden mit dem Krieg und das Interesse der Analytiker war auf die Psychoneurosen konzentriert, um sich später von da auf die Charakterneurosen, Verhaltensstörungen und das Grenzgebiet zwischen Neurosen und Psychosen auszudehnen, statt auf die traumatische Neurose. Immer aber, wenn wir uns diesem Gegenstand nähern, scheinen wir auf die Gedanken und Probleme der frühen Angsttheorie FREUDS zurückzukommen.

Verschiedenartige Ergänzungen und Modifikationen der Angsttheorie FREUDS wurden von folgenden Autoren unternommen: FEDERN (1929), RADO (1933, 1949), BLAU (1952), SCHUR (1953), BRENNER (1953), RANGELL (1953).

5. Die analytische Ichpsychologie

Vorläufer des Ichbegriffs

Die Psychoanalyse begann mit der Untersuchung der Neurose, die als Manifestation ungelöster Konflikte aufgefaßt wurde; damit war die Aufmerksamkeit auf die Hauptmöglichkeiten des Konflikts hingelenkt worden, und wir finden in FREUDS frühesten Auffassungen bestimmte Polaritäten oder Dichotomien: »Triebe« oder in der frühesten Version bestimmte »Vorstellungen« stehen einem »Ich« gegenüber.[27] »Der Grund der Verdrängung«, sagt FREUD (1895, Ges. Werke, Bd. I, S. 174), ist »die Unverträglichkeit der einen zu verdrängenden Idee mit der herrschenden Vorstellungsmasse des Ich«. Oder er spricht von der »Unverträglichkeit« einer »Vorstellung, die an das Ich des Kranken herangetreten« war (ibid., S. 269), von Vorstellungsgruppen, die dem gesamten Ich des Kranken unannehmbar sind.
Eine ähnliche Polarität wird dann auch in der Theorie der beiden psychischen Vorgänge, dem Primär- und Sekundärprozeß (1900) oder in den »zwei Prinzipien des psychischen Geschehens«, dem Lust- und dem Realitätsprinzip aufrechterhalten (1911 a). Während ein Organismus, der nach dem Lustprinzip handelt, auf unmittelbare Befriedigung, ungeachtet der Folgen, hinstrebt, hat derjenige, der sich nach dem Realitätsprinzip verhält, es gelernt, den Drang nach unmittelbarer Entladung zu zügeln, anzuhalten, zu schauen, zu horchen und

27 E. KRIS (1950) schildert ausführlich die damaligen Gedankengänge FREUDS.

die künftigen Folgen seiner Handlung zu überlegen. Der Unterschied zwischen den beiden *modi operandi* wird von FREUD (1911 a, S. 235) durch ein Zitat aus G. BERNARD SHAW illustriert: »To be able to choose the line of greatest advantage instead of yielding in the direction of the least resistance [28].« Sowohl der Sekundärprozeß wie das Realitätsprinzip nehmen in der frühen Version der Theorie den Platz ein, der später von der komplizierten Struktur des Ichs übernommen wird.

Der Begriff des Ichs

FREUDS späteste Definition des Ichs lautet folgendermaßen (1940, S. 68):

»*Die hauptsächlichsten Charaktere des Ichs.* Infolge der vorgebildeten Beziehung zwischen Sinneswahrnehmung und Muskelaktion hat das Ich die Verfügung über die willkürlichen Bewegungen. Es hat die Aufgabe der Selbstbehauptung, erfüllt sie, indem es nach außen die Reize kennenlernt, Erfahrungen über sie aufspeichert (im Gedächtnis), überstarke Reize vermeidet (durch Flucht), mäßigen Reizen begegnet (durch Anpassung) und endlich lernt, die Außenwelt in zweckmäßiger Weise zu seinem Vorteil zu verändern (Aktivität); nach innen gegen das Es, indem es die Herrschaft über die Triebansprüche gewinnt, entscheidet, ob sie zur Befriedigung zugelassen werden sollen, diese Befriedigung auf die in der Außenwelt günstigen Zeiten und Umstände verschiebt oder ihre Erregungen überhaupt unterdrückt.«

Mit solchen Worten (»die Verfügung haben« – »Aufgabe« – »vermeiden« – »durch Anpassung begegnen« – »die Außenwelt in zweckmäßiger Weise verändern« – »Herrschaft gewinnen« – »verschieben«) wird das Ich als eine *aufgabenlösende Instanz* dargestellt. Es ist also ein teleologischer Begriff.

Die Verwendung teleologischer Begriffe

Teleologische Begriffe können einfach deskriptiv oder mit der Absicht, ein Phänomen zu erklären, verwendet werden.[29] Wir

28 Bei FREUD auf Englisch zitiert. Etwa: »Fähig zu sein, die Linie des größten Vorteils zu wählen, statt in der Richtung des geringsten Widerstandes nachzugeben« (aus »Mensch und Übermensch«).

29 Im Zusammenhang mit der hier folgenden Behandlung des Problems siehe u. a. die Ansicht TINBERGENS (1951, S. 144): »Das Angepaßtsein, die Zielstrebigkeit vieler Lebensvorgänge ist eine Tatsache, die sich aus objektiver Forschung ergibt. Die Beschreibung der *Zweckmäßigkeit* eines Lebensvorganges *löst die Frage* nach *seiner Ursache nicht.* Ist der lebenserhaltende Wert eines Vorgangs bekannt und klar beschrieben, gilt es zu verstehen, wie seine Mechanismen arbeiten.« Ähnlich spricht HAROLD F. BLUM von verschiedenen Bedeutungen des Ausdrucks Teleologie: »Viele Biologen haben sich gefragt: was ist der Zweck (oder die Funktion) dieses oder jenes Organs? Um genauere Erklärung der Frage gedrängt, hätten sie zweifellos erklärt, daß das, was sie wirklich mit Zweck meinten, vielleicht die Tauglichkeit des Organs in Hinsicht auf den Organismus als Ganzes sei. Derartiges

verwenden sie deskriptiv, wenn wir z. B. Maschinen nach ihrer Funktion klassifizieren und von Waschmaschinen, Druckpressen und elektronischen Rechenmaschinen sprechen. Damit ist nicht der Anspruch verbunden, daß ihre Nutzbarkeit auch erkläre, *wie* sie arbeiten, außer in dem Sinn, daß vielleicht ihre Nützlichkeit ein Anreiz für den Erfinder war.

Aber teleologische Begriffe sind auch als Mittel der Erklärung verwendet worden. ARISTOTELES' Erklärungen sowohl der unbelebten wie der belebten Natur sind teleologische. Sie sind seit der sogenannten wissenschaftlichen Revolution im späten sechzehnten und im siebzehnten Jahrhundert außer Gebrauch geraten, und zwar ziemlich vollständig in den Wissenschaften von der unbelebten Natur und etwas weniger vollständig in den biologischen Disziplinen, wo sie gelegentlich oder *implicite* auftauchen.[30]

Aufgegeben wurden sie, da sie nichts zu erklären schienen. ARISTOTELES hatte die Entwicklung des befruchteten Eies zum ausgewachsenen Tier durch die Annahme zu erklären versucht, daß die Form des erwachsenen Tieres, die *Entelechie*, im befruchteten Ei bereits vorhanden sei und die Entwicklung zur Verwirklichung der Form leite. Uns scheint das aber nur schon bekannte Tatsachen in neuen Worten darzustellen, ohne uns etwas Neues zu lehren.

Was einem bestimmten Zweck dienlich wäre, muß darum noch nicht existieren. Für einen Gefangenen wäre es gut, wenn er fliegen könnte, aber das läßt ihm noch keine Flügel wachsen. Das Chamäleon nimmt die Farbtönung seiner Umgebung an,

Denken hat zweifellos oft zu fruchtbaren Entdeckungen geführt, denn indem wir im Sinne von Zwecken denken, können wir unter Umständen Tauglichkeiten entdecken und so zum Verständnis der zugrundeliegenden Mechanismen gelangen – aber es hat uns vielleicht auch häufig zu Irrtümern hingeführt. Ist das nun Teleologie? Wenn ja, so fürchte ich, daß viele von uns Teleologen sind, obwohl ich den Ausdruck nicht gerne auf mich angewendet sehe.

Die Art von Teleologie, die Zwecke und Ziele als Realitäten annimmt, ist von anderer Art und verdient den Namen vielleicht eher. Da sie auf außerphysikalischen Begriffen beruht, liegt diese Art der Teleologie jenseits der Grenzen der Wissenschaft. Und dahin gehören auch Versuche, die Entwicklung als von Zwecken auf ein Ziel der Vollkommenheit hin gelenkt zu erklären, wie der Begriff des ›Telefinalismus‹ ...« (1951, S. 210 f.).

Was ich die deskriptive und die erklärende Anwendung der Teleologie nenne, scheint sich mit den beiden hier beschriebenen Bedeutungen des Begriffs »Teleologie« zu decken.

30 Wie z. B. die Homeostasis, die »Weisheit des Körpers« (CANNON, 1932), obgleich diese Begriffe im allgemeinen deskriptiv verwendet werden, d. h. um eine Anzahl physiologischer Vorgänge, deren Mechanismus im physiochemischen Sinn verstanden wurde, zusammenzufassen. SELYES Begriff der Alarmreaktion, einer unspezifischen organischen Reaktion auf eine Anzahl schädlicher Reize, die nichts gemeinsam haben als ihre Schädlichkeit, bedeutet, daß der Organismus oder ein Spezialorgan verschiedene Reize hinsichtlich ihrer künftigen Auswirkungen analysiert – also ein teleologischer Begriff, obwohl er scheinbar auch nur deskriptiv verwendet wird.

aber andere Tiere, denen eine derartige Fähigkeit ebenso nützlich wäre, tun das nicht. Wie Kinder, die sich nicht mit dem begnügen, was ihre mechanischen Spielsachen leisten können, sondern sie zerlegen, um zu sehen, wie das Ding funktioniert, möchten auch wir den Mechanismus der verschiedenen in Frage stehenden Vorgänge kennen – daher der Versuch, Teleologie auf Kausalität zurückzuführen. Die historisch bedeutsamsten Beispiele einer solchen versuchten Zurückführung sind wahrscheinlich die Erklärung (oder zumindest versuchte Erklärung) der Evolution im Sinn der natürlichen Zuchtwahl aus zufälligen Variationen durch DARWIN und WALLACE; und die Erklärung des zweiten Theorems der Thermodynamik durch BOLTZMANN und GIBBS, die die Tendenz zur Maximisierung der Entropie in einem geschlossenen System aus der Tendenz mechanischer Systeme abgeleitet haben, die wahrscheinlichste Energieverteilung unter ihren Elementen anzunehmen.

Ohne derartige Erklärungen »wie es funktioniert« erklären teleologische Begründungen gar nichts; sie fügen nur einer Darstellung eines Vorgangs die Information hinzu, daß er für irgendeinen Zweck nützlich sei, wobei sie annehmen, daß er um seiner Nützlichkeit willen existiere. WALTHER RATHENAU sagte einmal, es sei von jeher das Vorrecht der Erklärer gewesen, ein Faktum durch eine Facultas zu erklären. Unser Verständnis des Nestbaus der Vögel oder der Wanderungen von Fischen und Vögeln wird nicht vermehrt, wenn wir sie tierischen »Instinkten« zuschreiben. Die Tatsache, daß die meisten Menschen im großen und ganzen in der Lage sind, die Wirklichkeit wahrzunehmen und richtig einzuschätzen, und daß Psychotiker das in weitem Maße nicht können, ist dadurch noch nicht erklärt, daß man das erste der Realitätsprüfung zuschreibt und das letztere ihrem Zusammenbruch; noch auch ist die Intoleranz gegenüber Versagungen dadurch erklärt, daß wir sie einer Ichschwäche zur Last legen. Wenn, wie HUME sagte, Erklärungen Orte sind, wo der Geist zur Ruhe kommt, so können wir feststellen, daß unser Geist nicht mehr zur Ruhe kommt, wenn man uns sagt, daß ein Ding existiert, weil es nützlich ist – wie es scheinbar bei unseren Vorvätern der Fall war.[31]

Eine Erscheinung ist »*erklärt*«, wenn sie *als Teil einer umfassenden Ordnung* der Dinge gesehen wird und zusätzlich zur bloßen Erklärung wird sie auch »*verstanden*«, wenn gezeigt werden kann, daß diese Ordnung logisch aus dem hervorgeht,

31 In diesem Zusammenhang ist interessant, daß SENECA es für den charakteristischen Unterschied zwischen Etruskern und Römern hielt, daß die Etrusker teleologisch, die Römer kausal dachten: »Wir glauben, daß, weil die Wolken zusammenstoßen, der Blitz sich entlädt; sie glauben, daß die Wolken zusammenstoßen, damit sich der Blitz entlade« (Quaestiones naturales, II, 32, 2).

was wir als *das Wesen* oder die Natur der Sache auffassen können.

Es liegt auf der Linie solcher Überlegungen, daß teleologische Erklärungen echte Erklärungen wären, wenn die Zwecke, denen gedient wird, als Teil einer Hierarchie von Zwecken eines Plans des Universums aufgefaßt werden könnten. In diesem Falle bestünde die Annahme, daß Gott die verschiedenen Organismen als Teil des Plans seiner Schöpfung mit ihren jeweiligen Fähigkeiten ausgestattet habe. Dieser Schöpfungsplan ist dann der letzte Bezugsrahmen. Dann wären auch teleologische Erklärungen völlig gerechtfertigt. Aber dem heutigen Wissenschaftler würde dieser Umstand sie trotzdem unannehmbar machen, weil Wissenschaft einen Versuch darstellt, das Universium *immanent*, ohne Zuhilfenahme außerweltlicher Einflüsse, zu verstehen.

Gegenwärtig wird die Rückführung teleologischer Erklärungen auf kausale gewöhnlich dadurch vollzogen, daß zielgerichtetes Verhalten mit Hilfe von Modellen beschrieben wird, die mit *feed-back* Mechanismen ausgestattet sind, wie z. B. Projektilen, die durch eingebautes Radar auf ihre Ziele ausgerichtet werden, oder die Thermostaten, die die Temperatur unserer Wohnungen regulieren. Informationen über äußere Ereignisse werden ständig in den Apparat zurückgemeldet (*feed back*) und auf der Grundlage dieser Information wird der Apparat reguliert. Derartige Apparate sind natürlich von Ingenieuren so konstruiert, daß sie auf wechselnde Bedingungen diejenigen Antworten liefern, die in sie eingebaut wurden. Die neue Wissenschaft von den lenkenden Mitteln, die Kybernetik, arbeitet vornehmlich mit dem *feed-back*-Prinzip.

Die teleologischen Konzepte der Psychoanalyse nun werden nur deskriptiv verwendet; sie sollen nicht als Erklärung dienen.[32] FREUD hat den Versuch gemacht, ihre Mechanismen zu erforschen. Seine Metapsychologie unternimmt es, für seine Motivationstheorie[33] eine physikalistische Grundlage oder einen physikalistischen Überbau[34] zu schaffen. Auch seine

32 Daß solche Konzepte versehentlich doch als Erklärungsmittel verwendet werden, ist immer möglich. BLUM (1951) sagt von den »extra-physikalischen zweckhaften Faktoren oder vorausgesehenen Zielen«, daß wieder und wieder derartige Faktoren und Ziele als notwendig für das Verständnis der Entwicklung bezeichnet werden, und daß nicht selten teleologische Bedeutungen unbemerkt ihren Weg in biologisches Denken und sogar vielleicht in den Experimentalaufbau finden.

33 Siehe BERNFELDS Feststellung (1932, S. 465): »Was FREUD als fernes Ziel vorschwebt, ist die Rückführung der funktionell-qualitativen Aussage auf quantitative.« Siehe auch KRIS (1950, S. 33), der FREUDS früher unveröffentlichte und kürzlich entdeckte theoretische Untersuchung (von 1895) einen konsequenten Versuch nennt, »die Funktion des psychischen Apparates als Funktionen eines Neuronensystems zu beschreiben und alle Vorgänge letztlich als quantitative Veränderungen zu erfassen«.

34 Epistemologisch ein Überbau, logisch eine Grundlage.

spätere Angsttheorie enthält einen Versuch, Teleologie auf kausale Ausdrücke zu reduzieren. Wenn FREUD dazu kam, die neurotische Angst als im Grunde der Realangst analog, als Reaktion auf Gefahr anzusehen, dann wendete sich sein Interesse nun dieser Reaktion zu, die bisher, wie andere Erscheinungen des bewußten Lebens, offenbar als dem Bereich der »akademischen« Psychologie zugehörig, angesehen worden war. Reaktion auf Gefahr war ein teleologisches Konzept; es bedeutete, daß der Organismus auf die Möglichkeit künftiger Schädigung mit der Absicht, sie zu vermeiden, reagiert. FREUD ging nun daran, die Bedeutung der »Gefahr« zu prüfen (1926 a, Kapitel VIII). Gefahr, so vermutete er, ist die Möglichkeit eines Traumas in der Zukunft; Trauma ist ein plötzliches Anwachsen von Bedürfnisspannungen über die Assimilationsfähigkeit des Organismus in einer gegebenen Zeitspanne hinaus. Damit ist »Gefahr« auf die Vorwegnahme einer plötzlichen Zunahme der Bedürfnisspannungen reduziert. Diese Vorwegnahme setzt das Lust-Unlust-Prinzip in Bewegung, dem dann die weiteren Reaktionen, wie etwa Flucht, zuzuschreiben sind. Der Mechanismus des Gefahrensignals und der Aktionen, die es auslöst, scheinen nun klar, aber ein nichtmechanisches Element bleibt noch übrig: die *Tatsache der Antizipation*, d. h. die Frage, wie das Ich es bewerkstelligt, künftige Ereignisse vorwegzunehmen.

Das Auftreten der Adlerschen Individualpsychologie

ADLER hielt das teleologische Denken in Dingen der Psychologie nicht nur für erlaubt, sondern für notwendig und verurteilte die Anwendung kausaler Begriffe auf menschliches Verhalten. Er meinte, wir handeln nicht weil, sondern um zu. FREUD hatte nach ADLERS Meinung geirrt, als er das kausale Denken der exakten Naturwissenschaften auf den menschlichen Geist und das menschliche Verhalten anwandte.

Auf diese Weise vereinte ADLER seine Sache mit der damals herrschenden deutschen Wissensphilosophie und errang einen Anspruch auf kräftige akademische Unterstützung seiner an sich wenig eindrucksvollen psychologischen Lehre vom Minderwertigkeitsgefühl, der Überkompensierung und dem Gemeinschaftsgefühl. Die deutsche Wissensphilosophie hatte radikal zwischen *Naturwissenschaften* und *Geisteswissenschaften* unterschieden, zwischen Wissenschaften, die sich mit wiederholbaren Phänomenen befaßten und versuchten, diese in allgemeinen Gesetzen zu organisieren einerseits und den humanistischen Disziplinen, die sich mit einmaligen Phänomenen befassen und sie individuell zu verstehen suchen andererseits.

FREUD hatte, nach ADLERS Meinung, mit dem Versuch geirrt,

eine naturwissenschaftliche Psychologie zu errichten, d. h. eine Psychologie nach dem Modell der Naturwissenschaften, während ADLERS Psychologie eine geisteswissenschaftliche sei, eine Psychologie nach dem Modell der Geschichte.[35]

Das verspätete Auftreten der Ichpsychologie in der Psychoanalyse

Erst in der Mitte der zwanziger Jahre, etwa dreißig Jahre nach den ersten grundlegenden Entdeckungen über das Unbewußte und die Verdrängung, die Rolle der Sexualität und der Kindheit begann eine psychoanalytische Ichpsychologie in Erscheinung zu treten, und man hat die Frage gestellt, was diese Verzögerung veranlaßt haben könne. Da der Fortschritt der Psychoanalyse in diesen Jahren das Werk eines einzelnen Mannes war, kommt dies einer Frage nach FREUDS intellektueller Entwicklung gleich: warum sie sich zu einer gegebenen Zeit mehr in diese als in jene Richtung bewegt hatte. Überlegungen zu solchen Fragen können nur zu Mutmaßungen führen. Aus FREUDS Schriften können wir vielleicht entnehmen, daß die spätere Entwicklung einer Ichpsychologie teilweise mit der Ausdehnung dessen zu tun hatte, was als die eigentliche Domäne der Psychoanalyse angesehen wurde, oder zumindest mit einer etwas veränderten Meinung über die Prioritäten unter den Objekten psychoanalytischer Untersuchung, und teilweise mit wechselnden Ansichten über die tatsächliche Wichtigkeit des Ichs in der Neurosenbildung. Bei der Besprechung der ADLERschen Lehre weist FREUD darauf hin, daß bestimmte Elemente in ihr »gute Beiträge zur Ichpsychologie« sind und fährt fort: »Die Elemente der ersteren Art sind von der Psychoanalyse niemals verkannt worden, wenngleich sie ihnen keine besondere Aufmerksamkeit schuldig war. Sie hatte ein größeres Interesse daran zu zeigen, daß sich allen Ichstrebungen libidinöse Komponenten beimengen« (1914 a, S. 96). Auch seien diese Aspekte nicht das wirklich Wichtige im seelischen Leben. FREUD äußert sich zu der weitreichenden Verwendung des Begriffs des sekundären »Krankheitsgewinns« durch ADLER folgenderweise:

»Auf diese unschwer festzustellenden und mühelos einzusehenden Beziehungen fällt in der ADLERschen Lehre der Hauptakzent, wobei

35 Es ist mir nie ganz klar geworden, bis zu welchem Grad dieser philosophische Unter- oder Überbau der ADLERschen Lehre ADLERS eigenes Werk war und bis zu welchem Grad er von ADLERS philosophisch gesonnenem Schüler ALEXANDER NEUER stammte. Auf alle Fälle ist letzterer für den Namen »*Individualpsychologie*« verantwortlich, der in der Absicht des Erfinders nicht, wie wahrscheinlich allgemein angenommen, »Psychologie des Individuums« bedeuten sollte, sondern »Psychologie der *ungeteilten* Persönlichkeit« im Gegensatz zu der angeblich atomistischen Bedeutung des Ausdrucks »Psycho*analyse*«.

gänzlich übersehen wird, daß das Ich ungezählte Male bloß aus der Not eine Tugend macht, indem es sich das unerwünschteste, ihm aufgezwungene Symptom wegen des daran gehängten Nutzens gefallen läßt, z. B. wenn es die Angst als Sicherungsmittel akzeptiert. Das Ich spielt dabei die lächerliche Rolle des dummen August im Zirkus, der den Zuschauern durch seine Gesten die Überzeugung beibringen will, daß sich alle Veränderungen in der Manege nur infolge seines Kommandos vollziehen. Aber nur die Jüngsten unter den Zuschauern schenken ihm Glauben« (Ibid., S. 97).

Neun Jahre später schreibt FREUD die Entwicklung logischen Vorgängen zu:

»Wenn die Psychoanalyse gewisse Dinge bisher nicht gewürdigt hat, so geschah das nie darum, weil sie deren Leistung übersehen hatte oder deren Bedeutung verleugnen wollte, sondern weil sie einen bestimmten Weg verfolgt, der noch nicht so weit geführt hatte« (1923, S. 239 f.).

Das »Ich« ist nun ein Gegenstand, der volle psychoanalytische Beachtung erfährt, doch liegt die Betonung noch auf seinen »Abhängigkeiten« (1923, Kapitel VI). Wieder einige Jahre später wird die Rolle des Ichs folgendermaßen zusammengefaßt:

»Das Ich beherrscht den Zugang zum Bewußtsein wie den Übergang zur Handlung gegen die Außenwelt; in der Verdrängung betätigt es seine Macht nach beiden Richtungen. Die Triebrepräsentanz bekommt die eine, die Triebregung selbst die andere Seite seiner Kraftäußerung zu spüren« (1926 a, S. 122).

FREUD konfrontiert diese seine jetzige Ansicht mit der »Abhängigkeit des Ichs vom Es wie vom Überich« und »seiner Ohnmacht und Angstbereitschaft gegen beide«, wie sie in der früheren Studie (*Das Ich und das Es*) beschrieben waren und distanziert sich von den »zahlreichen Stimmen«, die »die Schwäche des Ichs gegen das Es, des Rationellen gegen das Dämonische in uns« betonen (ibid. S. 123), und empfiehlt, die Entscheidung der weiteren Beobachtung zu überlassen. In einer Besprechung der zuletzt zitierten FREUDschen Untersuchung, *Hemmung, Symptom und Angst*, habe ich diese Situation in damaliger Zeit wie folgt beschrieben (1928, S. 103):

»... das erste fundamentale Problem des Buches ist die Frage der Abgrenzung zwischen Ich und Es, der Feststellung der Rolle, welche beide Systeme in jedem psychischen Akt spielen. Die fragliche Grenze ist die Grenze zwischen triebhaften und zweckhaften Prozessen, zwischen blindem Antrieb einerseits und der Wahl der geeigneten Mittel für bestimmte Zwecke andererseits ... Es ist die Grenzlinie zwischen ›Besessenheit‹ und Kontrolle.« (In anderem Zusammenhang faßte ich das Problem in die Worte): »Die Psychoanalyse schließt in das Es alles ein, wodurch der Mensch getrieben zu sein scheint, zu funktionieren, all die inneren Tendenzen, die ihn beeinflussen, jede *vis a tergo*. Das Ich anderseits repräsentiert die überlegte Führung des Menschen, alle zweckhafte Tätigkeit ... Indem die Psychoanalyse das Es und das Ich dergestalt sieht, faßt sie das Dasein des Menschen als sowohl impulsiv getrieben wie auch zweckvoll gelenkt auf ... Das Schema der Vorgänge im Es wäre dann, kurz gesagt: Trieb – Triebausdruck; der Vorgänge im Ich hingegen: Aufgabe – Aufgabenlösung oder versuchte Lösung ...« (1930, S. 45 f.).

Was wahrscheinlich die Veränderungen in der Vorstellung vom Ich am meisten beeinflußte, war die Einsicht, daß *Teile des Ichs* (und des Überichs) *unbewußt* sein konnten und es tatsächlich waren. In der ursprünglichen Auffassung war das Ich mit Bewußtsein identifiziert worden oder, genauer gesagt, mit Bewußtseinsfähigkeit, d. h. mit dem Vorbewußten. Das Ich bedeutete Selbsterhaltung, Lebensinteressen, moralische und ästhetische Stellungnahmen – alle bewußten Strebungen oder Überlegungen. Solange das als selbstverständlich galt, hatte die Psychoanalyse als die Psychologie des Unbewußten tatsächlich wenig Grund, sich damit zu befassen. Sie konnte beruhigt annehmen, daß es entweder der Psychologie des gesunden Menschenverstands oder der vor-FREUDschen akademischen Psychologie schon bekannt war oder aber durch die Bemühungen der nicht-analytischen Psychologie Schritt für Schritt bekannt werden würde. Dann aber stieß man auf Patienten, die aus einem Strafbedürfnis heraus an ihren Leiden festzuhalten schienen – eine Beobachtung, die den Gedanken nahelegte, daß ein Urteilsspruch des Gewissens ausgeführt werden konnte, ohne bekanntgegeben worden zu sein, d. h. ohne bewußt zu werden. Dies führte zur ersten Annahme unbewußter Aspekte des Ichs, d. h. unbewußter Teile des Überichs (FREUD, 1923). Bei näherer Untersuchung fand FREUD, daß dies Ergebnis eigentlich nicht so erstaunlich war. Wir können unsere Taten nicht vergessen noch unserer Impulse unbewußt werden, solange wir uns ihretwegen schuldig fühlen, denn die Schuldgefühle würden sie entweder wach halten oder, wenn ohne spezifischen Grund Schuld empfunden wird, würde unser Gedächtnis bemüht bleiben, diesen Grund zu finden. Um einen Impuls oder eine mit ihm verbundene Erinnerung sicher zu verdrängen, müssen wir auch das Schuldgefühl verdrängen. Was dann noch übrig bleibt, ist eine Neigung zur Bestrafung; man wird »straf-anfällig«, wie man das in Analogie zur »Unfall-Anfälligkeit« nennen könnte.
Dieses Konzept eines unbewußten Teils des Gewissens, der wegen seiner engen Beziehung zum Es unbewußt ist, wurde später durch das Konzept unbewußter Teile des Ichs selbst ergänzt, d. h. unbewußter Widerstände, die aus genau dem gleichen Grund unbewußt sein müssen, nämlich wegen ihrer nahen Beziehung mit dem Verdrängten. Wäre ich mir der Tatsache bewußt, daß ich einen Drang oder ein Erlebnis verdränge, dann wäre ich mir auch, wenn auch nicht unbedingt des

verdrängten Triebs oder Erlebnisses, so doch der Tatsache bewußt, daß etwas derartiges da sein muß; der Erfolg der Verdrängung wäre gefährdet und kann nur dadurch geschützt werden, daß die Verdrängung auf den Akt der Verdrängung selbst ausgedehnt wird.

Wenn also Teile, d. h. bestimmte Unternehmungen des Ichs unbewußt sein können und es in der Regel auch sind, dann werden sie zu legitimen Anliegen der Psychoanalyse als einer Psychologie des Unbewußten und können nicht länger anderen überlassen bleiben. Damit ergibt sich die Notwendigkeit einer psychoanalytischen Ichpsychologie.

Die Abwehrmechanismen und das beschränkte Abwehrrepertoire des Menschen

Die erhöhte Aufmerksamkeit, die dem Wesen des Widerstands zugewendet wurde, führte zu einem wichtigen Schritt. Bisher hatte die Verdrängung die Bühne beherrscht und das mit Recht, da Verdrängung die *conditio sine qua non* der Neurosenentwicklung war. Aber nun kam FREUD zu der Überzeugung, daß Verdrängung nicht die einzige »Technik« war, »deren sich das Ich in seinen eventuell zur Neurose führenden Konflikten bedient«, sondern nur ein Beispiel aus der Familie oder Klasse der Abwehrmethoden, das »uns infolge der Richtung unserer Untersuchungen zuerst besser bekannt worden ist« (1926 a, S. 196 f.). Das erforderte eine leichte Änderung der Terminologie. Der frühe Ausdruck »Abwehr« war vollständig durch den plastischeren Begriff der »Verdrängung« ersetzt worden. FREUD schlug nun vor, den alten Namen in einem neuen Sinn, als Gattungsnamen für die ganze Klasse, wieder zu verwenden. Als andere Beispiele derselben Klasse werden unmittelbar anschließend die »Isolierung« und das »Ungeschehenmachen« erwähnt, mit der zusätzlichen Hypothese, daß, während die Verdrängung charakteristisch für die Hysterie erscheint, eine Reaktionsbildung in der Form reaktiver Ichveränderungen, die Isolierung und das Ungeschehenmachen, den Zwangsneurosen zuzugehören scheint (1926 a, S. 196 f.). Es lag nahe, dieser Reihe andere Mechanismen hinzuzufügen, die zuvor in einem anderen Zusammenhang beschrieben worden waren, wie die Introjektion, die Projektion, die Verschiebung oder die Regression, wo sie als Abwehr auftritt. An gleicher Stelle fordert FREUD dazu auf, die Abwehrvorgänge näher zu untersuchen und neue Mechanismen den schon bekannten hinzuzufügen.

Die Abwehrmechanismen sind heute Gegenstand weitesten Interesses, nicht nur unter den Psychoanalytikern, sondern auch in anderen Kreisen. Sie genießen eine Popularität, wie sie früher die »Sublimierung« besaß, nur müssen sie sie heute mit der »Aggression« teilen. Gegenwärtig wird der Ausdruck »Abwehr« gewöhnlich in einem allgemeineren Sinn gebraucht, der alle Reaktionen auf körperliches oder seelisches Leiden, sowohl gegenwärtiges wie in der Zukunft drohendes bezeichnet. Er umfaßt besonders die Reaktionen auf Schmerz, Versagung, Sorge, Gefahr, Versuchung (Triebgefahr), Schuldgefühle und Angst.

Jeder Ausdruck kann natürlich in jedem Sinn gebraucht werden, auf den man sich geeinigt hat, aber um Mißverständnisse zu vermeiden, ist es notwendig, darauf hinzuweisen, daß FREUD diesen Begriff in *engerem* Sinne meinte: Abwehr sollte nur »alle diese Vorgänge mit gleicher Tendenz – *Schutz des Ichs gegen Triebansprüche* – umfassen ...« (1926 a, S. 197; Hervorhebung durch den Autor).

Von diesem Punkt aus hat ANNA FREUD die Linie der Überlegungen fortgeführt. Sie beschrieb einige Mechanismen, mit deren Hilfe unangenehme äußere Realität und Gefahr abgewehrt werden, wie die Verleugnung und die Icheinschränkung – die als Präliminarstadien der Abwehr bezeichnet werden – und einige neue echte Abwehrmechanismen, die sich auf Es-Strebungen beziehen: Askese und Intellektualisierung in der Pubertät und die »altruistische Abtretung« (1936). Zusätzlich zu diesen klinischen Entdeckungen lieferte ANNA FREUD einen fundamentalen Beitrag zur Psychoanalyse. Fürs erste sah sie den Widerstand in einer neuen Perspektive: Bisher war der Widerstand in erster Linie als Hindernis für den Fortgang einer Psychoanalyse gesehen worden: »Was den Fortschritt der analytischen Arbeit unterbricht ist Widerstand« (FREUD 1900). Die Art mit ihm umzugehen hatte sich geändert – von der Hypnose, einer Art Vergewaltigung des Seelischen, zur Ausnutzung der positiven Übertragung und schließlich zur Analyse der Motive des Widerstandes – aber trotz dieser wichtigen Entwicklung blieb doch die grundlegende Ansicht bestehen, daß der Widerstand, wie schon das Wort sagt, ein Hindernis darstelle. Durch ANNA FREUDS Untersuchungen wurde deutlich, daß Widerstände nicht nur Hindernisse für den Fluß der Mitteilungen über das Es sind, sondern selbst Quellen der Mitteilung, nämlich über das Ich – nicht weniger wichtig als die ersteren.

Der Beitrag zur Theorie bestand nun in dem Satz, daß aus der beträchtlichen Zahl möglicher Abwehrmechanismen jedes Individuum nur einige wenige verwende; sie sind die Techniken, die der Mensch bei innerer Gefahr automatisch anwendet. Wir dürfen sagen, daß ANNA FREUD die Tatsache entdeckte, daß jeder Mensch nur ein *beschränktes Repertoire* von Abwehrmechanismen verwendet. Und gerade weil das so ist, ist die veränderte Einstellung zu den Widerständen von solcher Bedeutung, da die Untersuchung der Widerstände nun Mitteilungen über die für einen Menschen charakteristischen Abwehrmechanismen liefern kann.

Was die Gründe für die Wahl dieser charakteristischen Abwehrmechanismen eines Menschen sind – ob es die Konstitution ist oder eine Selektion, durch die die dominanten Triebe die *ihnen* gemäße Abwehr auswählen, oder frühe Zufallsanwendung plus Fixierung durch zufälligen Erfolg –, das ist eine wichtige Frage. Bisher können wir sie nicht befriedigend beantworten.

Was aber auch immer die Ursache sein mag, eine Folgerung ist klar: wenn wir einen Abwehrmechanismus in einer bestimmten Situation als Reaktion auf einen bestimmten Reiz angewendet sehen, dürfen wir erwarten, daß dieser Mechanismus von diesem Menschen in vielen anderen Situationen auch verwendet werden wird. Ist unsere Aufmerksamkeit erst einmal auf die Abwehrmechanismen eines Menschen gelenkt worden, dann sollten wir in der Lage sein, sie auch in anderen Aktivitäten zu entdecken und sie ihm als seinen unbewußt und automatisch angewendeten, und für ihn charakteristischen, *modus operandi* aufzuzeigen. Dieser einmal festgestellte Mechanismus kann dann eventuell bis zu seinem Beginn in der Kindheit zurückverfolgt werden; und ebenso wie bei einem wieder ins Bewußtsein zurückgerufenen Es-Impuls werden diese Operationsweisen und ihre frühen Anfänge, sobald sie erst einmal bewußt geworden sind, im Bewußtsein mit der Realitätseinschätzung des Patienten und mit seiner Vernunft zusammentreffen und auf diese Weise der Revision fähig werden.

Die therapeutische Anwendung

Die Anwendung der neuen analytischen Ichpsychologie auf die Behandlung von Patienten kann als eine Erweiterung des analytischen Horizonts beschrieben werden; um sie darzustellen, müssen wir auch die neue Ansicht über die psychoneurotische Angst, die etwas früher gewonnen wurde, mit in Betracht ziehen.

In den frühen Jahrzehnten stand dem Psychoanalytiker für seine Arbeit mit dem Patienten praktisch nur die Libidotheorie zur Verfügung. Als ich mich Mitte der zwanziger Jahre der Psychoanalyse anschloß, hörte ich einen hochgeachteten Analytiker der ersten Generation die Aufgabe der (therapeutischen) Analyse mit diesen Worten beschreiben: »Die Libido in allen ihren Schlupfwinkeln aufzuspüren und sie neuen Zwecken zuzuführen.« In jenen Tagen war das wichtigste, vielleicht das einzige Zentrum des Interesses des Analytikers bei seiner Untersuchung der Patienten deren libidinöse Fixierung. Während er dem Patienten zuhörte, lag ihm ständig die Frage im Sinn: *Was sind die Wünsche des Patienten?* Was will er (unbewußt)?

Als durch die Revision der Angsttheorie deutlich wurde, daß die neurotische Angst nicht einfach ein Ergebnis der Vergiftung durch unabgeführte Libido war, sondern eine Reaktion auf Gefahr, wenn auch auf keine reale, wurde es notwendig, nicht nur an die für den Patienten charakteristischen Wunschziele zu denken, sondern auch an die für ihn charakteristischen Gefahren. Die alte Frage nach seinen Wünschen mußte durch eine zweite Frage ergänzt werden, die ebenfalls dem Analytiker ständig im Sinn lag: *Und wovor hat er Angst?*

Schließlich dehnte die Einsicht, daß Abwehren unbewußt sind und charakteristisch für den Patienten, die Aufmerksamkeit des Analytikers auf eine dritte Frage aus: *Und wenn er Angst hat, was tut er dann?* Bisher sind keine weiteren Aspekte zur Orientierung des Analytikers bei seiner Untersuchung des Analysanden hinzugefügt worden.

Ein Alphabet der Abwehrmechanismen

Die verschiedenen Abwehrmechanismen, die in der Literatur beschrieben werden, scheinen von ganz unterschiedlicher Kompliziertheit zu sein. Manche, wie z. B. die Verdrängung oder die Intellektualisierung wirken ganz einfach, elementar, während andere, wie z. B. die altruistische Abtretung höchst kompliziert sind und wohl als Zusammensetzungen aus einfacheren Mechanismen aufgefaßt werden müssen. Eine beliebige Zusammenstellung bekannter Abwehren klingt etwa wie diese Reihe: Protein, Ei, Kuchen. Ein Alphabet der Abwehrmechanismen scheint notwendig, d. h. eine Beschreibung der einfachen Formen, aus denen sich die komplizierteren Mechanismen zusammensetzen.

Außerdem scheint die Verdrängung unter den Abwehrmechanismen einen einzigartigen Platz einzunehmen, insofern sie bei allen anderen Mechanismen vertreten ist. Sie kann allein auftreten oder in Verbindung mit einem der anderen. Was, z. B. bei der Reaktionsbildung geschieht, ist nicht nur, daß ein Mensch überbesorgt und freundlich wird, um seine Aggression in Zaum zu halten, oder peinlich sauber, um seine analen Impulse zu kontrollieren, sondern die aggressiven oder analen Impulse werden auch unbewußt, d. h. der Trieb, gegen den die Reaktion gebildet wurde, wird verdrängt. So geschieht es auch mit dem ursprünglichen Trieb bei der Sublimierung. Nicht unverdienterweise hat offenbar die Verdrängung die Bühne so lange beherrscht. Sie ist tatsächlich ein universaler Mechanismus, zu dem andere hinzugefügt werden können oder auch nicht.

Diese Feststellung betreffs der Allgegenwart der Verdrängung bedarf unter Umständen einiger Einschränkung, weil die Verdrängung vielleicht das auffälligste, das am leichtesten zu entdeckende Exemplar einer Unterklasse von Mechanismen ist, die zu der mehr oder weniger vollständigen Bewußtseinsausschließung einer um einen Triebanspruch herum gelagerten Gruppe von psychischen Phänomenen hinleitet. Die Isolierung könnte ein weiterer Vertreter dieser selben Untergruppe sein, etwas weniger erfolgreich als die Verdrängung, insofern es ihr nur gelingt, bestimmte Beziehungen zu verdunkeln, die der Geschichte Sinn geben würden, während sie ein paar isolierte Stücke, wie Masten versunkener Schiffe, ins Bewußtsein ragen läßt. Ich habe einmal davon gesprochen, daß die Verleugnung eines Triebes ein vielleicht noch weniger erfolgreicher Prozeß sein könnte (1951). Wenn die Verdrängung als einer der Vertreter einer Unterklasse angesehen wird, dann muß die obige Feststellung, daß alle Abwehrmechanismen von Verdrängung begleitet werden, in der Weise eingeschränkt werden: daß bei allen Abwehrmechanismen ein Mechanismus aus dieser Unterklasse zugegen ist.

Vielleicht kann man die Abwehrmechanismen von drei Standpunkten oder eigentlich Koordinaten aus beschreiben: erstens, der Ausschluß vom Bewußtsein – mehr oder weniger vollständig; zweitens: ob oder ob nicht, oder in welcher Weise, Vorsorge für Ersatzbefriedigungen getroffen ist; drittens: die Natur der Gegenbesetzung, die darüber wacht, ob der abgewehrte Trieb wieder Zugang zur Motilität gewinnt oder ins Bewußtsein zurückkehrt, oder beides. Dann ließe sich die Verdrängung dem Verbot einer revolutionären Partei vergleichen, bei dem keinerlei Vorsorge getroffen wird, die revolutionären Kräfte wieder ins Gemeinschaftsleben einzugliedern – wie z. B. Maßnahmen, die manche der Revolutionäre vor allem unter den Führern, an das bestehende System binden würden, und Reformmaßnahmen, die wenigstens einen Teil der Unzufriedenen befriedigen könnten – und ohne jede Gegenmaßnahme gegen einen möglichen Wiederaufstand außer der Wachsamkeit der Polizei. Die anderen Mechanismen hingegen ließen sich den vielen Arten von Vorgehen vergleichen, bei denen das Verbot der revolutionären Partei von verschiedenen Lockmitteln für die Führung oder die Massen und von anderen als nur polizeilichen Gegenmaßnahmen begleitet ist – wie etwa der absichtlichen Stärkung von Gruppen, deren Interessen denen der revolutionären Bewegung entgegenlaufen, nach dem Prinzip: *divide et impera*.

Es scheint, daß diese drei Standpunkte – Rückzug aus dem Bewußtsein, Ersatzbefriedigung und Gegenbesetzung – genügen, um alle Abwehrmechanismen zu beschreiben.

Nach-Freudsche Entwicklungen

Die gesamte psychoanalytische Ichpsychologie, die Freuds spätem Werk entstammt, einschließlich der von Anna Freud beigesteuerten Neuerungen, liegt noch im Rahmen der Psychoanalyse als einer Psychologie des Unbewußten, d. h. sie befaßt sich nur mit den unbewußten Aspekten und überläßt andere Probleme wie z. B. das Lernen, die Wahrnehmung, das Denken anderen Zweigen der Psychologie.

Das hat sich nun mit den Arbeiten von HARTMANN geändert, der es unternahm, eine psychoanalytische Theorie aufzubauen, die eine allumfassende Theorie des Seelischen sein soll. Diese Ausweitung wurde mit Hilfe des Begriffs einer »konfliktfreien Sphäre« im Ich vollzogen oder in der späteren Terminologie eines »autonomen Ichs«, das alle von anderen psychologischen Forschern untersuchten Erscheinungen umfaßt. Deren Forschungsergebnisse können in eine umfassende Theorie des Seelischen unter dem Kapitel »autonomes Ich« integriert werden.

Es läuft auf das gleiche hinaus, ob wir sagen, daß die Psychoanalyse eine Psychologie des Unbewußten ist, die, um zu einer umfassenden Theorie des Seelischen zu gelangen, durch Ergebnisse aus anderen Quellen ergänzt werden muß, oder ob wir sagen, daß die Psychoanalyse eine umfassende Theorie des Seelischen liefern kann, in der die Ergebnisse aus anderen Quellen ihren Platz in einer Theorie des autonomen Ichs finden werden – bis auf den Unterschied, daß bei der ersteren, älteren Einstellung die Aufgabe, die verschiedenartigen Resultate in eine umfassende Theorie einzufügen, unbekannten Händen überlassen wird, während bei der letzteren ein impliziter Anspruch besteht, daß die Psychoanalyse die Synthese selbst vollziehen kann. Wie dem auch sei, es scheint mir, daß »konfliktfreie Sphäre« oder »autonomes Ich« geeignete Ausdrücke sind, mit deren Hilfe die Synthese eines Tages vonstatten gehen wird, wer immer sie dann vollzieht.

Einen anderen Weg schlug FEDERN in seinen Arbeiten zur Ichpsychologie ein, die nur insofern nach-Freudisch sind, als sie erst erschienen, nachdem FREUD über das Problem gearbeitet hatte – sie wurden größtenteils noch zu FREUDS Lebzeiten veröffentlicht. FEDERNS Auffassung vom Ich ist nicht die einer aufgabelösenden Instanz, sondern eines Sitzes der Empfindungen und Gefühle; sie umfaßt die Gefühle eines Menschen sowohl in bezug auf sich selbst (in Situationen inneren Konflikts und bei der Selbstbeobachtung) wie in bezug auf die äußere Welt. FEDERN setzte die verschiedenartigen Erscheinungen des »Ichgefühls« mit Vorgängen libidinöser oder destruktiver Besetzung in Zusammenhang. Sein Begriff vom Ich ist zwar nicht identisch mit dem »Selbst« – einem in der Philosophie viel gebrauchten Ausdruck für reflektive Akte, in denen der Mensch sich selbst zum Gegenstand nimmt und den HARTMANN in die Psychoanalyse eingeführt hat –, hat aber Beziehungen zu ihm.

Es ist möglich, daß sich aus Federns Werk wichtige Folgerungen, vor allem für das Verständnis und die Behandlung der Schizophrenien ergeben. Allerdings müssen bestimmte semantische Fußangeln vermieden werden. Es ist durchaus legitim, das »Ich« als eine integrative, aufgabenlösende Instanz zu definieren und ebenso legitim, es als Sitz der Empfindungen in bezug auf einen selbst und auf die Welt zu definieren. Aber ohne vorausgehende weitere Untersuchungen kann man nicht beides zugleich tun, das heißt, man kann nicht ohne weiteres hinnehmen, daß integrative Vorgänge und Empfindungen immer in so engem Zusammenhang stehen, daß sie dem gleichen Agens zuzuschreiben sind. Das Ich Federns, das die Grenzen zwischen dem Selbst und der Außenwelt oder zwischen verschiedenen Teilen des Selbst erfährt, braucht nicht das gleiche zu sein wie Freuds Ich, das Gefahren signalisiert und gefährliche Impulse unterdrückt.

Das Überich

In der Geschichte von den inneren Konflikten, wie die Psychoanalyse sie darstellt, haben moralische Haltungen immer eine Rolle gespielt. Aber erst in den »mittleren Jahren« machte Freud den Vorschlag, von einem besonderen Anteil des Seelischen zu sprechen, das er Ichideal – das Ideal seiner Selbst – nannte und dem er Selbstbeobachtung und Gewissen zuschrieb. Der Wahn, beobachtet zu werden, würde dann eine Spaltung oder einen Bruch anzeigen, wo normalerweise eine strukturelle Beziehung besteht. Von diesem Ausgangspunkt aus entwickelte Freud seine Massenpsychologie (1921), in der er Massenverhalten durch die Hypothese erklärt, daß der Mensch an Stelle seines Ichideals einen Führer setzt und daß alle Mitglieder der Masse sich untereinander auf der Grundlage der gemeinschaftlichen Beziehung zum Führer identifizieren. Durch diese Überlegungen wurde die Massenpsychologie zu einem Argument für die Annahme einer besonderen »Stufe« innerhalb des Ichs, d. i. des Ichideals.

Einige Zeit später wurde Freud besonders von der Erfahrung der »negativen therapeutischen Reaktion« beeindruckt, d. h. vom Verhalten von Patienten, die auf jede Heilungsaussicht mit einer Verschlimmerung ihrer Symptomatik reagierten. Er kam zu der Ansicht, daß solche Menschen sich für unwürdig hielten, geheilt zu werden. Sie hatten das neurotische Leiden als verdiente Strafe akzeptiert, ohne sich aber einer Schuld bewußt zu sein. Wie war dieses unbewußte Bedürfnis nach Strafe – oder, weniger exakt ausgedrückt, dieses unbewußte Schuldgefühl – möglich?

Freuds Antwort, die wir schon erwähnten (S. 141), ging dahin, daß Teile des Gewissens, das er nun statt Ichideal »Überich« nannte, womit er ein Wort von ernsterem Klang, von düstereren oder tragischeren Mitbedeutungen an Stelle eines gleichgültiger klingenden setzte[36], unbewußt sein mußten, weil sie so eng mit den verdrängten Wünschen liiert waren.

Der Kern des Überichs wurde so von Freud als »Erbe des Ödipuskomplexes« bezeichnet. Wenn sich der Ödipuskomplex gegen Ende der frühen Blütezeit der Sexualität durch die Versagung seiner Strebungen und durch Angst auflöst, hinterläßt er seinen Eindruck im Ich: die Identifizierung mit den Eltern und deren Annahme als Teil des Ichs oder genauer als Stufe innerhalb des Ichs, die dem Rest des Ichs gegenübersteht (Überich). Diese Identifizierung wird durch das Bedürfnis motiviert, die Angst zu mildern: Es ist leichter, seinen eigenen Vorschriften zu gehorchen, als der despotischen Macht eines anderen unterworfen zu sein. Diese Identifizierung ist das Urbild aller Gehirnwäsche, d. h. der innern Annahme der ihnen aufgedrängten Normen, die Erwachsene einer Macht gegenüber vollziehen, in deren Gewalt sie sich befinden. Den Vorteil, den das Kind durch die Identifizierung mit den Eltern und durch die Internalisierung ihrer Forderungen gewinnt, gewinnt es nur um einen Preis. Den elterlichen Einschränkungen oder Strafen war das Kind nur unterworfen, wenn die Eltern anwesend waren oder von seinen Übertretungen erfuhren, aber das Überich erfährt immer und das Kind ist den Einschränkungen von nun an fortwährend unterworfen.

Was immer auch die Motive dieser Art von Identifizierung sein mögen, sie bedeutet jedenfalls die Möglichkeit einer Schichtung innerhalb des Ichs, einer reflektierenden Haltung. Darauf wird später zurückzukommen sein.

Ist der Kern des Überichs gebildet, tritt das Kind in die Latenzperiode ein. Bei den meisten Völkern beginnt die Schulerziehung etwa um das sechste Jahr, wahrscheinlich weil in diesem Alter das Kind über ein Minimum an inneren Verhaltensregeln verfügt.

Die strengsten Forderungen des Überichs sind jene, die Inzest und Vatermord verbieten, womit sie die beiden Aspekte des Ödipuskomplexes wiedergeben. An diesem Punkte erscheint das Überich in der psychoanalytischen Ansicht wie ein Eisberg, dessen größte Massen unter der Oberfläche sich ausdehnen; das bedeutet, daß es weitgehende unbewußte Tendenzen der

36 Einige Analytiker, z. B. ALEXANDER, haben in der Tat vorgeschlagen, beide Ausdrücke, Ichideal und Überich beizubehalten, aber mit verschiedenen Bedeutungen: Ichideal für die bewußten Strebungen der Person, Überich für die unbewußten Aspekte eben dieser Strebungen. Ich glaube, FREUD selbst hatte niemals solche Absichten, für ihn waren beide Ausdrücke Synonyme.

Selbstbestrafung geben kann, die Verhalten und Gefühl beeinflussen.

Es ist aber nur der Kern des Überichs, von dem man sagen kann, er träte erst zu Ende der frühen Blüte der Sexualität in Erscheinung. Es gibt genug Anzeichen dafür, daß schon vor diesem Stadium das Kind nicht nur durch die Drohung äußerer Folgen eingeschränkt wird, sondern auch gelegentlich durch eine innere Opposition, die den Anschein einer embryonalen Moral hat. Wir sprechen von Vorstadien des Überichs (W. Reich, 1925; Fenichel, 1926). Es gibt keine scharfe Grenzziehung zwischen ihnen und dem »Kern des Überichs«, der mit der »Auflösung« des Ödipuskomplexes auftritt. In den frühen Vorstadien erscheinen die moralischen Haltungen aber als mehr oder weniger isolierte Phänomene, während das Überich, der Erbe des Ödipuskomplexes, mehr ein in sich zusammenhängendes Ganzes darstellt. Die Grundlagen der frühen Gewissensphänomene bestehen teilweise aus einer Identifizierung mit den Erwachsenen und der inneren Annahme, der Internalisierung ihrer Forderungen, ähnlich der späteren, massiveren Überichbildung, und teilweise sind sie das Ergebnis ambivalenter Haltungen. Entweder war die Aggression gegen ein Objekt, gewöhnlich ein Geschwisterchen – sei es durch Eingreifen der Umwelt, sei es durch die eigenen freundlichen Gefühle des Kindes –, verhindert worden und hatte sich in Form von Schuldgefühlen auf es selbst zurückgewendet. Oder der aggressive Akt wurde tatsächlich ausgeführt; in diesem Falle haben die aggressiven Strebungen durch Befriedigung an Intensität verloren, während die erotischen Strebungen, d. h. die Sehnsucht nach dem Objekt, durch den zugefügten Schaden angewachsen sind. So haben die erotischen Strebungen nun zeitweilig die Oberhand und drücken sich in Reue und dem Wunsch nach Wiedergutmachung aus. Die Reue ist also der libidinöse, die Selbstbestrafung der aggressive Aspekt der moralischen Phänomene (Nunberg, 1926; Freud, 1930).

Melanie Klein und ihre Mitarbeiter sind viel weiter als andere Autoren mit der Postulierung eines viel früheren Hervortretens des Überichs gegangen, nicht nur in der Form von Vorstadien mit mehr oder weniger isolierten Fällen von verinnerlichten Geboten und Verboten, und von Reue und Selbstbestrafung, sondern als integriertem Ganzen, das viel mit sehr frühen und sehr tiefen Ängsten zu tun hat. Das sind außerordentlich anregende Gedanken, deren Verifizierung mit der Schwierigkeit zu kämpfen hat, in das innere Leben des der Sprache noch nicht mächtigen Kindes einzudringen.

Soviel über die Anfänge des Überichs. Seine Entwicklung ist mit den Ereignissen am Ende der kindlichen Sexualperiode keineswegs abgeschlossen. Es gibt einen fortwährenden Prozeß der Identifizierungen. Für eine ganze Weile scheinen die elterlichen Figuren, die das Überich bilden, noch nicht fest im Seelenleben verankert zu sein. Neue Autoritätsfiguren tauchen in der Außenwelt auf und können die bisherigen inneren Elternfiguren verdrängen und ihren Platz im Überich einnehmen, d. h. das Gewissen ist noch nicht fest gefügt und kann durch Umwelteinflüsse noch verändert werden. Diese Zugänglichkeit für äußere Einflüsse durch die Bindung an neue Autoritäten nimmt aber mit wachsendem Alter ab; beim »von-innen-gelenkten« Menschen wird sie schließlich verschwinden. In der Massensituation allerdings bleiben fast alle Menschen solchen Einflüssen unterworfen.

Seit der Entdeckung der »unbewußten Schuldgefühle« und der nachfolgenden Konzentration des Interesses auf das Überich im allgemeinen wurde die Rolle, die Schuldgefühle in der Psychopathologie spielen, erkannt und gewürdigt. Vor allen Dingen bei den Depressionen und in manchen Formen der »Schicksalsneurose« stehen sie im Mittelpunkt (H. Deutsch). Manche Autoren waren von ihnen so beeindruckt, daß sie glaubten, in ihnen einen entscheidenden Faktor aller Formen der Psychopathologie zu sehen. Alexander z. B. nannte es einmal die Aufgabe der Neurosenanalyse überhaupt, das archaische Überich zu zerstören (1925). Ich meine, daß solche Ansichten die Rolle der Schuld im Bereich der Psychopathologie überschätzen. Vielleicht sollten wir uns einer Bemerkung Freuds entsinnen (1932 c, S. 67): »In Anlehnung an einen bekannten Ausspruch Kants, der das Gewissen in uns mit dem gestirnten Himmel zusammenbringt, könnte ein Frommer wohl versucht sein, diese beiden als die Meisterstücke der Schöpfung zu verehren. Die Gestirne sind gewiß großartig, aber was das Gewissen betrifft, so hat Gott hierin ungleichmäßige und nachlässige Arbeit geleistet, denn eine große Überzahl von Menschen hat davon nur ein bescheidenes Maß oder kaum so viel, als noch der Rede wert ist, mitbekommen.«

Das Überich ist nicht nur das Gewissen, obgleich dies seine psychopathologisch wichtigste Seite ist. Im Gewissen ist der Mensch zu sich selbst kritisch eingestellt, wie fordernde und strafende Eltern. Aber es gibt auch Formen des Verhaltens, in denen der Mensch sich wohlwollend behandelt, wie Eltern, die loben und trösten. So beschreibt Freud den Humor, d. h. die höheren Formen dessen, was gewöhnlich so bezeichnet wird, als Manifestation solch einer wohlwollenden Haltung gegenüber sich selbst: Indem man über seine Irrtümer, Unvollkommenheiten und Ungeschicklichkeiten scherzt, nimmt man einen überlegenen Standpunkt ein, als steckte man nicht in derselben Haut, und läßt beiläufig miteinfließen, daß die Dinge schließlich nicht so wichtig sind – wie Eltern, die ein Kind trösten, das über ein zerbrochenes Spielzeug oder einen Tadel in der Schule weint. Vorausgesetzt bei alldem ist die Fähigkeit, einen Schritt zurückzutreten und solch einen imaginären Überlegenheitsstandpunkt einzunehmen, von dem aus man auf sich selber blickt – fordernd, kritisch oder strafend im Falle des Gewissens, wohlwollend in den letztbeschriebenen Fällen.[37]

Die Fähigkeit zu derartiger Selbstobjektivierung kann daher als die wesentliche *formale* Charakteristik des Überichs gelten; folglich müßte die Selbstbeobachtung eine seiner Funktionen sein, wie es auch ursprünglich bei der Einführung des Ichideals angenommen wurde (FREUD, 1914 b).

Das aber führt zu weiteren Ausblicken, wenn wir die Ergebnisse anderer psychologischer Forschungen mit in Rechnung stellen. In den letzten Jahrzehnten haben Tierpsychologen die intellektuelle Leistung von Tieren untersucht. KÖHLER arbeitete während des Ersten Weltkriegs als erster mit Schimpansen und konnte nachweisen, daß sie die Fähigkeit besaßen, Aufgaben zu lösen, d. h. daß ihre Reaktion auf Schwierigkeiten nicht einfach als Versuch und Irrtum (trial und error) erklärt werden konnte, sondern Einsicht in die Struktur der Situation voraussetzte, die durch einen »Quanten-Sprung« erreicht worden war. Damit wäre die Intelligenz nicht länger die ausschließliche Domäne des Menschen.

Während diese und viele weitere Untersuchungen der intellektuellen Funktionen von Tieren die Kluft zwischen Mensch und subhumanem Säugetier in diesem Punkte zu verringern schienen, zeigten sie, daß diese an einem anderen Punkt breit und wahrscheinlich unüberbrückbar ist. Die intellektuelle Leistung des Tieres scheint aufs engste an Konkretheit und vitales Bedürfnis gebunden zu sein, während die Aktivitäten des Menschen nicht auf derartige Bindungen beschränkt sind und sich auf Abstraktionen ohne Grenzen erstrecken. Die Fähigkeit zur Abstraktion hat sich daher als das spezifisch menschliche Charakteristikum herauskristallisiert. Schon KÖHLER hatte bemerkt, daß die Phantasie seiner Affen zu versagen schien, wo es sich um negative statt um positive Leistungen handelte. Wenn das erwünschte Objekt hoch über dem Boden angebracht war, und es lagen einige Kisten in Reichweite herum, dann konnten einige Tiere begreifen, daß sich die Kisten übereinander sta-

37 Daher findet man einen Sinn für Humor nur bei Menschen, die in der Lage sind, sich selbst gegenüber eine zärtliche, elternhafte Haltung einzunehmen. Menschen, die nicht imstande sind, einen Schritt zurückzutreten und sich selbst in Distanz zu sehen (wie z. B. die Paranoiden) oder Menschen, deren Haltung sich selbst gegenüber nur strafend ist (wie z. B. bestimmte asketische Puritaner) oder deren liebende Haltung sich selbst gegenüber ausschließlich auf der Stufe der Nachgiebigkeit und Verwöhnung liegt (wie das z. B. bei normalen Verbrechern und ähnlich egozentrischen, anspruchsvollen Typen und bei manchen Depressiven der Fall ist) haben keinen Sinn für Humor.

peln ließen, um als Leiter zu dienen. Ihre antizipierende Vorstellungskraft konnte sozusagen die Kisten an die leere Stelle setzen. Aber wenn der Weg zum Ziel verlegt war und es sich darum handelte, Dinge zu entfernen, die da waren, fanden die Tiere die Aufgabe sehr schwierig. Sie schienen nicht viel Fähigkeit zu besitzen, das Entfernen von Objekten zu antizipieren. Diese negative Leistung könnte durchaus den Kern der Abstraktion darstellen.

Die Vorstellung, daß sich die Trennungslinie zwischen Menschlichem und Untermenschlichem auf diesem Gebiet finden ließe, erhielt indirekte Stützung durch die Arbeiten von KURT GOLDSTEIN, der in Jahrzehnten klinischer Forschung an Hirnverletzten nachweisen konnte, daß die Schädigung bestimmter Hirngebiete zu einer »Störung der abstrakten Haltung« führt, einer erhöhten Konkretheit. Der Aphasische etwa, der in der neurologischen Prüfung außerstande ist, einen Gegenstand zu benennen, kann das gleiche Wort zur Verfügung haben, wenn er es in einer lebenswichtigen Situation braucht. Patienten dieser Art haben in größerem oder geringerem Maß gerade die Dimension des Geistes verloren, die den Menschen am menschlichsten macht.

Bei einer früheren Gelegenheit habe ich den Vorschlag gemacht (1936, Kap III), die Fähigkeit, Abstand von konkreten Situationen und Bedürfnissen zu nehmen, einen imaginären Standpunkt einzunehmen und sich selbst zum Objekt neutraler Beobachtung oder sowohl kritischer als freundlicher Bewertung zu machen – all dies als die »formale Überich-Funktion« zu bezeichnen. Es handelt sich dabei um die Charakteristik, die allen Tätigkeiten des Überichs zugrunde liegt, und es ist durchaus möglich, daß wir es hier mit der charakteristischen Dimension zu tun haben, durch die der menschliche Geist den seiner Verwandten im Tierreich überschreitet und fähig geworden ist, die Symbolsprache und den immer wachsenden Besitz an Wissen und Gesetzen zu schaffen, der die unmittelbaren biologischen Bedürfnisse übersteigt und den wir Kultur nennen.

Die wichtigsten Stationen in der Entwicklung des Überichs scheinen also die folgenden zu sein: Die *formale* Überichfunktion kann nachgewiesen werden, sobald das Kind fähig ist, eine fiktive Situation, z. B. einen spielerischen Anschein, zu verstehen. Zeichen der sogenannten *Vorstadien* des Überichs können gewöhnlich im dritten Jahr nachgewiesen werden. Der »*Kern*« des Überichs mit der Hauptmenge seiner unbewußten Anteile tritt am Ende der frühen Blüteperiode der Sexualität und dem Beginn der Latenz in Erscheinung.

Die Überichbildung setzt sich bis in die frühe Erwachsenenzeit fort. In der Adoleszenz findet eine Art von Überprüfung und Integration des Überichs statt: Die verschiedenen Normen, die in der Kindheit verinnerlicht wurden, werden nun miteinander verglichen und erhalten verschiedene Bedeutungsgrade zugeschrieben; manche werden bei dem Prozeß ganz ausgeschieden. Bei den meisten Menschen bleibt das Überich in Massensituationen wandlungsfähig und offenbar auch in einigen anderen Fällen von Charakterveränderungen, die bisher noch nicht systematisch beschrieben worden sind.

6. Einige Probleme der Psychopathologie

Das Folgende stellt einen Versuch dar, einige Probleme der Psychopathologie zu umreißen, die für eine Theorie des Seelischen überhaupt von Bedeutung zu sein scheinen.

Die Psychoneurosen

Unter den vielfältigen Formen der Psychopathologie sind uns die Neurosen am besten bekannt. Doch gibt es selbst hier Fragen von grundlegender Wichtigkeit, die nicht als »endgültig« gelöst anzusehen sind.

Wie wir gesehen haben, wird in der Theorie die Ansicht vertreten, daß Neurosen Konflikten über einen Libidoanspruch, mißlungener Verdrängung und der Wiederkehr des Verdrängten zuzuschreiben sind, und daß die Verdrängung eines libidinösen Anspruchs nur in der Kindheit zum erstenmal auftritt. Dieses Schema läßt aber einige Fragen offen.

Erstens: ist das Ergebnis verschieden je nach der Art der Opposition, der der Trieb begegnet — bloßer Furcht vor äußeren Konsequenzen oder Angst auf Grund internalisierter elterlicher Verbote oder Opposition, an der ein anderer Triebanspruch beteiligt ist? Anna Freud (1951, S. 130) hat diese Unterscheidungen aufgestellt und sich mit ihnen in Fällen kindlicher Störungen befaßt. Sie unterschied zwischen externem, internalisiertem und innerem Konflikt und schlug für deren Behandlung im ersten Falle die Beratung der Eltern, im zweiten Psychotherapie für das Kind und im dritten Falle die Analyse des Kindes vor. Es ist zu hoffen, daß weitere Untersuchungen auf dieser Linie vorgenommen werden.

Dann: ist der pathogene Konflikt unbedingt immer ein Konflikt über eine Es-Forderung oder kann eine Verdrängung der Stimme des Überichs ähnliche Folgen haben? Freud (1936) zeigte, daß ein Gefühl der Unwirklichkeit die Folgeerscheinung einer entstellten Wiederkehr eines abgewiesenen Schuldgefühls sein kann. Er hatte einmal, eine zufällige Gelegenheit ergreifend, eine nicht vorher geplante Fahrt nach Athen unternommen; es war die unerwartete Erfüllung eines Traumes, der in jenen Tagen für die allerwenigsten Menschen, mit geringen Ausnahmen, zu verwirklichen war. Ohne genug Zeit zur inneren Vorbereitung auf der Akropolis stehend, erlebte er ein Gefühl der Unwirklichkeit, als wäre all das gar nicht wahr. Freud analysierte dieses Gefühl als Abkömmling eines Schuldgefühls. Diese Reise, die eine verhältnismäßig günstige finanzielle Lage möglich und eine höhere Erziehung zum Genuß gemacht hatte, hatte ihm deutlich werden lassen, wie weit er über die bescheidene Lebenssituation seines Vaters hinausgelangt war. Das Gefühl, »es ist nicht recht und sollte nicht wahr sein«, wurde nicht zum Bewußtsein zugelassen, und an seiner Stelle erschien das Gefühl »es ist nicht wahr«. Auf diese Weise ist das Gefühl der Unwirklichkeit wie ein neurotisches Symptom gebaut, mit dem Unterschied, daß das, was verdrängt wurde, nicht ein Triebanspruch, sondern ein Einspruch des Überichs war.

Ich weiß aus meiner eigenen Analyse, daß ein neurotisches Symptom derart strukturiert sein kann und habe es in einem sorgfältig untersuchten Fall aus meiner eigenen Beobachtung bestätigt gefunden. In der Literatur ist diese Frage, so weit ich weiß, nicht behandelt worden. Natürlich auch nicht die Frage, die man nun stellen müßte, in welcher Beziehung solche Überichkonflikte zu Triebforderungen stehen.

Dann verlangt auch, nach Einführung der Theorie eines Zerstörungstriebs, der Unterschied zwischen den Ergebnissen von Konflikten über einen destruktiven Impuls weitere Beobachtung.

Noch ein Aspekt der Neurose, der mehr Aufmerksamkeit zu verdienen scheint, ist ihre Beziehung zur Perversion. »Die Neurose«, sagt Freud, »ist sozusagen das Negativ der Perversion«, und weist damit sowohl den Neurosen wie den Perversionen ihren jeweiligen Platz auf einer psychodynamischen Landkarte psychopathologischer Erscheinungen zu. »Die klar bewußten Phantasien der Perversen, die unter günstigen Umständen in Veranstaltungen umgesetzt werden ... und die unbewußten Phantasien der Hysteriker, die man durch Psychoanalyse hinter ihren Symptomen aufdeckt, fallen inhaltlich bis in einzelne Details zusammen« (Freud, 1905 b, S. 65).

Aber die Erfahrung lehrt, daß auch in Fällen von Psychoneurosen regelmäßig perverse Züge beobachtet werden, und es stellt sich die Frage, ob die oben zitierte Formulierung Freuds über die Neurose als Negativ der Perversion vielleicht nicht nur auf die Beziehung zwischen den beiden Gruppen von Fällen anwendbar ist, sondern auch auf die Beziehung zwischen den neurotischen und den perversen Zügen desselben Falles, der klinisch als Psychoneurose gilt.

Ein Mann, den analytisch zu untersuchen ich Gelegenheit

hatte, litt an Schlaflosigkeit. Er achtete sehr darauf, sich nicht zu sehr anzustrengen, und wenn er das Gefühl hatte, es doch getan zu haben, machte er sich Sorgen, seine Überanstrengung könne ihn aller Kraft beraubt haben, so daß es ihm unmöglich sei, den nächsten Tag zu bestehen. Eben diese Sorge hielt ihn nun wach und vermehrte seine Müdigkeit weiter. Er war einer von denen, die sich beständig mit ihrer Vereinnahmung und Verausgabung von Energie beschäftigten, ein Typus, den EDWARD BIBRING als »Buchhalter« bezeichnet wissen wollte. Dieser Mann erlebte die höchste sexuelle Lust in einer Koitusform, bei der er auf dem Rücken lag, während seine Partnerin auf ihm saß und die Kopulationsbewegungen ausführte. In seiner Phantasie hatte er die Vorstellung, daß ihm in dieser Lage ein Maximum an Ejakulat entzogen würde, daß er, wie er das ausdrückte, »ausgesogen würde, so daß kein Tropfen Samen zurückbliebe«. Außerhalb der orgastischen Situation war die Entleerung von Kraft Gegenstand seiner Angst und er hatte phobische Vorkehrungen getroffen, sie zu verhindern. Genau das gleiche, direkt auf den Samen bezogen, brachte ihm den Höhepunkt orgastischer Lust im Sexualakt. In seiner Neurose hatte er Angst vor den Abkömmlingen eben der Sache, die er in ihren direkten Manifestationen in Momenten der Leidenschaft genoß. Seine neurotischen Symptome waren das Negativ seiner eigenen perversen Phantasien.

Ein anderer Patient fühlte sich die meiste Zeit von anderen Leuten ausgenutzt und respektlos behandelt, vor allen Dingen von seiner Frau, mit der er, trotz dieser neurotischen Schwierigkeiten, eine im Grunde gute Beziehung hatte. Gelegentlich in seinen sexuellen Praktiken, aber deutlicher noch in seinen nicht ausgeführten sexuellen Phantasien genoß er seine Unterwerfung und Selbstherabsetzung. Auch hier werden gerade die Impulse, in deren Bekämpfung sich die Neurose entwickelte, in Momenten der Leidenschaft in Tat oder Phantasie doch befriedigt. In beiden Fällen sind die neurotischen Symptome das Negativ der Wünsche und Phantasien, die in seltenen Augenblicken zur vollen Befriedigung zugelassen werden.

Beide Fälle zeigen zugleich das bewußte Ausleben und Befriedigen eines Partialtriebes wie dessen Verdrängung und den Kampf gegen die Abkömmlinge der Verdrängung – das erste unter den (regredierten) Bedingungen der Leidenschaft, das letztere während der übrigen Zeit.

Die Koexistenz der direkten Befriedigung eines Triebes mit dem neurotischen Symptom, das der erfolglosen Verdrängung des gleichen Triebes entspringt, in derselben Person, scheint dem zu gleichen, was FREUD als Ichspaltung im Abwehrprozeß beschrieb (1938).

Großes Interesse haben die Analytiker in den letzten Jahren der Untersuchung sogenannter neurotischer Ichverzerrungen[38] und verwandter Zustände entgegengebracht. In solchen Fällen wird eine drohende Neurose entweder durch geeignete Persönlichkeitsveränderungen vermieden oder eine schon entwikkelte oder im Prozeß der Entwicklung befindliche Neurose ist in die Persönlichkeit integriert worden. Das einfachste Beispiel der ersten Möglichkeit sind die sogenannten Icheinschränkungen, die ANNA FREUD beschrieben hat (1936, Kapitel VIII). Der Mensch zieht sein Interesse aus einem bestimmten Gebiet zurück, wo seine Strebungen ihn in Gefahr gebracht haben. Es kann ihm dadurch gelingen, die Gefahr zu vermeiden – und damit die Neurose, die eines der möglichen Ergebnisse des beständigen Ausgesetztseins hätte sein können –, aber er ist von da an als Persönlichkeit ärmer.[39]

In der zweiten Gruppe gibt es vielerlei Arten, sich einer Neurose anzupassen oder einen Kompromiß mit ihr zu schließen. Die Integration der neurotischen Tendenzen ins Ich bedeutet, daß das für die Psychoneurosen so charakteristische Fremdheitsgefühl verschwindet (S. 39) und daß diese Tendenzen eine Funktion im Dienst der selbsterhaltenden und selbsterweiternden Ziele annehmen. Sie sind nun ein integraler Teil dessen, wovon man fühlt, daß dies man selbst ist, d. h. sowohl des empfindenden Ichs FEDERNS wie des integrativen Ichs FREUDS, an die man nun durch den sekundären Gewinn den sie bieten gebunden ist. Ein einfaches Beispiel dieses Vorgangs finden wir in der Assimilierung einer Zwangsneurose in die tägliche Arbeitsroutine eines Büroangestellten oder kleinen Bürokraten. Wir nennen diese Formen *Charakterneurosen.*

38 Siehe das Symposium über dieses Thema mit Beiträgen von GITELSON, GILLESPIE, GLOVER, KATAN, NACHT, ROSENFELD; Eröffnungsvortrag von WAELDER (1958).

39 Gegenüber der Ansicht, daß Icheinschränkungen die Persönlichkeit verarmen, wurde das Argument vorgebracht, daß der *homo universalis* unrealisierbar sei, die Spezialisierung unvermeidlich und Icheinschränkung daher ein normaler, zuträglicher Vorgang. Zweifellos ist Spezialisierung notwendig, aber sie sollte und brauchte nicht durch Icheinschränkungen zustande zu kommen. Es ist ein Unterschied, ob ein Mensch entweder niemals an einer Sache interessiert war oder obwohl interessiert, doch zu dem Schluß kam, diesem Interesse nicht zu weit zu folgen, da andere Dinge ihn mehr ansprachen – oder er sich unter Beschuß zurückzog. Im letzteren Fall muß man außerdem noch bedenken, daß der Selbstbetrug, d. h. der Umstand, daß diejenigen, auf die dieser Mechanismus zutrifft, sich selbst den wahren Grund ihres Rückzugs nicht eingestehen, sondern Rationalisierungen von der Art der »sauren Trauben« verwenden, was den Intellekt dauernd schädigt.

Kriminelles Verhalten kann als Teil verschiedenartiger Störungen auftreten, wie z. B. von Neurosen, Psychosen, Schwachsinn oder postenzephalitischen Zuständen. Es gibt aber auch Kriminalität an sich, nicht als Teil anderweitig definierter, psychopathologisch einheitlicher Zustände – ein, wie man sagen könnte, normales Verbrechertum.

In unserem Zusammenhang soll kriminelles Verhalten nicht im rein gesetzlichen Sinn, als fortwährender Bruch von bestehenden Gesetzen verstanden werden – Gesetzesbrecher in diesem Sinn sind z. B. die Angehörigen der Sekte der Amish in Amerika, die sich weigern, ihre Kinder über das vierzehnte Lebensjahr hinaus zur Schule zu schicken –, sondern in einem psychologischen Sinn als wiederholte Verletzung des Moralgesetzes, wie es allgemein angenommen, wenn auch nicht unbedingt immer in Worten formuliert ist.

Das moralische Gesetz, wie es im Gefühl unserer Kultur implizit enthalten ist, ja wie es schon in den Verhaltensregeln der alten sumerischen Texte zum Ausdruck kam, ist im wesentlichen die Forderung, daß wir anderen nicht zufügen, wovon wir nicht wollen, daß es uns zugefügt werde, oder in KANTS präziserer Formulierung, daß wir die anderen nicht nur als Mittel für unsere Zwecke behandeln sollen, sondern als Zwecke in sich selbst. Ist dies der Kern unseres moralischen Gefühls, dann könnte das Wesen der psychologischen Kriminalität in einer Haltung gesehen werden, die den anderen nur als Mittel für die eigenen Zwecke sieht, unter größerer oder geringerer und im extremen Fall unter völliger Mißachtung von dessen eigenen Strebungen und Interessen. Von der mildesten bis zur schwersten Form des Verbrechertums, vom Autofahrer, der die Stoßstange eines geparkten Wagens verbiegt und keine Adresse hinterläßt, bis zum Mörder und Kidnapper findet sich immer das gemeinsame Element, daß die Handlung nicht durch Rücksicht auf die Rechte und Interessen anderer gehemmt wurde, sei es, weil derartige Überlegungen sich als zu schwach im Vergleich mit dem Tatmotiv erwiesen, sei es, weil sie überhaupt fehlten. Rücksicht auf die Interessen anderer beruht letztlich auf Objektbeziehungen, d. h. auf dem Maß an Freundlichkeit, die man anderen gegenüber fühlt.[40] Beim

40 Diese Feststellung bedarf allerdings einer Einschränkung. Die Achtung vor den Rechten anderer braucht nicht nur auf einer libidinösen Aufgeschlossenheit ihnen gegenüber zu beruhen, sondern kann auch auf die Strenge eines Befehls zurückgehen, der völlig verinnerlicht und zu einem integralen Bestandteil des Gewissens geworden ist; d. h. in Kindheitssituationen: ein Kind kann von aggressiven Handlungen einem Geschwister gegenüber Abstand nehmen, nicht nur weil gleichzeitig eine libidinöse Bindung an dieses Geschwister besteht, sondern auch, weil die Eltern befohlen und

Verbrecher fehlt solch ein Gefühl der Freundlichkeit gegenüber oder der Identifizierung mit dem Opfer seiner Handlung entweder völlig, oder es ist von der treibenden Kraft der verbrecherischen Handlung überwältigt worden.
Tatsächlich ist die Haltung, die den anderen nur als Mittel zu eigenen Zwecken oder als Hindernis auf den eigenen Wegen sieht, unser aller frühester Zustand. Das Kind kümmert sich zuerst nur um die Befriedigung seiner selbsterhaltenden Bedürfnisse. Bald will es auch zärtlich berührt und geliebt werden (Stadium der Bedürfniserfüllung – ANNA FREUD). Die Fähigkeit, andere zu lieben und sie zu lieben, wie sie sind, und nicht nur als Spender, entwickelt sich erst später. In ihrer Weite und Tiefe ist sie individuell verschieden ausgeprägt.
Manche Individuen begehen Verbrechen, um sich aus großer Gefahr zu retten, andere begehen sie um eines Liebesobjekts willen. Das sind darum nicht unbedingt Kriminelle, d. h. solche Menschen hätten ihr Leben wahrscheinlich als gesetzestreue Bürger beendet, wäre ihnen nicht ein Notstand dieser Art zugestoßen.
Der Punkt, an dem die auf Rücksicht gegen andere beruhende Hemmung unter Versagung oder Gefahr zusammenbricht, ist bei verschiedenen Menschen verschieden. Aber bei wenigen nur ist diese Rücksicht auf andere so absolut, daß keine Art und kein Maß an Versagen sie überwältigen kann.
Wenn Menschen, deren Objektbeziehungen entweder im allgemeinen oder außerhalb des Kreises ihrer Nächsten mangelhaft sind, starke Bedürfnisse empfinden, die auf Kosten von Außenstehenden zu befriedigen wären, dabei aktiv veranlagt oder durch die Umstände begünstigt sind und weder durch äußere noch durch verinnerlichte Angst zurückgehalten werden, dann ist zu erwarten, daß sie gegen die Moralgesetze verstoßen.
Kriminalität ist nur eine der möglichen Konsequenzen eines Mangels an echten Objektbeziehungen. Die Verschiedenartigkeit der Objektbeziehungen und ihre Konsequenzen für die Persönlichkeit, die Krankheit und die Lebensführung sind in letzter Zeit in den Mittelpunkt des analytischen Interesses gerückt.
Ins einzelne gehende Darstellungen des Problems des Verbrechertums finden sich bei AICHHORN (1925), FRIEDLAENDER (1947), EISSLER (1949), GLOVER (1959).

gedroht haben. Man mag fragen, ob dieses Verzichtmotiv nicht im Laufe der Zeit durch eine Zuneigung zu dem Geschwister, das man zu akzeptieren gezwungen war, ergänzt werden wird. Aber es ist auch denkbar, daß nicht Liebe gegenüber dem anderen, sondern Haß gegen sich selbst die Last jenes Verzichts zu tragen hat und ein Mensch ein völlig sozialisiertes Mitglied einer Gemeinschaft werden kann, ohne viel Freundlichkeit gegenüber seinen Mitbürgern zu empfinden. Manche puritanischen Typen scheinen dieser Beschreibung nahezukommen.

Die schizophrenen Psychosen

Das Problem der psychologischen Vorgänge, die bei den funktionellen Psychosen der schizophrenen Gruppe eine Rolle spielen, ist trotz vieler bedeutsamer Beiträge, die erst die Psychoanalyse ermöglicht hat, im Grunde nicht gelöst.

Die Suche nach den psychologischen Prozessen, die bei den Psychosen eine Rolle spielen, bedeutet keineswegs irgendeine Annahme in Richtung ihres primär funktionellen Charakters. Vieles spricht dafür, daß organische Prozesse eine viel größere Rolle in der Ätiologie der schizophrenen Gruppe der Psychosen spielen, als sie es in der Ätiologie der Neurosen zu tun scheinen. Das bedeutet aber nicht, daß die psychologische Untersuchung der Psychosen zwecklos oder überholt wäre, ebenso wie der Nachweis der Tatsache, daß die Kunst einer Periode durch die kulturellen Tendenzen der Zeit stark beeinflußt ist, die Untersuchung der wesenhaften Prinzipien der stilistischen Entwicklung nicht überflüssig machten. Selbst wenn sich herausstellen sollte, daß die Ätiologie der Psychosen hauptsächlich eine organische ist, so folgt daraus nicht, daß *jede* psychotische Manifestation eine direkte Konsequenz organischer Zerstörung oder Dysfunktion ist. Manche psychotische Manifestationen sind vielleicht gerade das, aber andere können *psychische* Folgen der ersteren sein.

Eine mögliche Beziehung zwischen organischen und psychologischen Faktoren könnte durchaus die folgende sein: schizophrene Psychosen könnten das Ergebnis verständlicher psychologischer Prozesse sein, nicht unähnlich denen, die bei der Bildung von Neurosen vor sich gehen, mit dem Unterschied, daß durch organische Zerstörung oder Fehlfunktion ein Faktor in der Kette der Ereignisse – wie z. B. die libidinöse Bindung oder die Kraft der Selbstkontrolle oder die Angst – in seiner *Intensität* wesentlich verändert ist, wodurch das Ergebnis ein vollständig anderes wird.

Gerade wie in der Geschichte der Religion, der Kunst[41] und der Wissenschaften sowohl sozialen und kulturellen Einflüssen wie immanenten Tendenzen Rechnung getragen werden muß, so scheint ein kompliziertes Gewebe von Beziehungen in Gehirn und Seele bei den Psychosen die Untersuchung sowohl der organischen Zustände wie der psychischen Prozesse zu erfordern.

Dem psychoanalytisch orientierten Beobachter sind verschiedene psychologische Charakteristika der Psychosen, die sie von den Psychoneurosen unterscheiden, deutlich erkennbar. Einige gehören dem Es zu, einige dem Ich. Was zuerst beobachtet wurde, war ein Unterschied hinsichtlich der Libido – der Kontaktverlust mit der äußeren Welt, die Unfähigkeit zu echten Objektbeziehungen – autistisches Verhalten nach BLEULERS Terminologie. Die ersten psychoanalytischen Versuche, sich den Psychosen zu nähern (ABRAHAM, 1908; FREUD, 1911 b,

41 »Kunstgeschichte sollte sich sowohl mit dem inneren Leben der Formen wie mit der Beziehung dieser Formen zum Leben befassen, und es ist unmöglich, das zweite zu tun, ohne das erste gemeistert zu haben« (CLARK, 1950).

1914 b) sahen in diesen Phänomenen Folgeerscheinungen eines Rückzugs der Libido. Man nahm an, daß dieser Rückzug von einer unvollkommenen oder nicht vollkommenen erfolgreichen Restitution der Objektbeziehungen gefolgt würde. Im Licht dieser Theorie erscheinen psychotische Symptome teilweise dem Rückzug der Libido von der Außenwelt und teilweise der unvollständigen Wiederherstellung zuzuschreiben zu sein. Man sah daher die grundlegende Störung bei den (schizophrenen) Psychosen in der Libidoverteilung; das stand durchaus in Übereinstimmung mit dem Interessenbrennpunkt der Psychoanalyse in jener Zeit.

Hinsichtlich der Gründe des Rückzugs allerdings blieb die Theorie unspezifisch. MELANIE KLEIN schrieb diesen Vorgang einmal der »exzessiven und vorzeitigen Abwehr des Ichs gegen den Sadismus« zu (1930). In jüngerer Zeit sprach M. KATAN (1950) davon, daß der Bruch mit der Realität aus einem sehr intensiven »bisexuellen Konflikt« erwächst, d. h. daß die heterosexuelle Position zuerst vollständig verlassen wurde, so daß die homosexuelle Position die einzige Brücke zur Außenwelt bildet; diese wird dann unter dem Einfluß intensiver Angst aufgegeben, wodurch ein vollständiger Bruch mit der Wirklichkeit eintritt.

Mit der Einführung des *Zerstörungstriebs* und der neuen Theorie, die zwei Grundtriebe des Es, Eros und Destruktion, postulierte, wurde man sich klar darüber, daß in den Psychosen die Destruktivität häufig rein auftritt. Aus den Beobachtungen an Psychotikern stammt in der Tat eines der Argumente, einen Zerstörungstrieb überhaupt anzunehmen. So wurde kürzlich der Gedanke vorgetragen, daß die primäre Störung der Schizophrenie auf dem Gebiet der Aggression liege – oder genauer, in der Unfähigkeit des Ichs bestehe, Aggression entsprechend zu mildern, zu neutralisieren (HARTMANN, 1953; BAK, 1954).

Der Rückzug der Libido und das Auftreten reiner Destruktivität sind Es-Aspekte der Psychosen. Es gibt aber auch Ich-Aspekte. Erstens besteht eine beträchtliche Herabsetzung der Fähigkeit zur Selbstkontrolle, ein *Mangel an Integration*, der zu einer Überflutung des Bewußtseins durch Es-Abkömmlinge führt, oft diffus aus verschiedenen Entwicklungsstadien gleichzeitig stammend – oder eine immense Angst vor diesem Ereignis.

Dann haben wir das Ich nicht nur als eine aufgabenlösende, hemmende und vereinheitlichende Instanz kennengelernt, sondern auch als den Platz der Erfahrung seiner selbst und der äußeren Welt (oder seiner selbst in der Welt, wie man in einer leichten Anspielung auf die Sprache der Existentialphilosophie sagen könnte) mit all den vielfältigen Variationen im Erleben und in den wechselseitigen Beziehungen (FEDERN). Schizophrene weisen *unklare Grenzen* zwischen der inneren und der äußeren Welt auf oder eine Störung der »Fähigkeit das Selbst von der Umgebung zu unterscheiden« (FREEMAN, CAMERON, McGHIE, 1958, S. 51), und FEDERN sah darin die Grundstörung der Schizophrenie.

Schließlich scheint bei den Psychosen auch eine Angst zu bestehen, die eine Intensität und Unerträglichkeit erreicht, wie sie in vergleichbarem Maße im normalen Leben oder bei Neurosen nicht auftritt – eine *Großangst*, wie man vielleicht sagen könnte –, eine Tatsache, auf die besonders M. KATAN hingewiesen hat. Auch dieser Faktor könnte die Grundstörung der Schizophrenie darstellen.

In MELANIE KLEINS Theorie haben alle diese Faktoren ihren Platz gefunden: die Intensität der selbstzerstörerischen Kräfte, die Unreife des Ichs, das sie nicht bewältigen kann, außer durch Projektion, die paroxysmale Angst, die durch Objekte erregt wird, die daher als höchst bedrohlich erscheinen, und der Bruch mit der Realität.

Aber es gibt Einwände dagegen, in irgendeinem dieser Faktoren *die* Grundstörung der schizophrenen Psychosen sehen zu wollen. Was den Rückzug der Libido anbetrifft, so war es immer eine Frage, warum der Rückzug des sexuellen Interesses die tiefe Störung im Realitätssinn hervorrufen sollte, wie wir sie bei den Psychosen finden, und warum es nicht möglich sein sollte, daß ein Mensch, der niemanden liebt, zwar natürlich keine warme Reaktion auf Menschen oder Dinge, aber doch eine angemessene Wahrnehmung und Bewertung der Tatsachen auf der Grundlage der selbsterhaltenden Interessen oder der Angst allein aufrechterhalten kann, zumindest soweit sie seine vitalsten Interessen berühren. Muß man lieben, um zu sehen? Diese Frage hat FREUD in dem Sinn beantwortet, daß beim Rückzug der Libido solch ein Mensch nicht nur einfach niemanden mehr liebt, sondern daß seine Libido auf ihn selbst konzentriert ist, d. h. daß er eine exzessive Liebe zu sich selbst hegt und sich daher überbewertet, und daß diese Verzerrung der Persönlichkeit zu einem Zusammenbruch der Realitätsprüfung führt. Das ist zweifellos eine richtige Darstellung dessen, was vielen Menschen widerfährt, aber es scheint weniger auf die psychotischen Wahnbildungen zuzutreffen, als auf die Fehlauffassungen und Illusionen, denen gegenüber wir alle mehr oder weniger anfällig sind, und auf die HOBBES in der berühmten Zeile hinwies, daß die Menschen ihren eigenen Verstand aus nächster Nähe, den der anderen aber aus der Ferne sehen. Das wesentliche Charakteristikum des psychotischen Wahns besteht darin, daß er durch Erfahrung nicht korrigierbar ist. Mir scheint, daß keine Erklärung dafür vorliegt, warum die Verzerrung der Perspektive, die durch den Rückzug der Libido von den Objekten und ihre anschließende Konzentrierung auf das Ich verursacht wird, nicht dem langsam korrigierenden Einfluß der Erfahrung zugänglich sein sollte, wie das bei den emotionalen Entstellungen der Tatsachen gewöhnlich der Fall ist.

Darüber hinaus gibt es Fälle von Psychosen aus der Gruppe der Schizophrenien, bei denen ein libidinöser Rückzug von den Objekten überhaupt nicht stattgefunden zu haben scheint. Diese Patienten scheinen zu echten Objektbeziehungen fähig zu sein. Ihre Zahl ist klein, aber ein einziger Fall genügt, um eine Theorie zu erschüttern, die den Rückzug der Libido zum notwendigen ersten Schritt des psychotischen Prozesses macht.

Diese Fragezeichen gelten auch für KATANS Theorie, die ein Zweig der Theorie FREUDS und ABRAHAMS ist und sich von ihr in der Hauptsache nur durch eine spezielle Annahme hinsichtlich der *Ursachen* des Rückzugs der Libido von der Außenwelt unterscheidet.

Auch die anderen Hypothesen lassen Fragen offen. Nicht alle Psychotiker sind besonders destruktiv. Der Zusammenbruch – oder der drohende Zusammenbruch – der Ichintegration scheint universell zu sein, aber es ist fraglich, ob diese Feststellung mehr als eine umschreibende Neuformulierung des Symptoms darstellt. Ebenso sind der Zusammenbruch oder die Verwischung der Ichgrenzen als nur deskriptiv bezeichnet und ihr Wert als Erklärung in Zweifel gezogen worden. Die Rolle der Großangst wurde in ihren Konsequenzen noch nicht durchdacht. Wahrscheinlich sind alle diese Aspekte für die Psychosen relevant. Aber wir wissen nicht genau, wie sie zusammenhängen: Ob sie in jedem Fall alle vorhanden sein müssen, ob einer von ihnen den ursprünglichen Krankheitsprozeß darstellt, aus dem die anderen folgen oder ob sie alle zusammen Folgeerscheinungen eines weiteren Faktors oder einer Reihe von Faktoren sind, oder ob sie sogar nichts anderes sind als die psychologisch unzusammenhängenden Trümmer organischer Zerstörung. Es gibt vielerlei Spuren und Hinweise, aber wenig sichere Ergebnisse.

Störungen der Identifizierung

Es existiert noch eine andere Gruppe von Menschen, die Schwierigkeiten mit ihren Ichgrenzen haben, ohne psychotisch zu sein; ihre Störungen im Ichgefühl verhalten sich zu den Störungen der Psychotiker annähernd so, wie sich in der FREUDschen Theorie die Neurosen zu den (schizophrenen) Psychosen verhalten. Es ist nicht so, als lägen die Ichgrenzen derartiger Individuen sozusagen am falschen Platz, so daß Teile der Innenwelt erlebt werden, als gehörten sie zur Außenwelt und umgekehrt; diese Menschen unterscheiden durchaus richtig zwischen innen und außen. Sie leiden aber an einem Gefühl der Leere oder des Nichts und versuchen sich gewissermaßen dadurch aufzufüllen, daß sie sich von anderen aneignen, ohne daß es je ganz ihr eigen wird; oder sie kämpfen gerade gegen diesen Zustand an und versuchen ihre »Identität« gegen die Gefahr aufrechtzuerhalten, von anderen verschlungen zu werden. Beide Formen würden klinisch wahrscheinlich als psychopathische Persönlichkeiten gelten, aber die Übereinstimmung zwischen den traditionellen klinischen Bildern und den psychodynamisch definierten Formen ist nie vollständig.

In die erste Gruppe gehören die Formen, die Helene Deutsch (1934) mit dem ausdrucksträchtigen Namen der »Als-ob-Persönlichkeit« beschrieben hat. Solche Individuen benehmen sich, als hätten sie Gefühle oder Meinungen und eine eigene Persönlichkeit, während sie tatsächlich von anderen Menschen borgen, mit denen sie sich identifizieren und an denen sie saugen, wie eine Art von psychologischem Parasit; die geborgten Züge werden nach einer Weile von der nächsten Identifizierung ersetzt.

Manche Individuen haben die Neigung, in anderen aufzugehen und sozusagen ein Teil des andern zu werden, um ihre eigene Leere mit der Substanz des anderen zu füllen. Edward Bibring hat einen ähnlichen Typus beschrieben: den Menschen, der sich im körperlichen Kontakt mit anderen, Haut an Haut, auffüllt. Bei manchen Menschen wird das Gefühl der Leere von einer physischen Schwächeempfindung begleitet. Manche müssen sich mit Erfahrung füllen, mit Wissen, mit Stärkesymbolen verschiedener Art, und müssen das ununterbrochen tun, weil ihre Gewinne schnell wieder verlorengehen. Ihr Leben gleicht dem der Danaiden, die Wasser in ein Faß füllen müssen, dessen Boden rinnt.

Zur zweiten Gruppe gehören diejenigen, die die Pseudoexistenz der Als-ob-Persönlichkeit nicht, oder nicht für immer akzeptieren können, sondern gegen die Person ankämpfen, von der sie sich verschlungen oder besessen fühlen, und die ewig versuchen, ein Gefühl eigener Substanz zu erlangen. Besonders für diesen Typus bedeutet die von Erikson (1956) beschriebene »Suche nach der Identität« eine fortwährende Anstrengung.

Sowohl diejenigen Typen, die die Existenz als Ichparasiten genießen, als auch diejenigen, die dagegen ankämpfen, haben Phantasien und Symptome, die auf den ersten Blick wie Ergebnisse eines Drangs nach weiblicher Unterwerfung oder der Abwehr eines solchen Dranges anmuten können, die uns beide aus der Untersuchung der Neurosen so wohlbekannt sind. Aber was diese Menschen als ihre Gefühle beschreiben, geht über reine Kastrationsphantasien hinaus: als wäre es nicht nur die sexuelle Unterwerfung, die entweder ersehnt oder gefürchtet wird, sondern vielmehr die Auslöschung als Individuum. Man könnte von diesen Fällen sagen, daß der *Kastrationskomplex sich ins Ich erstreckt.*

Psychopathologische Probleme wie die, die wir hier zur Diskussion ausgewählt haben, müssen offensichtlich Einfluß auf eine allgemeine Theorie seelischer Vorgänge haben. Die Fragen, die wir z. B. in bezug auf die Neurosen stellten, sind relevant für das Verständnis der Rolle der Sexualität, und für die Möglichkeit zweier oder mehrerer gleichzeitig verwendeter und sich widersprechender Konfliktlösungen, d. h. zweier oder mehrerer sich widersprechender Entwicklungslinien, die sich von einem Konfliktpunkt aus verzweigen.

Die Ichstörungen beleuchten die integrativen Vorgänge im Ich, während das kriminelle Verhalten uns einiges lehren kann über die Vorbedingungen für die Entwicklung oder den Abbau von Objektbeziehungen und die Beziehung zwischen Nächstenliebe und Fernstenliebe. Die verschiedenen Hypothesen bezüglich der Psychosen haben ihre Anwendung auf die Beziehung von Ich und Trieb, auf die Möglichkeiten und Grenzen der Ichintegration, auf die spezielle psychopathologische Bedeutsamkeit des reinen Zerstörungstriebs und auf die Frage, ob eine große quantitative Steigerung der Angst zu qualitativ entscheidend veränderten Folgen führen kann; schließlich sind sie auch für die Frage nach Wesen und Rolle des empfindenden Ichs und seiner Grenzen gegen die äußere Welt von Bedeutung. Die zuletzt erwähnten psychopathischen Typen schließlich versprechen Einsichten in andere Aspekte der Ich-Außenwelt-Beziehung.

7. Prinzipien der psychoanalytischen Therapie

Der Wesensgrund der psychoanalytischen Therapie

Die psychoanalytische Therapie steht und fällt mit der psychoanalytischen Theorie der Neurosen. Ist die Theorie richtig, so erscheint die psychoanalytische Behandlung als die einzige bisher entwickelte, kausale Neurosenbehandlung, die den Zustand behandelt, indem sie seine Ursache behebt; und sollte sich die Theorie als ganz oder teilweise falsch erweisen, so verlöre die analytische Behandlung ihr Daseinsrecht und jedes Ergebnis, das je durch ihre Anwendung erzielt wurde, müßte als zufällig, irgendeinem anderen Faktor entspringend, erklärt werden.

Wie schon formuliert, besteht die psychoanalytische Theorie der Neurosen aus vier Positionen, deren erste drei sich mit dem dynamischen, und deren vierte sich mit dem genetischen oder historischen Aspekt ihrer Ätiologie befassen.
Der neurotische Prozeß besteht aus drei Schritten: Konflikt über einen sexuellen Triebanspruch, (mißlungene) Verdrängung und Rückkehr des Verdrängten. Die psychoanalytische Behandlung greift nur gegenüber dem zweiten dieser Schritte an, d. h. sie unternimmt es nicht, die Existenz des inneren Konflikts aufzuheben (wie immer das zu bewerkstelligen wäre), noch versucht sie, die Rückkehr des Verdrängten zu verhindern, wie man das durch direkte therapeutische Suggestion versuchen könnte und auch versucht hat. Die psychoanalytische Behandlung versucht, *die Verdrängung aufzuheben* und damit den gesamten Konflikt wieder ins Bewußtsein zu heben, wie er wahrscheinlich, wenn auch nur für einen kurzen Moment, einmal bewußt war, und wie er bewußt wäre, wäre der Mensch imstande oder bereit gewesen, ihm ins Gesicht zu sehen, statt zu versuchen, ihm durch Verdrängung zu entfliehen. Man könnte sagen, daß die Verdrängung die inneren Kommunikationen abgeschnitten hat, und daß die Aufhebung der Verdrängung und die Erweiterung des Bewußten die Kommunikation wiederherstellt. Die vorher unterdrückten Triebe werden dann mit den Tendenzen der übrigen Persönlichkeit in Kontakt gebracht – mit anderen Trieben, mit selbsterhaltenden und Ich-Tendenzen im allgemeinen, mit moralischen Überlegungen und dergleichen. Alle diese Tendenzen können dann auf dem offenen Marktplatz des Bewußtseins einander gegenübertreten, und es kann eine Lösung des Konflikts herausgearbeitet werden – nicht sofort, aber mit der Zeit, nicht immer eine Lösung, die andere vom sozialen oder moralischen[42] Standpunkt aus billigen, aber doch eine Lösung, die nicht neurotisch ist. Ein Patient hat das einmal in einer Bemerkung während der »Durcharbeitungs«-Periode seiner Analyse sehr gut zum Ausdruck gebracht: »Ich sollte aufhören, mich so zu benehmen und Frieden mit mir selber schließen.«
Die Aufhebung der Verdrängung und das Bewußtmachen des Unbewußten stellt also den Zustand her, der geherrscht hätte, wäre keine Verdrängung eingetreten. Sie hat stattgefunden, weil der Mensch unfähig oder nicht bereit war, jene Opfer zu bringen, welche jede Lösung eines inneren Konfliktes unabwendbar mit sich bringt. Die Herstellung einer Situation, die man bisher auf Grund des Lustprinzips vermieden hat, muß Unlust mit sich bringen. Das ist die Bedeutung von Freuds

42 Bezüglich des letzteren siehe S. 189 f.

Feststellung, daß die Analyse hysterisches Elend in gemeines Unglück zu verwandeln suche (1895). Gerade in diesem Punkt können wir gewöhnlich ein Kriterium dafür finden, ob eine therapeutische Besserung ein echtes analytisches Resultat darstellt oder nur impliziten Suggestionen oder ähnlichen Faktoren zuzuschreiben ist. Besserungen in jeder Beziehung, d. h. das Verschwinden von Symptomen und die Zunahme des allgemeinen Wohlbefindens werden vermutlich der letzteren Art von Umständen entspringen, während beim echten analytischen Erfolg die Besserung und die Steigerung des Wohlbefindens auf Grund des Verschwindens von Symptomen von der Unlust begleitet ist, einem bisher umgangenen Dilemma ins Gesicht sehen zu müssen. Die Patienten sagen, daß es ihnen sowohl besser als schlechter gehe.

Diese drei bisher besprochenen Faktoren oder Stufen im neurotischen Prozeß bilden die Dynamik einer Neurose; im Fall einer Kinderneurose ziemlich jungen Ursprungs ist diese mit der Ätiologie der Neurose identisch. Bricht die Neurose aber erst beim Erwachsenen aus, dann gibt es eine weitere Komplikation: die Psychodynamik der Neurose, ihre Bildung aus dem augenblicklichen Konflikt, sagt uns nicht alles. Die Neurose bildet sich beim Erwachsenen nicht neu aus; der aktuelle Konflikt führt nur dort zur Neurose, wo eine Kinderneurose des gleichen oder eines verwandten Themas bestand oder wo zumindest der aktuelle Konflikt wegen seiner Beziehung zu verdrängten Tendenzen und Kindheitserlebnissen der Verdrängung anheimfallen mußte.

Aus dieser Tatsache, dem vierten Prinzip unserer Theorie der Neurose, folgt, daß bei der Neurose des Erwachsenen die Analyse der Psychodynamik, d. h. ihres Ursprungs im gegenwärtigen Leben des Patienten, nicht ausreicht, sondern durch eine genetische oder historische Analyse ergänzt werden muß, die es unternimmt, von Gegenwartskonflikten zu Kindheitserlebnissen vorzudringen, mit denen sie verwandt sind, alte Leidenschaften und alte Kämpfe wiederzubeleben, so daß sie bewußt, aus der Perspektive einer erwachsenen Persönlichkeit, neu durchlebt werden können und so zu einem etwas anderen Ergebnis führen.

Die Behandlung einer Neurose kann aber nicht auf die dynamische und genetische Analyse der Symptome beschränkt werden; man muß sich mit einem viel weiteren Gebiet befassen. Es gibt viele Formen des Verhaltens, die an sich nicht pathologisch sind, aber zur Neurose beitragen, weil sie die Möglichkeiten der Befriedigung und der Reaktion auf Versagung und Gefahr einschränken und dadurch den Ausbruch von Konflikten fördern und deren Lösung erschweren. Auch diese Züge müssen also analysiert werden. Man darf sie nicht als selbstverständlich hinnehmen, sondern muß sie in Frage stellen. Hinter der Vielfalt der Erscheinungen muß man die sich wiederholenden elementaren Grundformen aufspüren, sie herauspräparieren und mit ihren unbewußten Elementen verstehen und muß sie dann bis zu den gefühlsgeladenen Situationen zurückverfolgen, in denen sie Gestalt annahmen, so daß sie bis zu einem gewissen Grad wieder plastisch gemacht und neu gestaltet werden können.

Theoretisch fällt so die gesamte Persönlichkeit in das Gebiet der Analyse. Praktisch gibt es verschiedene Grade der Nähe zum oder Ferne vom pathologischen Bereich, und die zu behandelnde Krankheit bleibt der Orientierungspunkt oder Fokus der Analyse und bestimmt die größere oder geringere Bedeutung, die man in der Analyse verschiedenen Untersuchungsmöglichkeiten gibt. Versuche, in die Persönlichkeitszüge, die nicht pathologisch sind und keine greifbare Beziehung zu pathologischen Wesenszügen aufweisen, analytisch einzudringen, können auch insofern Schwierigkeiten bereiten, als der Patient eventuell kein Motiv zur Mitarbeit sieht.

Psychoanalyse, erzieherische Psychotherapie, psychoanalytisch orientierte Psychotherapie

Die psychoanalytische Behandlung besteht in der Exploration des Unbewußten und dem Bemühen, es dem Patienten bewußt zu machen. Sie ist eine *exploratorische Psychotherapie* (Knight, 1949, 1952).

Erzieherische Psychotherapie könnte der Gattungsname für alle Einflußformen sein, die versuchen, eine bessere Anpassung der Person an die Außenwelt durch Rat, Suggestion, Führung, Einschränkung, Beschäftigungstherapie, Gemeinschaftsleben und andere Mittel herbeizuführen.

Es gibt auch die Möglichkeit, ein Stück Psychoanalyse mit einer Dosis erzieherischer Therapie zu mischen, »das reine Gold der Analyse reichlich mit dem Kupfer der direkten Suggestion zu legieren«, wie Freud (1919 a, S. 193) es für die Massenanwendung der analytischen Therapie erwartete. Man nennt das gewöhnlich »psychoanalytisch orientierte Psychotherapie«. Diese Mischung wird aber notwendigerweise auf die Schwierigkeit stoßen, daß die für die Analyse erforderliche Haltung der Neutralität (siehe S. 186) mit führenden und anleitenden Haltungen unvereinbar ist. Wenn der Analytiker erzieherische Maßnahmen ergreift, stört er seine Möglichkeit, eine Analyse durchzuführen. Eine Partnerschaft zwischen Psychoanalyse und erzieherischer Psychotherapie kann daher leicht ähnlich enden, wie Koalitionen zwischen demokratischen und totalitären Parteien, wobei es den ersteren leicht geschieht, daß sie von den letzteren verschluckt werden. Am Ende bleibt nur die Erziehung übrig.

Die Indikationen zur psychoanalytischen Therapie

Aus dem Wesen des psychoanalytischen Vorgangs folgt, daß die Indikation zur psychoanalytischen Therapie von folgenden Faktoren abhängig ist:
a) daß der zu behandelnde Zustand entweder vollständig der Unterbrechung innerer Kommunikationen durch Verdrängung oder verwandte Mechanismen entspringt, d. h. inneren Konflikten, denen nicht ins Gesicht gesehen wurde, sondern denen man auswich (»der Staub wurde unter den Teppich gekehrt«), oder daß die Verdrängung zumindest eine Hauptrolle in der Psychodynamik des Zustands spielt, d. h. daß wir es mit einer Psychoneurose zu tun haben oder mindestens mit einem Zustand, der eine bedeutsame neurotische Komponente enthält;
b) daß der betreffende innere Konflikt eine gangbare Lösung erlaubt, deren (innere) Kosten nicht unbezahlbar sind; und
c) daß der Patient in der Lage ist, die psychoanalytische Methode zu verstehen und bereit und fähig ist, in ihr mitzuarbeiten.

Die Form der Krankheit

Da in psychoanalytischer Sicht die Psychoneurosen dem Umstand entspringen, daß innere Kräfte in einem Konflikt gebunden sind, der unlösbar ist, weil die sich bekämpfenden Kräfte sich nicht auf derselben Ebene begegnen, ist die Psychoanalyse die kausale Behandlung der Psychoneurosen.
Neuerdings ist aber die Psychoanalyse auch auf andere Zustände als nur Psychoneurosen angewendet worden: auf Perversionen, Verwahrlosung und Kriminalität, auf Psychosen und sogenannte Grenzfälle zur Psychose. Man spricht von einer »Gebietserweiterung« der psychoanalytischen Therapie[43]. Diese Zustände sind nicht so einfach gebaut wie Psychoneurosen, und man kann daher nicht ohne weiteres annehmen, daß die Aufgabe darin besteht, es dem Patienten zu ermöglichen, Frieden mit sich selbst zu schließen, ja nicht einmal, daß die Aufdeckung verdrängten Materials immer wohltätige Folgen haben wird.
Unsere Art, uns diesen Formen der Psychopathologie zu nähern, hat mich manchmal an die Geschichte von dem Schul-

43 Der Ausdruck stammt aus einem Symposium unter dem Vorsitz von ERNST KRIS, zu dem STONE (1954), JACOBSON (1954) und ANNA FREUD (in der Diskussion, 1954 b) Beiträge leisteten.

jungen erinnert, der versuchte, seine Vorbereitungen auf ein Zoologieexamen dadurch abzukürzen, daß er sich aufs Raten verlegte und nur das Kapitel über Insekten lernte. Er wurde aber nach dem Elefanten gefragt. Der Elefant, gab er zur Antwort, ist ein großes Tier und hat einen riesigen Rüssel. Der Rüssel nützt ihm auf vielerlei Weise, z. B. gegen die Fliegen, die ihn sehr plagen. Und von da an sprach er nur noch über Fliegen. Die Geschichte berichtet nicht, ob der Junge damit durchkam. Wir Analytiker kennen die Neurosen recht gut, und wenn wir uns mit anderen Zuständen befassen, wenden wir häufig einfach das an, was wir über Neurosen gelernt haben und behandeln diese anderen Zustände, als wären sie Neurosen. Ich bezweifle, daß wir damit immer durchkommen.

Anna Freud hat auf die enge Beziehung zwischen der psychoanalytischen Behandlung und der Natur der Psychoneurose hingewiesen (1954 a, S. 48 f.) und festgestellt, daß »die besondere Beziehung zwischen Es und Ich ... auf der unsere analytische Technik beruht, nur für neurotische Störungen gilt. Bei allen anderen Fällen, seien es Psychosen, Verwahrlosung, Sucht, kindliche Störungen usw. gibt es quantitative und qualitative Abweichungen vom neurotischen Modell im Es, im Ich oder in deren Beziehung zueinander. Ich glaube, daß dieser Standpunkt auch Dr. Eisslers Arbeit über die Einführung von Parametern in die Technik der Psychoanalyse zugrunde liegt«. Das Folgende stellt weitgehend eine Erweiterung dieser Feststellung dar, abgesehen von der Verwendung des Wortes Technik; das Problem, von dem die Rede ist, ist meinem Eindruck nach die Wahl der den Fällen angemessenen Behandlung – ob Psychoanalyse, ob erzieherische Psychotherapie, ob eine Mischung von beiden – und ich würde den Ausdruck Technik gerne für die Art, wie eine psychoanalytische Behandlung durchgeführt wird, reservieren (siehe S. 184 ff.).

Die Psychoanalyse, als die kausale Behandlung der Neurosen, kann in der Behandlung anderer pathologischer Zustände eines der folgenden Dinge tun: sie kann entweder nach den neurotischen Zügen forschen, die am Ende doch hinter dem Bilde anderer Erkrankungen verborgen sein können und sie zum Angriff durch die Behandlung auslesen, oder sie kann versuchen, den Patienten zur Bildung einer Neurose anzuregen und dann ihr eigenes Produkt behandeln. In beiden Fällen wird die therapeutische Chance der Psychoanalyse vom Maß der *Hebelwirkung* abhängen, die die Heilung der ausgegrabenen oder angeregten Neurose auf die gesamte Psychopathologie des Falles ausübt.

Der Aufsatz von Sachs über die Perversionen (1923) kann ein Beispiel für die Situation liefern. Nach Sachs beruhen Perversionen nicht einfach auf der Fixierung eines Partialtriebs der Sexualität, wie es der Satz von der Neurose als dem Negativ der Perversion vermuten ließe. Sie haben vielmehr eine kompliziertere Struktur. Perverse Individuen haben die genitale Stufe der libidinösen Entwicklung erreicht, d. h. sie haben sich auf dem Weg zur Heterosexualität hin bewegt. Aber ebenso wie die Neurotiker, sind sie in Konflikte um den Ödipuskomplex geraten und haben sich auf andere Aktivitäten zurückgezogen, die, etwa in der Art der Reaktionsbildungen, dazu dienen, das Individuum gegen die Gefahren der Heterosexualität zu beschützen.

Ob die Theorie von SACHS die Perversionen richtig erfaßt, ist hier nicht unser Problem, aber es soll bemerkt werden, daß seine Theorie die Ätiologie der Perversionen als der Ätiologie der Neurosen analog auffaßt, wodurch die Anwendung psychoanalytischer Behandlung zu einem rationalen Unterfangen wird. Denn wenn Perversionen nur einer prägenitalen Fixierung und dem Beharren auf einer besonderen Art von Befriedigung entstammten, dann wäre nicht ohne weiteres klar, was die Aufdeckung unbewußter Tendenzen an der Situation ändern sollte. Aber nach SACHS hat sich das perverse Individuum tatsächlich auf die normale heterosexuelle Position zubewegt und hat sie nur unter dem Einfluß der Angst, deren Ursachen unbewußt sind, aufgegeben. Perversion ist dann das Ergebnis des Vorgangs: heterosexuelle Strebungen – Angst – Rückzug auf eine prägenitale Position. Wenn dem so ist, dann wird die Aufgabe der Psychoanalyse klar. Kann das Gefühl der Gefahr in seinem ganzen Umfang wiederbelebt werden, dann kann sie jetzt mit dem Wissen und den Hilfsmitteln eines Erwachsenen betrachtet und in dieser Neueinschätzung kann die Angst soweit gemildert werden, daß der Weg zur Heterosexualität wieder beschritten werden kann. Die reintegrierende Therapie der Psychoanalyse ist offenbar anwendbar, wenn der Zustand auf anachronistischer Angst beruht; anders wäre es aber, wenn der Zustand auf etwas der sogenannten Gewohnheitsbildung bei Süchten Verwandtem beruhte, nämlich auf einer Konditionierung auf eine bestimmte Befriedigungsform.

Die Suche des Analytikers nach den neurotischen Elementen eines Falles spiegelt sich in seiner Aufmerksamkeit gegenüber inneren Widersprüchen. Fortwährend überschaut er das Feld, um Inkonsequenzen in den Gedanken oder Handlungen des Patienten zu entdecken. Wo immer er irgendein Anzeichen dafür findet, wird er den Punkt genauer untersuchen und dem Patienten jeden Beweis der Inkonsequenz vorführen. Er versucht so, Widersprüche deutlich werden zu lassen, um den inneren Konflikt, den sie verraten können, zu entdecken oder deutlicher zu erkennen. Auf diese Weise versucht er, das Gebiet des Konflikts weitreichend und deutlich freizulegen, mit der Absicht, mögliche unbewußte Elemente zu entdecken und schließlich dem Patienten dazu zu helfen, »Frieden mit sich selbst zu schließen«. Es ist gerade diese Technik, die die Konzentration des Analytikers auf den ungelösten inneren Konflikt, d. h. auf den neurotischen Aspekt eines Falles, aufzeigt.

Diese nahe Beziehung zwischen Psychoanalyse und Psychoneurose kann durch die Beispiele der Homosexualität und des kriminellen Verhaltens weiter illustriert werden.

Anna Freud, (1951, S. 117 ff.; 1954 a, S. 50 f.) beschrieb eine Form männlicher Homosexualität, die sie durch einen erfolgreich behandelten Fall illustrierte; der Patient hatte geheiratet und eine Familie gegründet. Die Homosexuellen dieser Form haben die phallische Stufe der Libidoentwicklung schon erreicht, haben sie aber unter dem Einfluß von Angst früh aufgegeben. Sie haben einen Ausweg gefunden, der einem Prozeß außerordentlich ähnelt, den Helene Deutsch (1933) bei einem bestimmten Typ alter Jungfern beschreibt, die sich die Kinder anderer Frauen aneignen und sie erziehen, einem Prozeß, den Anna Freud (1936, Kapitel X) allgemeiner als »altruistische Abtretung« beschreibt. Die homosexuellen Individuen, von denen wir hier sprechen, haben ihre eigenen phallischen Strebungen als zu gefährlich aufgegeben, aber sie haben sich anderen Männern eng angeschlossen und untergeordnet[44], deren phallische Triumphe sie in der Identifizierung genießen, ohne die Angst, die ihre eigene Aktivität verunmöglicht hatte, und mit einem Hintergrund an Hoffnung, daß durch ihre Unterwerfung unter den Meister-Phallus ein Teil seiner Macht in ihnen zurückbleiben wird, d. h. daß sie bei dem Prozeß lernen und schließlich selbst als Männer vollkommen sein werden. Es ist verständlich, daß die Analyse einen so strukturierten Fall heilen kann. Denn diese Perversion ist wie ein neurotisches Symptom aufgebaut: die eigenen phallischen Wünsche des Patienten sind verdrängt, und sein Genuß an den phallischen Unternehmungen seines männlichen Liebesobjekts kann als die entstellte Rückkehr des Verdrängten angesehen werden. Wenn es der Analyse gelingt, die Knoten zu lösen und das frühere Stadium wiederzubeleben, so ist es möglich, daß die Kastrationsangst, die den kleinen Jungen vom phallischen Weg abge-

44 Diese *pathologische* Entwicklung des *Mannes*, die zur passiven Homosexualität führt, ist daher der *normalen* Entwicklung der *Frau* sehr ähnlich, die die Zuneigung zum männlichen Besitzer eines Penis an Stelle des Wunsches, selbst einen Penis zu besitzen, den sie aufgeben mußte, gesetzt hat. Der Hauptunterschied zwischen den beiden Vorgängen scheint zu sein, daß die Preisgabe des phallischen Wunsches im einen Fall der Unmöglichkeit der Erfüllung, im anderen der Angst zuzuschreiben ist.

bracht hatte, jetzt vom Erwachsenen im kühlen Licht eines späteren Tages gesehen, viel von ihrem Schrecken verliert. Die preisgegebene Entwicklung kann dann wieder aufgenommen werden. Bei ANNA FREUDS Patienten geschah dies nach einer Zwischenphase von übersteigerter phallischer Aktivität.

Wie ist aber unsere Lage als Therapeuten, wenn die Perversen weitgehend Geschmack an ihren Betätigungen gefunden haben? Wollen wir annehmen, daß ein kleiner Junge intensiv durch einen Vater stimuliert wurde, dessen unbewußte Homosexualität als Fürsorge und Freundlichkeit verkleidet war. Vielleicht hat der Vater an der Pflege des Jungen in der Säuglingszeit ausgiebig teilgenommen. Später hat er vielleicht mit ihm gespielt, ihn regelmäßig ins Bett genommen, um mit ihm zu toben und andere sexuell geladene Spiele zu spielen. Oder ein älterer Bruder hat das Kind gezwungen, die passive Rolle in Spielen mit sexuellem Gehalt zu übernehmen, wie z. B. beim Pferd- und Reiterspiel, und der kleine Junge hat durch Sexualisierung des Erlebnisses gelernt, das, was er zu ertragen hatte, zu genießen. Durch all dies kann das Kind auf passiven homosexuellen Genuß konditioniert worden sein.

Das alles muß noch keine spätere Perversion bedeuten. Der Sturm der Pubertät wird es vielleicht hinwegfegen; oder aber es wird als Unterströmung in einem äußerlich normalen heterosexuellen Leben weiterbestehen und vielleicht manche perverse Tönung dazu liefern oder das soziale Verhalten beeinflussen oder in neurotischen Symptomen zum Ausdruck kommen. Aber nehmen wir einmal an, daß ein in seinen Kinderjahren derart konditionierter Junge in der frühen Pubertät einer homosexuellen Verführung im manifesten Sinn des Wortes ausgesetzt ist und lernt, sie zu genießen. Es gibt keinen Beweis dafür, daß eine derartige Serie von Verführungen an sich *allein* zu manifester Homosexualität als *ausschließlichem* sexuellem Ausdruck führen würde, aber es besteht Grund zu der Vermutung, daß sie die, wie immer verwurzelte homosexuelle Position wesentlich verstärken kann. Sie ist dann nicht mehr nur ein Kompromiß mit verdrängten maskulinen Trieben, sondern wurde zur Quelle echter libidinöser Befriedigungen um ihrer selbst willen. Zuallermindest läßt sich das mit dem sekundären Krankheitsgewinn bei den Neurosen vergleichen, der sich zuzeiten als unüberwindliches Hindernis für die psychoanalytische Kur erweisen kann.

Es scheint daher, daß die männliche Homosexualität eine gute Prognose für die analytische Behandlung bietet, wenn sie, und in dem Maße in dem sie, wie eine Neurose aufgebaut ist. In dem Maße, in dem sie dem erworbenen Geschmack an bestimmten Lüsten und der Konditionierung darauf entspringt, scheint sie auf die psychoanalytische Behandlung nicht günstig zu reagieren. Das kann man auch in den Fällen sozial akzeptierter prägenitaler Befriedigung, wie z. B. dem Rauchen, sehen. Es kann unter erzieherischem Druck, im Sinn unserer Definition, aufgegeben werden – etwa wenn das medizinisch geraten scheint –, aber einem Einfluß durch die Psychoanalyse scheint es kaum zu unterliegen – obwohl diese die Verwendung des Rauchens als Schutz gegen verborgene Ängste herausarbeiten kann.

Eine ähnliche Lage ergibt sich bei der Behandlung krimineller Züge. Wie allgemein bekannt ist und hier auch schon erwähnt wurde, gibt es verschiedene Formen des kriminellen Verhaltens: neurotische Kriminalität, Verbrechen von Psychotikern (z. B. von Paranoiden oder Manikern), von Schwachsinnigen, von Psychopathen und schließlich das, was man als normales Verbrechen bezeichnen könnte. Die *neurotischen* Formen der Kriminalität sind wie Neurosen gebaut und können wie diese durch Psychoanalyse behandelt werden. Ein typisches Beispiel ist hier die Kleptomanie, bei der eine Frau sich gezwungen fühlt, Gegenstände zu stehlen, an deren Besitz sie entweder ihrem bewußten Urteil nach nicht lebensnotwendig interessiert ist, oder die zu kaufen sie sich durchaus leisten könnte. Die Behandlung der verbrecherischen Neigung bei Oligophrenen, Psychotikern usw. ist Teil des weiteren psychiatrischen Problems der Behandlung dieser Zustände überhaupt. Wie aber sind die Aussichten der psychoanalytischen Behandlung der verschiedenen Formen der Verwahrlosung, d. h. von Psychopathen und sogenannten normalen Kriminellen?

Die normale Kriminalität ist, wie schon bemerkt (S. 158f.) letzten Endes die Folgeerscheinung eines Defekts in den Objektbeziehungen. Ihre Zugänglichkeit für die Beeinflussung durch die Psychoanalyse hängt von der Möglichkeit ab, in der Behandlung Objektbeziehungen aufzurichten oder zu verbessern. Ob das gelingt oder nicht, hängt vom Wesen der unzulänglichen Entwicklung oder Störung der Objektbeziehung ab. Wo die Objektbeziehungen geschädigt worden sind, vielleicht durch Erlebnisse des Verlassenwerdens in der Kindheit, weil das Kind Angst bekommen hat, sich wieder an Menschen anzuschließen und damit in die Gefahr zu geraten, wieder zu leiden, da kann die Analyse durchaus alte Leiden und Ängste wiedererwecken, und wenn die einstige Liebesfähigkeit nicht inzwischen irreparabel abgestorben ist, kann die Entwicklung dort wieder aufgenommen werden, wo sie unterbrochen wurde und zum Erstehen echter Objektbeziehungen führen. Es handelt sich dann um neurotische Formen gestörter Objektbeziehungen, und mit ihnen kann sich die Psychoanalyse, um es noch einmal zu wiederholen, befassen. Aber was ist mit den anderen Fällen, in denen sich die Objektbeziehungen, aus welchem

Grund auch immer, niemals über die Stufe der Bedürfniserfüllung hinaus entwickelt haben?
Man sieht nicht, wie die Psychoanalyse, indem sie das Unbewußte bewußt macht, solche Menschen lehren könnte, zu fühlen, was sie niemals gefühlt haben, was zu fühlen ihnen niemals auch nur nahegekommen ist.
Die Beschränkung der psychoanalytischen Therapie auf Psychoneurosen und verwandte Zustände wurde viele Jahre früher von FREUD mit folgenden Worten ausgedrückt: »Das Anwendungsgebiet der analytischen Therapie sind die Übertragungsneurosen, Phobien, Hysterien, Zwangsneurosen, außerdem noch Abnormitäten des Charakters, die an Stelle solcher Erkrankungen entwickelt worden sind. Alles, was anders ist, narzißtische, psychotische Zustände, ist mehr oder weniger ungeeignet« (FREUD, 1932 c, S. 167). Wenn unsere heutige Überprüfung der Situation, ein Vierteljahrhundert später, zu keinem anderen Ergebnis führt, so ist das der Tatsache zuzuschreiben, daß diese Grenzen der Psychoanalyse nicht die Folgen unzulänglichen Wissens sind und sich erweitern werden, wenn unser Wissen sich erweitert, sondern daß das Wesen des psychoanalytischen Prozesses ihn zum Schlüssel für die Neurosen macht, aber nicht an und für sich für andere Störungen.

Zugänglichkeit für eine Lösung

Zu allererst muß festgestellt werden, daß nicht alle Konflikte eine erträgliche Lösung zulassen. Es gibt manche Neurotiker, die »unter den von uns angenommenen Bedingungen den Konflikt nicht bestehen (würden), sondern rasch zugrunde gehen oder ein Unheil anstiften, welches größer ist als ihre eigene neurotische Erkrankung«; in solchen Fällen war die Neurose noch »der mildeste Ausgang unter allen Möglichkeiten der Situation« (FREUD, 1910 b, S. 114). Aber derartige Fälle sind sehr seltene Ausnahmen unter den Bewerbern um eine Psychoanalyse, seltener als sie es vor einem halben Jahrhundert waren, als FREUD die zitierten Worte schrieb, wahrscheinlich weil die Psychoanalyse inzwischen gelernt hat, mit manchen von ihnen umzugehen.
Die Lösung eines Konflikts zwischen Trieben und ihnen entgegenstehenden Kräften kann entweder zugunsten des Triebes oder zugunsten der opponierenden Kräfte ausfallen oder ein Kompromiß zwischen den beiden herbeiführen, wobei sie jedem etwas, wenn auch nicht alles von seinen Forderungen erfüllt; oder sie kann durch eine Sublimierung der Triebe zustande kommen (FREUD, 1910 a, S. 58). Jede dieser Lösungen hätte sich im Laufe der Entwicklung von selbst ergeben können, wäre nicht die Verdrängung dazwischen getreten und

hätte, indem sie den Trieb in den Untergrund drängte, ihn einerseits am direkten Ausdruck verhindert und andererseits vor dem Einfluß der Erfahrung bewahrt.

Gewöhnlich tritt eine Lösung zugunsten des Triebes ein, wenn der Erwachsene fühlt, daß seine Opposition gegenüber dem Trieb nicht mehr gerechtfertigt oder nicht mehr nötig ist; vielleicht entsprang die Opposition der Furcht vor Gefahren, die uns jetzt nicht mehr ängstigen. Solch eine Lösung spiegelt ein Anwachsen des Muts wider; die Resultate mögen im weiteren Sinne erfreulich oder unerfreulich sein.

In sehr vielen Fällen wird die Entscheidung gegen die Befriedigung des Triebs fallen. Der Trieb, der nicht länger verdrängt wird, sondern ins Ich aufgenommen, d. h. der als Teil von einem selbst erkannt wird, wird dann verurteilt, d. h. die Befriedigung wird ihm bewußt verweigert. Das ruft natürlich Unlust hervor. Gewöhnlich wird ein Wunsch, dem die Befriedigung beständig versagt wird, nach einer gewissen Zeit allmählich aufgegeben – gerade wie Menschen, die gezwungen sind, eine Diät einzuhalten oder das Rauchen aufzugeben, nach einiger Zeit, meist keiner ganz kurzen, ihre Begierde verlieren. Solche Menschen mögen statt dessen nach neuen Befriedigungen suchen und sie vielleicht finden.

Die Situation läßt sich mit allen Entwöhnungsprozessen und insbesondere mit der Trauer vergleichen. Nach dem Verlust einer geliebten Person bricht die Sehnsucht nach ihr immer wieder hervor, und die Einsicht, daß der Geliebte nicht mehr lebt oder nicht mehr erreichbar ist und das Sehnen daher vergeblich, erneuert jedesmal den Schmerz. Dem beharrlich wiederkehrenden Wunsch begegnet die ebenso beharrliche Antwort: »es ist unmöglich«; und unter dem Einfluß dieser immer wiederholten Erfahrung wird die Sehnsucht allmählich stumpf, und der Überlebende kann sein Interesse schließlich neuen Objekten zuwenden. Dies ist in der Regel bei nicht zu alten Leuten der Fall; die meisten sehr alten Menschen und manche nicht so alten überwinden einen Verlust nie.

Was während des Durcharbeitungsprozesses in der Psychoanalyse in Hinsicht auf Wünsche, die nicht zur Befriedigung zugelassen werden, geschieht, läßt sich mit diesem Vorgang in der Trauer vergleichen. Ist es reiner Zufall oder hat es biologische Bedeutung, daß die Zeit der normalen Trauer – ein bis zwei Jahre – von der gleichen Größenordnung ist wie die Zeit des Durcharbeitens in der Analyse?

Gewöhnlich bedeutet eine wirkliche Lösung eines Konfliktes die Versagung der einen oder der anderen der widerstreitenden Kräfte oder eine teilweise Versagung beider; der Gewinn der einen Seite ist der Verlust der anderen. Die Fähigkeit, eine derartige Regelung zu treffen, hängt entweder von dem Maß ab, in dem die Angst sich verringert hat oder mit größerem Gleichmut ertragen wird, oder von der Fähigkeit, Versagungen wenigstens teilweise zu ertragen. *Toleranz gegenüber Versagungen* und *Toleranz gegenüber der Angst* – beide zusammen machen das aus, was man oft gemeinhin Ichstärke nennt – sind die Bedingungen der Heilung.

Dann gibt es aber auch Lösungen durch Sublimierung, die die innere und äußere Möglichkeit, Ersatzbefriedigungen zu finden und die Bereitschaft, sich mit ihnen zu bescheiden, voraussetzen. Angesichts dieser Form von Konfliktlösung wurden Faktoren wie die *Beweglichkeit* der Libido, das Ausmaß der *Begabungen* eines Menschen, die *Reichweite seiner Interessen*, die *Fähigkeit zu sublimieren* als günstige Bedingungen für eine psychoanalytische Heilung genannt.

Während die Unbeweglichkeit – die Klebrigkeit – der Libido vielen Lösungen im Wege steht, kann die gerade gegenteilige Qualität, eine leichte Verschieblichkeit der Libido von einem Objekt zum anderen, jedes Resultat oberflächlich und flüchtig machen. »Bei diesem ... Typus« »zeigen sich die analytischen Resultate ... oft als sehr hinfällig ... man bekommt den Eindruck, als habe man ... in Wasser geschrieben« (FREUD, 1937, S. 87). Diese Art von Oberflächlichkeit bietet keine gute Prognose für dauerhafte Erfolge, es sei denn, sie lasse sich selbst als Störung in der Entwicklung der Objektbeziehungen analysieren.

Zu den Indikationen für eine psychoanalytische Behandlung gehört daher auch die Überlegung, welche Chancen für den Patienten bestehen, zu einer realitätsgerechten Lösung seiner Konflikte zu gelangen, wenn sie erst einmal ins Bewußtsein gebracht sind – eine Frage, die im Licht seiner Lebenssituation und der verschiedenen beteiligten psychischen Faktoren überlegt werden muß. Jeder einzelne dieser Faktoren kann selbst neurotischen Ursprungs sein und kann in diesem Fall oder in diesem Ausmaß durch die Analyse einer Veränderung unterworfen sein. Aber wir sollten auch daran denken, daß die unbewußte Weisheit des Lebens unsere Berechnungen manchmal beschämt. In diesem Zusammenhang mag folgende Episode nicht uninteressant sein: Ein von sich selbst recht eingenommener junger Analytiker, der überzeugt war, daß sexuelle Hemmungen – im konventionellen Sinn des Wortes – der Klassengesellschaft zur Last zu legen seien und nur durch die Abschaffung der Klassen völlig zu beheben wären, forderte FREUD einmal mit der Frage heraus, was die Psychoanalyse für eine ältliche Jungfer leisten könne; wenn die Hemmungen ihrer genitalen Sexualität auch behoben wären, so wäre sie doch zu alt und nicht anziehend genug, um imstande zu sein, ihr Glück als Frau zu finden. Er konnte sich eine befriedigende

Lösung nur auf Seiten des vollständigen genitosexuellen Auslebens vorstellen, und da er selbst jung war, konnte er nur sehr trübe Chancen für diejenigen sehen, die nicht mehr in der ersten Jugend standen. In seiner Antwort sprach FREUD über einen Fall aus seiner eigenen Erfahrung, eine Frau, die, nachdem sie von lähmenden Hemmungen befreit worden war, unter den aussichtslosesten Umständen bald einen passenden Partner gefunden hatte, und fügte hinzu: »Der liebe Gott hat dafür Seine wundersamen Wege, von denen Er ihnen nie etwas verraten wird ...«

FREUD hatte offenbar Vertrauen in die Fähigkeit des durchschnittlichen Menschen, mit durchschnittlichen Schwierigkeiten fertig zu werden, wenn er nur frei von neurotischen Behinderungen ist. Aus diesem Grund lehnte er den Gedanken, der von manchen Seiten vorgeschlagen wurde, ab, daß die analytische Behandlung von einer »Synthese«, d. h. von erzieherischen Bemühungen gefolgt oder gekrönt werden müsse.

Die Besprechung der verschiedenartigen Faktoren, von denen die Lösungsfähigkeit von Konflikten abhängt, kann uns vielleicht helfen zu verstehen, was an therapeutischen Erfolgen durch die Beziehungstherapie erreicht worden ist, d. h. durch eine unspezifische Form der Einflußnahme, die sowohl die Symptome als deren Ursachen übergeht und nur versucht, dem Patienten die Erfahrung einer menschlichen Beziehung zu verschaffen. Wenn das wirklich gelingt und eine echte Beziehung entwickelt werden konnte, dann werden manche Lösungen innerer Konflikte möglich, die nicht in Frage kamen, solange der Mensch ausschließlich mit sich selbst beschäftigt war.

Aus allen diesen Überlegungen läßt sich wenig über die Rolle erschließen, die das Alter des Patienten für die Aussichten einer analytischen Therapie spielt, da die verschiedenartigen Faktoren sich mit dem Alter in verschiedener Weise verändern, die einen zunehmen, die anderen abnehmen und manche erst das eine und dann das andere tun. Eine Veränderung der äußeren Realität, die für das Kind praktisch unmöglich und für den Heranwachsenden schwierig ist, wird in den frühen Jahren des Erwachsenseins relativ leicht durchführbar, aber wieder recht schwierig, wenn erst einmal die ersten großen Entscheidungen gefallen sind – Beruf, Ehe, Familie. Das mittlere und spätere Alter schließlich erreicht in dieser Hinsicht häufig wieder weitgehende Freiheit. Die Elastizität nimmt mit dem Alter ab; die Toleranz gegenüber Versagung und die Fähigkeit zu warten steigen an.

Die Führung einer Analyse hängt von der Mitarbeit des Patienten ab. Er muß bereit sein, regelmäßig zu seinen Stunden zu erscheinen, pünktlich oder leidlich pünktlich. Niemand kann *in absentia* analysiert werden. Er muß willens und fähig sein, der analytischen Regel zu folgen, jeden seiner Einfälle zuzulassen und ihn sofort auszusprechen, wenn er ihm eingefallen ist. Es ist wahrscheinlich nicht möglich, diese Regel immer genau zu erfüllen, aber der Patient muß mit einigem Erfolg darum kämpfen. Und er muß bis zu einem gewissen Maß willens und fähig sein, den Dingen, wie sie sich in der analytischen Arbeit herauskristallisieren, ins Gesicht zu sehen und ihnen nicht ewig auszuweichen.

Um dies zu ermöglichen, muß der Patient vor allen Dingen intelligent genug sein, um den Vorgang zu verstehen. Wir verfügen über keine genauen Untersuchungen, um das Minimum an notwendiger Intelligenz genau zu bestimmen, aber man kann wohl mit Sicherheit sagen, daß es einer über dem Durchschnitt liegenden Intelligenz bedarf, um sich erfolgreich einer Analyse zu unterziehen.

Weiterhin hängt die Bereitschaft und Fähigkeit eines Patienten, in der Behandlung mitzuarbeiten, davon ab, wie stark seine Motive für die Analyse sind – oder vielmehr von dem Verhältnis der Motive pro und contra. Zu den Motiven zugunsten der Analyse gehört vor allem der Wunsch nach Heilung; vermischt mit ihm sind aber »irrationale« Faktoren, d. h. die teils vorbewußte, teils unbewußte Suche nach Befriedigungen oder Selbstbestrafung in der Analyse (NUNBERG, 1924). Auf der anderen Waagschale liegen die Kosten der Analyse im Sinne von Zeit, Geld und anderen Opfern wie etwa der Selbstentblößung und vor allem die Widerstände. Ein Mensch wird naturgemäß in der Regel nur dann in eine Analyse eintreten, wenn die Gesamtsumme der rationalen und irrationalen Motive zugunsten der Analyse die rationalen und irrationalen Kräfte übersteigt, die dagegen ankämpfen.

Ist ein Mensch erst einmal in die Analyse eingetreten, dann ändert sich das Gleichgewicht der Kräfte. Auf die Seite zugunsten der Analyse tritt nun in der Regel die Erleichterung, die daher stammt, daß man sich aussprechen kann, daß man beginnt, eine Beziehung zum Analytiker zu haben und häufig auch daher, daß die zuerst vagen Hoffnungen auf Heilung durch einfache aber wirksame Deutungen, die der Analytiker vielleicht schon vorgebracht hat, zunehmen. Auf der anderen Seite steht das Wachsen des Widerstands, das eintreten muß, wenn der Patient erst einmal die unmittelbare Gefahr des aufsteigenden Unbewußten erlebt. Aber mit seltenen Ausnahmen

haben die Patienten, die die Analyse aus eigenem Willen aufgesucht haben, hinreichend starke Motive, um mit der Hilfe, die durch einen erfahrenen Analytiker bereitsteht, ihren Teil leisten zu können.
Anders ist die Lage bei denen, die nicht aus eigener Initiative die Analyse wählen, sondern von anderen dazu veranlaßt werden – meistens sind es Kinder oder Jugendliche; bei ihnen fehlt die genügende Motivation. ANNA FREUD diskutierte die Notwendigkeit eines Vorbereitungsstadiums bei Kinderanalysen, in dem das Kind ein eigenes Interesse an seiner Analyse gewinnen sollte (1927). Im allgemeinen stehen die Analysen von Menschen, die nicht aus eigener Initiative in Analyse getreten sind, vor dem Problem, ob sich die fehlende Motivation doch noch erwecken läßt. In vielen Fällen ist es klüger, eine Analyse unter ungünstigen Umständen gar nicht zu beginnen, sondern zu warten, bis sich genug Enttäuschungen im Leben angehäuft haben, um die Notwendigkeit einer Therapie eindringlich nahezulegen.
Das sind, in groben Umrissen, die Bedingungen der Analysierbarkeit. Es bestehen natürlich Beziehungen zwischen den Erfordernissen der Analyse und dem *modus operandi* verschiedener psychologischer Typen – z. B. den hysterischen oder zwanghaften Formen –, welche den einen oder den anderen Aspekt der analytischen Arbeit für einen spezifischen Typus schwierig machen; aber wir sehen in solchen Faktoren eher Schwierigkeiten innerhalb der Analyse als Kontraindikationen gegen sie. Sie sind Gegenstand klinischer Forschung. Es ist allerdings möglich, daß sich aus diesen Untersuchungen einmal eine Verfeinerung der Indikationsstellung ergeben wird, die es dem Analytiker erlaubt, manche Fälle aus diesem Grund als wenig erfolgversprechend zu erkennen.

Das Gebiet der erzieherischen Psychotherapie

Patienten, bei denen eine psychoanalytische Behandlung nicht indiziert erscheint oder nicht am vorteilhaftesten wirkt, werden häufig mit erzieherischer Psychotherapie oder »psychoanalytisch orientierter Psychotherapie« behandelt. Das heißt nun nicht, daß letztere die Erfolge liefern können, die die psychoanalytische Behandlung nicht erzielt. Mit einigen charakteristischen Ausnahmen bedeutet es nur, daß nicht auf eine echte Heilung gehofft werden kann, daß sich aber eine gewisse Linderung des Leidens von diesen anderen Behandlungsformen erhoffen läßt.
Bei den erwähnten Ausnahmen handelt es sich um die Fälle, in denen die erzieherische Psychotherapie weder ein Ersatz noch eine Hilfsmaßnahme noch ein zeitweiliges Beruhigungsmittel

darstellt, sondern die *Therapie der Wahl* ist: es sind dies die nicht-neurotischen Verwahrlosungserscheinungen, d. h. das Verhalten von Menschen, die den Schritt vom Lustprinzip zum Realitätsprinzip nicht oder nur unzulänglich vollzogen haben, und von Menschen, deren Überich-Normen hinter den Überich-Normen ihres Milieus zurückgeblieben sind. Sie beide bedürfen der Erziehung. Beispiele der ersten Form sind etwa viele Alkoholiker; in der Hand eines Therapeuten, der mit ihren Nöten vertraut ist, reagieren sie oft günstig auf eine erzieherische Behandlung.

In den Fällen von Neurosen, in denen die Toleranz gegenüber Versagung sehr gering ist, nicht auf neurotischer Grundlage, sondern auf Grund von Verwöhnung in der Kindheit (»Ich mußte nie tun, was ich nicht mochte.«), ist erzieherische Psychotherapie in bezug auf diesen Aspekt des Falles nötig, d. h. es kann nötig sein, die Psychoanalyse (der Neurose) mit der Erziehung (des unreifen Ichs)[45] zu mischen. Der Umstand, daß eine erzieherische Haltung die analytische Haltung stört, wurde schon betont: das beschränkt das Ausmaß an Erziehung, das man in der Analyse ohne Gefahr anwenden kann.

Der Psychotherapeut – oder der Psychoanalytiker, der zu erziehen versucht – wird häufig entdecken, daß seine bescheidenen Einflußkräfte nicht ausreichen, die Aufgabe zu erfüllen. Bei Erwachsenen wird sich oft herausstellen, daß sie in ernsthaften Dingen nur von den Elternmächten des erwachsenen Lebens, d. h. vom Schicksal erzogen werden können.

Die Behandlung der Psychosen

Es besteht allgemeine Übereinstimmung darüber, daß echte Psychotiker nicht analysierbar sind. Im akuten Stadium lassen sie sich der Prozedur gewöhnlich nicht unterwerfen und diejenigen, die willens und imstande wären, sich ihr zu unterziehen, sich hinzulegen und im großen ganzen der Grundregel zu folgen, wie es z. B. die Paranoiden könnten, werden durch den Vorgang nicht geheilt.[46] Die Behandlung von Psychotikern, wie Psychoanalytiker sie tatsächlich praktiziert oder empfoh-

45 Siehe ANNA FREUDS Bemerkung in ihrer »Einführung in die Technik der Kinderanalyse« (1927, S. 58), wo sie davon spricht, daß ein erwachsener Neurotiker, »... der sich bei näherem Zusehen als so triebhaft, intellektuell so unentwickelt und so weitgehend von seiner Umgebung abhängig herausstellen würde«, durch Psychoanalytiker wahrscheinlich einer gemischten Behandlung unterzogen würde, »... so viel von reiner Analyse, als er seinem Wesen nach vertragen kann und den Rest in Kinderanalyse, weil er, seinem ganzen infantilen Charakter nach, ja nichts besseres verdient.«

46 Ich bin mir der Tatsache bewußt, daß Analytiker der Schule MELANIE KLEINS andere Ansichten vertreten, und ich bedaure, keine Gelegenheit gehabt zu haben, ihre Ergebnisse aus erster Hand kennenzulernen. Die obige Feststellung sollte nur eingedenk dieser Einschränkung gelesen werden.

len haben, war daher eine Form der Psychotherapie, die auf psychoanalytischen Konzepten basiert, aber nicht durch die Aufhebung von Verdrängungen und die Erweiterung des Bewußtseins wirkt, sondern durch andere therapeutische Mittel, wie die Gewährung von Befriedigungen, Hilfe bei der Wieder-Verdrängung oder die Entwicklung persönlicher Beziehungen. Die Betrachtung dieser Methoden liegt außerhalb des Themas dieses Kapitels; außerdem fühle ich mich nicht kompetent, sie zu beurteilen, da ich keine von diesen Prozeduren selbst angewendet habe und nur sehr wenig über ihre Ergebnisse weiß. Doch muß ein Beobachter dieser Bemühungen, soweit er sie von außen erkennen kann, von der Tatsache beeindruckt sein, daß sie alle ein Maß an persönlichem Einsatz seitens des Therapeuten zu erfordern scheinen, das alles das weit überschreitet, was in der Psychoanalyse der Neurosen notwendig ist, wo der persönliche Einsatz des Analytikers sich auf freundliches Interesse, auf den starken Wunsch zu helfen und auf die sorgfältige Aufmerksamkeit für die Äußerungen des Patienten beschränkt.

Die zwingende Notwendigkeit zu großem persönlichem Einsatz im Sinne von Zeit, von Zur-Verfügung-Stehen und Anstrengung bei der Psychotherapie der Psychosen ist für diese Krankheiten charakteristisch und beweist ihre Schwere; sie schränkt den sozialen Nutzen der fraglichen Therapien notwendigerweise ein.

Die Grenzfälle

Völlig anders ist das bei den sogenannten Grenzfällen. Der Ausdruck, wie er hier verwendet wird, soll zwei Gruppen umfassen. Einerseits gibt es in hohem Maße egozentrische Menschen mit einer sonderbaren Form von Objektbeziehung, die man als Distanz-Beziehung bezeichnen könnte, mit hypochondrischen Symptomen oder Gefühlen körperlicher Schwäche und vielen Sonderbarkeiten des Benehmens; manche neigen zu abstrakten intellektuellen Bestrebungen. Dann gibt es noch eine andere Gruppe von Menschen, die sich teilweise mit der ersten überschneidet, die eine Psychose vom schizophrenen Typ im ganzen erfolgreich abwehren; sie können an Wahnideen, sogar zeitweise an Halluzinationen leiden, verlieren aber niemals das Wissen um deren Irrealität. In der Behandlung dieser Fälle ist die Psychoanalyse therapeutisch besonders vielversprechend, obgleich der therapeutische Erfolg nicht einfach in der Reintegration des Verdrängten beruht, wie das bei der Neurosenanalyse der Fall ist.

Ein Teil der Wirksamkeit der Psychoanalyse in diesen Fällen ist dem Umstand zuzuschreiben, daß das Verstehen den Patienten als Waffe in ihrem Kampf gegen innere Prozesse dient, die sie unter Kontrolle halten müssen. Ein analytischer Patient dieser Art pflegte von Deutungen als von »Waffen« zu sprechen, und wenn er während einer oder mehreren Sitzungen keine Deutungen erhalten hatte, fühlte er sich besorgt oder schwach, wie nackt angesichts des (sc. innern) Feindes. Diese Art, Deutungen zu verwenden, kann vielleicht als ähnlich der Intellektualisierung verstanden werden, wie ANNA FREUD sie beschreibt (1936, Kapitel XII). Bei diesem Prozeß, der bei schweren Pubertätskonflikten und im präpsychotischen Stadium der Schizophrenie auftritt, scheint es den Individuen, die gegen machtvolle Triebe ankämpfen, zu helfen, wenn sie mit großer Anstrengung über diesen Gegenstand oder seine Abkömmlinge spekulieren; der Kampf gegen einen heftigen masturbatorischen Drang kann so zu Spekulationen über die Willensfreiheit führen und sich in ihnen widerspiegeln. Es handelt sich, wie ANNA FREUD das beschreibt (1936, S. 188), um einen »Versuch, der Triebvorgänge dadurch habhaft zu werden, daß man sie mit Vorstellungen verknüpft, mit denen sich im Bewußtsein hantieren läßt«.

In der gleichen Art, in der Manipulation von Gedanken als Abwehr gegen den Andrang von Trieben verwendet werden, können Menschen des oben beschriebenen Typus psychoanalytische Deutungen in ihrem Kampf gegen eine drohende Psychose benutzen.

Weiterhin ist die Psychoanalyse auch aus einem anderen Grund therapeutisch wirksam. Ob es zu einem erfolgreichen Widerstand gegen die Psychose kommt oder zu einer Niederlage, scheint davon abzuhängen, wo ein Mensch auf den Skalen von Aktivität versus Passivität steht (beim Mann auch: Männlichkeit versus Weiblichkeit, sexuelle Unterwerfung), vom Kontakt mit anderen (Objektbeziehungen) versus Isolierung und von bestehenden oder möglichen Sublimierungen versus Fehlen von Sublimierungen oder Unfähigkeit zu sublimieren. Je aktiver ein Mensch ist, desto mehr wird er trachten, seine psychotischen Phantasien in Handlungen umzusetzen, was gewöhnlich ein Malheur ist, wenn er sich mit Menschen befaßt, aber etwas Gutes sein kann, wenn er sich mit nichtpersonalen Objekten abgibt. Und je intelligenter und fähiger zur Sublimierung er ist, desto mehr wird er imstande sein, eine Art des Ausdrucks in der Realität zu finden, der sozial annehmbar ist und sogar wertvoll, wenn er begabt genug ist. Je masochistischer er ist, desto mehr wird er dazu neigen, sich der Psychose zu unterwerfen, statt sie zu bekämpfen. Und je besser seine Objektbeziehungen sind, desto stärker ist er an die wirkliche Welt gebunden und desto weniger in Gefahr, von seinen Wahnbildungen in eine private psychotische Welt entführt zu werden.

Die Analyse ist insoweit hilfreich, als sie die Aktivität, beim Mann die Männlichkeit, und die Sublimierungen stärkt, gelegentlich auch die Objektbeziehungen. Die Psychoanalyse ist in diesen Fällen therapeutisch wirksam, *nicht, weil sie* tatsächlich *die Krankheit heilt* (wie das bei erfolgreicher Behandlung von Neurosen der Fall ist), sondern weil sie den Widerstand der *Restpersönlichkeit stärkt.* Das aber kann den Unterschied zwischen adäquatem Funktionieren und Zusammenbruch ausmachen.

Die psychoanalytische Technik

Hat man die Psychoanalyse als Behandlung gewählt, dann erhebt sich die Frage, wie man vorzugehen hat, um das wirksame Unbewußte aufzufinden und wie man dem Patienten hilft, es zu sehen und sich mit ihm auseinanderzusetzen. Das ist der Gegenstand der psychoanalytischen Technik.

In psychoanalytischen Aufsätzen und Diskussionen ist der Ausdruck »Technik« häufig in einem sehr viel weiteren Sinn gebraucht worden, in dem er alle Prozeduren umfaßt, die in einer von einem Psychoanalytiker geführten Behandlung angewendet werden – nicht nur die Arten, eine Analyse zu führen, sondern auch die Wahl der anzuwendenden psychologischen Behandlung – ob Psychoanalyse oder erzieherische Psychotherapie oder eine Mischung von beiden, und im letzteren Fall, welche Art von erzieherischer Psychotherapie zu welchen Stücken Analyse hinzugefügt werden soll und wann und wie – all das wird gewöhnlich als »Technik« bezeichnet. Man kann z. B. lesen, daß bei einer bestimmten Art von Patienten die »klassische Technik« verändert werden und der Analytiker »aktiver« sein muß. Derartige Empfehlungen können in dem bestimmten Fall stichhaltig sein oder auch nicht, aber sie sind nicht Fragen der Technik. Was gemeint ist, ist vielmehr, daß der jeweilige Autor in diesen Fällen die Anwendung der reinen Psychoanalyse nicht empfiehlt, sondern eine Mischung von Psychoanalyse und erzieherischer Psychotherapie für besser geeignet für den Patienten hält. Die Frage, ob ein chirurgischer Eingriff in einem bestimmten Fall indiziert ist oder nicht, oder ob er, wenn er indiziert ist, durch andere Behandlungsformen ergänzt werden sollte, ist keine Frage der chirurgischen Technik.

Die psychoanalytische Technik besteht aus drei Gruppen von Maßnahmen:

1. den notwendigen Maßnahmen, um eine »analytische Situation« herbeizuführen und aufrechtzuerhalten, d. h. eine Situation, die für die Erforschung des Verdrängten geeignet ist;
2. der Handhabung des Widerstands und der Übertragung;

3. Mitteln und Wegen, den Patienten mit den Einsichten bekannt zu machen, die der Analytiker gewonnen hat oder mit den Hypothesen, die er sich gebildet hat, um so weit als möglich sicherzustellen, daß der Analysand sie genau und vollständig versteht und sich mit ihnen auseinandersetzt.

Ad 1. Eine *analytische Situation* ist eine Situation künstlicher, teilweiser und kontrollierter Regression zum Zweck der Untersuchung innerer Konflikte. In einer analytischen Situation ist das Gleichgewicht zwischen den inneren Kräften – zwischen dem Bewußten und dem Unbewußten, zwischen zweckhaften, zielgerichteten Aktivitäten und Impulsen, die auf uns einwirken – künstlich zugunsten des Unbewußten und des Impulsiven verändert. Solch eine Veränderung ist notwendig, um es diesen Aspekten der Persönlichkeit, die gewöhnlich am direkten Ausdruck verhindert werden, zu ermöglichen, sich deutlich zu manifestieren, während sich gleichzeitig die hemmenden Reaktionen, die eben durch das Auftauchen sonst beherrschter Impulse zu vermehrter Aktivität angeregt werden, beobachten lassen. Wäre es nicht um der letzteren Überlegung willen, d. h. bestünde nicht die Notwendigkeit, nicht nur die Impulse zu beobachten, sondern auch die Reaktionen, die sie hervorrufen – handelte es sich nur darum, Manifestationen der verdrängten Impulse zu erhalten, dann wäre es richtig, nicht nur das innere Gleichgewicht zu verändern, sondern die hemmenden Tendenzen so weit als möglich ganz aufzuheben. Das wurde auch tatsächlich bei der kathartischen Behandlung BREUERS und FREUDS (1895), der Vorläuferin der Psychoanalyse unternommen, als man die Hypnose dazu gebrauchte, den Widerstand gegen das Auftauchen des Verdrängten zum Schweigen zu bringen. In neuerer Zeit ist das gleiche wieder bei der pharmakologischen Wiederaufnahme der Katharsis zur Anwendung gekommen, d. h. beim Interview mit Pentothalanwendung.

Wir können in der analytischen Situation zwischen der Regression in Beziehung zu einer Person, dem Analytiker, und der Verschiebung vom normalen zielgerichteten Verhalten zu einer Toleranz für impulsgetriebene Ausdrücke unterscheiden. Soweit es sich um die Verdrängung in bezug auf eine Person handelt: der Analysand wird aufgefordert, sich auf ein Sofa zu legen und zu entspannen; das ist eine Position der Schutzlosigkeit, ähnlich der Position, die Patienten bei medizinischen Prozeduren einnehmen. Der Analytiker sitzt hinter dem Analysanden; er kann sehen, ohne gesehen zu werden. Die einseitige Preisgabe wird noch durch die Forderung unterstrichen, daß der Analysand alles über sich selbst in völliger Offenheit mitteilen soll – was unabänderlich die Beichte peinlicher Dinge mit sich bringt; der Analytiker tut nichts Entsprechen-

des. All das trägt dazu bei, den Analysanden in eine Lage zu versetzen, die der eines Kindes gegenüber einem Erwachsenen ähnlich ist.
Der Wechsel vom Ich-Ausdruck zum Es-Ausdruck andererseits wird durch die sogenannte Grundregel der Psychoanalyse erreicht, die auch als die Regel der freien Assoziation bekannt ist. Der Analysand wird aufgefordert, die übliche Gewohnheit des zielgerichteten Denkens aufzugeben und statt dessen jeden Einfall frei zuzulassen und ihn, sobald er auftaucht, auszusprechen, ohne Zensur oder Veränderung irgendwelcher Art. Die (relative) Eliminierung bewußter Steuerungstendenzen, welche gewöhnlich den geordneten Denkverlauf bestimmen, führt weder zu einem psychologisch sinnlosen Ideenknäuel, noch zu einer Reihe von Assoziationen, bei denen jeder Gedanke andere, ihm ähnliche oder durch Raum oder Zeit verbundene anregt – wie das die gegen Ende des 19. Jahrhunderts herrschende Assoziationspsychologie (WUNDT) angenommen hatte –, sondern vielmehr zu einer Situation, in der *unbewußte* Steuerungstendenzen, die sonst durch die übergeordneten bewußten Steuerungstendenzen unterdrückt oder überdeckt sind, vorherrschen. Folglich beginnt das Unbewußte sich auszudrükken. Sein Auftauchen muß Angst erregen – ein Umstand, der den Prozeß zum Abbruch zu bringen droht –, aber die gleichzeitige Annahme einer mehr kindhaften Haltung gegenüber dem Analytiker ermöglicht es dem letzteren, als Schutz gegen Gefahr zu wirken.
Die Aufrechterhaltung der analytischen Situation erfordert unter anderem, daß der Analytiker jede Handlung und jede bewußt angenommene oder unbewußt eingenommene Haltung vermeidet, die den Analysanden vom Ausdruck bestimmter psychischer Inhalte ablenkt oder solchen immer vorhandenen Tendenzen beim Analysanden bewußt oder unbewußt entgegenkommt und daß er sich ferner aller Handlungen oder Haltungen enthält, die die Wünsche des Analysanden befriedigen oder seine Ängste und Schuldgefühle beschwichtigen würden (über ein Minimum hinaus, das für die Fortsetzung der analytischen Behandlung selbst notwendig sein kann) und damit zu einem Versiegen der Informationsquelle führen. Im ersten Fall würden die Steuerungstendenzen des Analytikers den Platz der bewußten Steuerungstendenzen des Analysanden übernehmen, die durch die Wirkung der analytischen Regel der freien Assoziation erfolgreich herabgesetzt worden waren, was den Zweck dieser Regel vereiteln würde, nämlich, es den unbewußten Steuerungstendenzen des Patienten zu ermöglichen, die Oberhand zu gewinnen und so zum Ausdruck zu gelangen. Die Befriedigung von Wünschen oder die Beschwichtigung von Ängsten und Schuldgefühlen würde wie die

Verabreichung eines Analgetikums in der Medizin wirken, das den Schmerz behebt, der die Diagnose leiten sollte.

Ad 2. *Widerstände* haben in der Analyse eine doppelte Rolle. Auf der einen Seite verwehren sie den Abkömmlingen des Unbewußten den Eintritt ins Bewußtsein und hindern den Patienten daran, sie als das zu erkennen, was sie sind, wenn sie erst einmal ins Bewußtsein treten, und sich mit ihnen auseinanderzusetzen, wenn sie erst einmal erkannt worden sind. Auf diese Weise bilden sie Hindernisse für die Behandlung. Andererseits sind sie eine wichtige Quelle der Information über die Reaktionen des Patienten bei inneren Gefahren und sind daher wesentlich für ein volles Verständnis des Konfliktes.

Widerstände handhabt man, indem man sie studiert und bewußt macht. Dieses Vorgehen gewinnt ihnen gleichzeitig die nötige Information ab und hindert sie daran, den Fortschritt der Analyse zu vereiteln.

Man findet in der analytischen Literatur häufig die Regel, daß die Widerstände vor den Trieben analysiert werden müßten – Ich-Abwehr vor Es-Material. Aber im wörtlichen Sinn ist das wegen der verwickelten Beziehung zwischen Trieb und Abwehr nicht möglich. Man kann zu einem analytischen Patienten nicht sagen: »Sie wehren durch diese und jene Mittel einen bestimmten Wunsch oder eine Versuchung ab«, ohne dabei wenigstens in allgemeinsten Zügen angedeutet zu haben, welche Art von Wunsch abgewehrt wird. Auch müßte der Versuch, die Widerstände allein zu untersuchen, für den Patienten implizit die Mahnung darstellen, sie aufzugeben, und läuft daher der neutralen Haltung gegenüber den inneren Konflikten des Patienten entgegen, die der Analytiker bewahren muß, wenn er seine Rolle als Vermittler in diesen inneren Konflikten erfüllen soll.

Die angebliche Regel – Widerstandsanalyse vor Analyse des Es-Materials – stammt aus einer Zeit, als man den Widerstand noch als rein negativ ansah, nur als ein Hindernis für den Fortschritt der Analyse, und als die enge Beziehung zwischen Widerstand und verdrängtem Material noch nicht erkannt wurde.

Die alte Regel drückt allerdings eine *Teil*wahrheit aus, insofern Abwehr und Widerstand, obwohl unbewußt, dem Bewußtsein doch näher stehen als das abgewehrte Material; daher kann die Analyse sie in einem Zeitpunkt detailiert untersuchen, in dem die Es-Strebungen nur in groben Umrissen sichtbar und diskutierbar sind.

Die »Handhabung der Übertragung« stellt ein etwas komplizierteres Problem dar, als die Behandlung der Widerstände. Wir verstehen darunter Maßnahmen, die der Doppelrolle der Übertragung angepaßt sind: einerseits als Widerstand gegen den Fortschritt der Analyse, der sie unter Umständen zerstören kann, und andererseits als Nachrichtenquelle über die stärksten Wünsche und Haltungen der Kindheit. Der zweite Aspekt würde es geraten scheinen lassen, die Übertragung sich voll entwickeln zu lassen ohne einzugreifen – was in manchen Fällen zu Manifestationen führt, die man als quasi-psychotisch bezeichnen könnte –, während der erste Aspekt es nahelegt, durch Konfrontation mit der Wirklichkeit und durch Deutungen einzugreifen. Die Übertragung wird richtig »gehandhabt«, wenn es dem Analytiker gelingt, ein Maximum an Information aus ihr zu destillieren, ohne es soweit kommen zu lassen, daß die Analyse zerstört wird.

Manche Veröffentlichungen aus dem umfangreichen Gebiet der psychoanalytischen Literatur zu diesem Thema vermitteln den Eindruck, als wäre die obige Definition zu eng gefaßt und die Handhabung der Übertragung erfordere unter anderem auch die Manipulation einer Beziehung, z. B. durch ein sogenanntes korrektives Erlebnis. Das aber sind Charakteristika nicht der Psychoanalyse, sondern der erzieherischen Psychotherapie. Es kann therapeutisch gerechtfertigt sein, eine Dosis erzieherischer Psychotherapie der reinen Analyse beizugeben, aber man soll das von psychoanalytischen Maßnahmen klar unterscheiden. Solange wir reine Psychoanalyse betreiben, unvermischt mit erzieherischen Maßnahmen, beschränkt sich die Handhabung der Übertragung auf die Schritte, die die Doppelrolle der Übertragung, als Störung der Analyse einerseits und als Informationsquelle andererseits, notwendig macht.

Ad 3. Der dritte Aspekt der psychoanalytischen Technik, wie man dem Patienten helfen kann, neue Einsichten in sich selbst zu gewinnen, wie sie sich allmählich in der Analyse kristallisieren, und sich mit ihnen auseinanderzusetzen, bietet etwa die gleichen Probleme wie die Didaktik im allgemeinen: wie lassen sich Einsichten oder Hypothesen so vorbringen, daß sie »einschlagen«, daß sie »ankommen«; wie kann man Menschen dazu verhelfen, Dinge selbst zu entdecken; wie kann das neu Erlernte in all seinen Auswirkungen verstanden werden, wie gleichzeitig aber auch alle Fußangeln der Indoktrinierung und der Propaganda vermieden werden. Dem Erfindungsreichtum des Analytikers steht hier ein weites Feld offen.

Zur Theorie der psychoanalytischen Technik siehe u. a., zusätzlich zu den Schriften Freuds: Nunberg (1932, Kap. XII), E. Bibring (1937, 1954), E. F. Sharpe (1950) und die Monographie von K. A. Menninger (1958).

Der Abschluß der Psychoanalyse

Setzt man sich als Ziel einer Analyse das vollkommene Verständnis des Seelenlebens eines Menschen, sowohl des normalen wie des pathologischen, und eine vollständige Rekonstruktion der Entwicklung seiner Persönlichkeit, dann kann eine Analyse niemals vollendet sein. Das um so mehr, als das Leben während der analytischen Behandlung weitergeht und sich täglich neue Erfahrung ansammelt, die bewußt noch nicht voll ausgewertet wurde.

Aber die Analyse ist nur solange unendlich, als wir an wissenschaftliche Vollständigkeit denken. So weit es sich um die Bedürfnisse der Therapie handelt, sind die Ziele einer abgeschlossenen Analyse viel bescheidener (obwohl noch anspruchsvoll genug). Eine Analyse ist vom therapeutischen Standpunkt aus abgeschlossen, wenn die pathologischen Strukturen vollständig, dynamisch wie genetisch, verstanden wurden, und diese Untersuchungen über die direkt pathologischen Merkmale hinaus auf umliegende Gebiete der psychischen Struktur ausgedehnt wurden, die wahrscheinlich Bezug zu den pathologischen Strukturen haben oder einer gangbaren Lösung der zugrunde liegenden Konflikte im Wege stehen könnten; wenn all dies mit dem Patienten in vielen Manifestationen immer wieder durchgearbeitet wurde, und wenn die Psychopathologie dabei verschwunden oder beherrschbar geworden ist.

Diese Ziele sind erreichbar und werden in jeder ganz zufriedenstellenden Analyse erreicht, und in diesem Sinn ist eine abgeschlossene Analyse möglich und häufig das tatsächliche Ziel der analytischen Arbeit.

Eine ganz andere Frage allerdings ist es, wann eine analytische Behandlung praktisch beendet werden soll, weil dieser Punkt nicht notwendig mit der Vollständigkeit zusammenfällt. Manche Fälle können und andere brauchen nicht vollständig abgeschlossen werden. Ohne Rücksicht auf die Vollständigkeit sollte eine Analyse beendet werden, wenn der Punkt *abnehmenden Ertrages* erreicht ist, d. h. wenn die weiteren Resultate, die man vernünftigerweise erwarten kann, nicht mehr die aufzuwendende Zeit und Mühe zu rechtfertigen scheinen. Das ist eine Frage der Beurteilung, die viele Faktoren umfaßt.

Das moralische Problem der psychoanalytischen Behandlung

Wie wir sahen, ist es das Wesen der psychoanalytischen Behandlung, ganz oder teilweise unbewußte Konflikte ins Bewußtsein zu bringen, wo eine wirkliche Lösung statt einer neurotischen Pseudo-Lösung erarbeitet werden kann. Dieser Vorgang schließt die Möglichkeit mit ein, daß der Patient zu einer

Lösung gelangt, die nicht in Übereinstimmung mit den moralischen Normen seines Kulturkreises oder seines Milieus steht. Diese Tatsache stellt ein ernstes Problem für die Praxis der Psychoanalyse dar. Kann ein Beruf – kann irgendein Beruf – außerhalb des moralischen Klimas seiner Kultur wirken?

Es stünde dem Psychoanalytiker nicht an, dieser Frage mit dem Argument auszuweichen, daß er sich darauf beschränkt habe, unbewußte Faktoren bewußt zu machen, daß er die Entscheidungen seines Patienten nicht beeinflußt habe, und daß die Verantwortung für diese daher durchaus beim Patienten liege. Das geht nicht, weil es ja gerade in Frage steht, ob in bestimmten Fällen von moralischem Gewicht die Menschen ihren eigenen Entscheidungen überlassen werden sollen. Noch auch würde es das Problem wirklich lösen, wenn der Analytiker sich auf die medizinische Indikation beruft (obgleich die Verschanzung hinter medizinischen Erfordernissen Kritik in der Regel zum Schweigen bringt), weil man die Frage stellen kann, wie weit man Gesundheitsrücksichten über moralische Werte oder die Interessen der Gemeinschaft stellen darf.

Ob der Analytiker vor diese Probleme gestellt wird, hängt vom Überich des Patienten und dessen Beziehung zu den moralischen Normen seiner Gesellschaft ab. Stimmen die Forderungen des Überichs des Patienten im großen ganzen mit den Wertmaßstäben seiner Gesellschaft überein, und ist das Überich genügend ins Ich integriert, d. h. enthält es keine verborgenen Widersprüche, so daß es sich verändern könnte, wenn die unbewußten Faktoren seines Funktionierens oder seiner Entwicklung bewußt geworden sind[47], dann werden die Lösungen, die der Patient für seine ins Bewußtsein gehobenen inneren Konflikte vollzieht, im großen ganzen in Übereinstimmung mit den sozialen Normen stehen. Ist das aber nicht der Fall, folgt das Überich des Patienten anderen Normen als seine Gesellschaft oder Gesellschaftsschicht oder hegt es verborgene Sprünge und Widersprüche, so daß die Analyse Veränderungen im Überich hervorrufen kann, dann kann das Ergebnis vom Standpunkt der sozialen Normen her durchaus unannehmbar sein.

In einer freien westlichen Gesellschaft hat das Problem geringes Gewicht, da die inneren Forderungen des Gewissens der Menschen weitgehend identisch mit den Forderungen der Kultur sind – mit den beiden bedeutsamen Ausnahmen des normalen Verbrechers und des Revolutionärs. Für den letzteren Typus ist eine psychoanalytische Behandlung in der Regel nicht angezeigt. Aber abgesehen von diesen beiden Gruppen wird es wahrscheinlich nur geringe Unterschiede zwischen den Gruppenwerten und den Werten des einzelnen geben.

47 Genaueres über diesen Punkt bei WAELDER (1928) und hier S. 196.

In den totalitären Gesellschaften unserer Tage hingegen wird das Problem ständig brennend bleiben, solange es Psychoanalytiker gibt, die versuchen, ihre Praxis auszuüben. Praktisch täglich sieht sich der Analytiker in solchen Ländern vor der Alternative, entweder durch sein Schweigen zum Komplizen einer illegalen Handlung zu werden – qui tacet consentire videtur[48] – oder sich als Agent der Regierung, als eine Art von Hilfspolizei zu betätigen. Beide Rollen sind natürlich für den Analytiker unannehmbar, die erste kann ihn außerdem persönlich in Gefahr bringen. Aber abgesehen von der wenig beneidenswerten Lage, in der der Analytiker sich befindet, wird die Analyse wahrscheinlich in beiden Fällen nicht mehr möglich sein. Bleibt der Analytiker in bezug auf die illegalen Betätigungen oder Pläne des Patienten neutral, dann ist bereits eine Art von *de facto* Konspiration zwischen dem Analytiker und dem Patienten gegen das Regime entstanden. Eine derartige Situation wird vielen Patienten große Befriedigung bereiten; vielleicht erfüllt sie eine alte Phantasie, die zu kennen und zu analysieren wichtig wäre. Eine Phantasie aber, die in der Wirklichkeit erfüllt ist, wird sich wahrscheinlich nicht mehr manifestieren, weil die Befriedigung die treibenden Kräfte abgestumpft hat. Vielleicht grollte der Patient elterlichen Figuren, die er als hart oder grausam oder feindselig ihm gegenüber empfand; angesichts der augenblicklichen Befriedigung, die die Toleranz des Analytikers gewährt, werden derartige negative Gefühle vielleicht niemals in der Analyse zum Vorschein kommen, und die ganze Attitude bleibt hinsichtlich ihrer Gründe und Folgen unbekannt und daher unanalysiert. Eine andere Gruppe von Patienten wird in einer solchen Situation das Gefühl haben, daß, da sie ihren Analytiker in einen illegalen Akt mit einbeziehen können, er nun in ihrer Macht ist. Sie können die Situation sadistisch ausnutzen oder auch im Dienst des Widerstands. Jedesmal, wenn sie sich während der Analyse ihrem Analytiker gegenüber negativ gestimmt fühlen, werden sie etwas tun, das zu ihrer Verhaftung führen könnte, wodurch er mit hineingezogen würde. So könnte der Analytiker unter Druck von seiten des Patienten stehen, vergleichbar der Erpressung, der ein Therapeut bei der Behandlung eines Depressiven durch dessen Selbstmorddrohung ausgesetzt ist oder bei der Behandlung Krimineller durch deren Drohung, ein Verbrechen zu begehen.

Nimmt andererseits der Analytiker den entgegengesetzten Standpunkt ein und verlangt, daß der Patient von jeder illegalen Betätigung absehe, dann kann das Ergebnis Feindseligkeit – Haß oder Verachtung – von solchem Ausmaß sein,

48 Wer schweigt, scheint zuzustimmen.

daß sie die Behandlung unmöglich macht; und wiederum kann der Standpunkt, den der Analytiker einnimmt, das Aufsteigen von entgegengesetzten Gefühlen verhindern, die ein wesentlicher Teil der Neurose des Patienten sein können. Unbewußte Schuldgefühle gegenüber dem Vater z. B. werden wahrscheinlich nicht gerade in der Zeit aus dem Unbewußten auftauchen, wo der Vaterersatz sich wirklich wie ein Unterdrücker verhält.

Es hat sich daher ergeben, daß die Praxis der Psychoanalyse in totalitären Staaten praktisch unmöglich ist, selbst wo die Regierung sie nicht ausdrücklich verboten hat. Man darf allerdings nicht vergessen, daß die totalitären Staaten, in denen Erfahrungen zu der Frage gesammelt wurden, relativ neue Schöpfungen waren. In ihnen allen trugen die Menschen in ihrem Überich noch die Wertskalen der vortotalitären Gesellschaft mit sich und ihre Annahme der neuen Werte war im besten Fall unvollständig. Daher bestand ein Unterschied zwischen individuellem Überich und sozialen Normen. Hat aber eine totalitäre Gesellschaft schon mehrere Generationen lang bestanden, dann wird wahrscheinlich ein Zustand erreicht sein, in dem das neue Wertsystem als selbstverständlich hingenommen wird und sich völlig eingeprägt hat; dann werden die sozialen und politischen Werte des Systems vermutlich wieder einen integralen Bestandteil des Überichs der Individuen bilden, und dann darf man erwarten, daß die Analyse innerer Konflikte in der Regel wieder nur zu Lösungen führen wird, die sozial zulässig sind.

Daher können wir die Dinge dergestalt zusammenfassen: Die Praxis der Psychoanalyse ist nur in *festbegründeten Gesellschaften* möglich, in denen die individuellen und die soziokulturellen Werte weitgehend identisch sind (Verbrecher und Revolutionäre ausgenommen) und in denen daher die von der analytischen Technik geforderte Neutralität nicht sozial anstößig ist. In Gesellschaften, die sich *im Übergang* von weniger einschränkenden zu stärker einschränkenden Formen befinden, wird die Analyse den Analytiker in moralische und politische Probleme verwickeln, was nicht nur für den Analytiker unangenehm und manchmal unannehmbar ist, sondern schließlich auch die Analyse unmöglich macht.

Nachwort

Der Wert der Psychoanalyse

Bei einem kürzlichen Treffen von Psychologen und Psychiatern, bei dem über die Psychoanalyse diskutiert wurde, stellte ein prominenter Psychiater, der in bezug auf den Wert der Psychoanalyse recht skeptisch war, die rhetorische Frage: Was ist nun bei all den ungeheuren Anstrengungen herausgekommen? und beantwortete sie folgendermaßen: Was unsere psychiatrischen Anstalten heute leert, ist nicht die Psychoanalyse, sondern eine Wiederbelebung der humanen Haltung und der Fortschritt in der Pharmakologie.

Es ist natürlich wahr, daß die Psychoanalyse unsere Anstalten nicht geleert hat, aber diese Tatsache ist für die Bewertung der Psychoanalyse nicht relevant. Soviel ich weiß, hat kein verantwortungsbewußter Analytiker je ausdrücklich oder in stillschweigender Voraussetzung in Aussicht gestellt, daß die Psychoanalyse die permanenten Anstaltspatienten, die chronischen Psychotiker, heilen werde, diesen refraktärsten Teil einer für ihre geringe Beeinflußbarkeit bekannten Patientenklasse.

Es ist notwendig, von Zeit zu Zeit innezuhalten und zu überlegen, wozu die Arbeit, die man leistet, gut ist[1]. Es ist natürlich zu früh für eine einigermaßen objektive Bewertung. Die Perspektive ist zu kurz. Sechzig und einige Jahre sind eine kurze Zeit in der Geschichte des Menschen. Die Dinge können nach 50 Jahren ein gewisses Bild geben, nach 100 Jahren ein ganz anderes und nach 300 Jahren ein wieder vollständig anderes. Wir können höchstens einen provisorischen Bericht geben.

Die Psychoanalyse ist vor allen Dingen ein Stück reiner Wissenschaft. Die wesentlichen Punkte dessen, was wir heute über die zentralen Persönlichkeitsprobleme wissen, um einen Ausdruck Hartmanns zu gebrauchen – d. h. nicht über periphere Probleme noch über umschriebene geistige Funktionen, wie etwa das Lernen, sondern über die gesamte Lebensführung, von den großen Entscheidungen bis zu den kleinen Maniriert-

1 Eine Anspielung auf den Ausspruch von Sir RICHARD LIVINGSTONE, wonach ein Sachverständiger ein Mensch ist, der alles über einen Gegenstand weiß, außer wozu er gut ist.

heiten —, das verdanken wir direkt oder indirekt der Psychoanalyse. Wie wir sahen, sind ihre Ergebnisse weder vollständig noch endgültig, aber das ist eine Bedingung, der alles menschliche Wissen unterworfen ist. Der Wert, den alle diejenigen, die von der wesentlichen Richtigkeit der psychoanalytischen Aussagen überzeugt sind, der Psychoanalyse als Wissensgebiet zuschreiben, wird davon abhängen, welche Wertschätzung sie dem Wissen überhaupt entgegenbringen, vor allem aber Einsichten der Art, wie die Psychoanalyse sie vermittelt.

Die Psychoanalyse als eine Therapie der Neurosen bietet für diejenigen Neurosen, die mehr sind als nur Reaktionen auf vorübergehende Lebensschwierigkeiten, sondern die, in der Kindheit verwurzelt, den größten Teil des Lebens begleiten, die einzige bisher entwickelte Therapie, die nicht nur symptomatisch ist, sondern versucht, ihre Ursachen zu beheben oder abzuschwächen. Aber der Wert der Psychoanalyse als Therapie wird durch die strengen Kriterien der Indikation eingeschränkt — tatsächlich kommt nur eine »Elite« unter den Neurotikern in Frage — und weiter durch die Tatsache, daß eine Analyse lange Zeit braucht und jeder Fall einen wesentlichen Teil der gesamten Lebensarbeit eines lange ausgebildeten Praktikers beansprucht. Abgesehen von derartigen Überlegungen kann der Umstand, daß jedes Jahr ein paar Tausend Menschen der höheren und mittleren Einkommensstufen in der ganzen Welt völlig oder teilweise von ihren neurotischen Störungen befreit werden, manchem recht unwichtig erscheinen — ja, gerade dieser Akzent ist von manchen als Symptom dafür gewertet worden, daß unsere Kultur verweichlicht sei.

Aber — worauf FREUD und wir älteren Psychoanalytiker immer bestanden haben — das wichtigste Anwendungsgebiet der Psychoanalyse wird, auf lange Sicht, nicht in der Psychiatrie liegen, nicht in der Behandlung von Gemütskrankheiten und seelischen Gleichgewichtsstörungen, sondern in der Erziehung — in der Vorbeugung statt in der Heilung. Selbst heute, wo die ernsthafte psychoanalytische Arbeit mit Kindern kaum mehr als eine Generation alt ist, haben psychoanalytische Gedankengänge einen beträchtlichen Einfluß auf die Einstellung zum Phänomen der Kindheit gewonnen. Der englische Anthropologe GEOFFREY GORER (1958) hat das gut ausgedrückt:

»Hauptsächlich durch seinen überall sich unmerklich verbreitenden Einfluß hat FREUD unsere (und vor allem die amerikanische) Haltung gegenüber Kindern, der Kinderpflege, der Erziehung, gegenüber den Kranken, den Verbrechern, den Geistesgestörten tiefgehend verändert. Weil FREUD gelebt und gearbeitet hat, werden die Schwachen und die Unglücklichen oft mit einer Sanftmut und Barmherzigkeit, mit einem Versuch zum Verständnis behandelt, die eine der wenigen Verände-

rungen im Gefühlsklima unseres Jahrhunderts darstellen, deren man sich nicht zu schämen braucht.«
Über das Gebiet der Erziehung hinaus aber macht die Psychoanalyse den Menschen die Existenz eines unbewußten seelischen Lebens und die weitreichenden Möglichkeiten des Selbstbetrugs bewußt. Sie hat schon in vielen Menschen ein gewisses In-Frage-Stellen ihrer selbst, eine Bereitschaft erweckt, an den eigenen Motiven zu zweifeln, eine Bereitwilligkeit, sich der Möglichkeit zu öffnen, daß bewußte Motive Rationalisierungen sein können. Wenn die humane Zivilisation, die im Westen im 18. Jahrhundert hauptsächlich als Reaktion gegen den Fanatismus und die Grausamkeit der Religionskriege heranzureifen begann, den Druck überleben kann, dem sie ausgesetzt ist – einem Druck, der weltlich, aber darum nicht weniger fanatisch ist –, so wird dieser Prozeß wahrscheinlich fortschreiten. Er wird nicht zum Entstehen des Übermenschen führen, wie das einige Enthusiasten hofften[2], noch wird er das Leiden oder das Böse aus der Welt schaffen; das menschliche Elend hat viele Wurzeln in der menschlichen Situation: in der Sterblichkeit des Menschen und der Hinfälligkeit seines Körpers, in der Hilflosigkeit seiner Anfänge und dem Niedergang seines Alters, in der begrenzten Beeinflußbarkeit seiner Umwelt, dem Aufeinanderprallen menschlicher Willen, den Widersprüchen zwischen den Strebungen in der eigenen Brust. Und es gibt Quellen des Bösen, die in der menschlichen Natur liegen – wenigstens in der Natur mancher Menschen. Die Erweiterung des Bewußtseins wird nicht alles dies zum Verschwinden bringen, ebensowenig wie es für alle pathologischen Zustände eine wirksame Therapie bietet.
Aber die Erweiterung des Bewußtseins und die dadurch ermöglichte Integration der Persönlichkeit können, wenn sie unter der Führung der humanistischen Ideale, die die Grundlagen unserer Kultur bilden, durchgeführt werden, viele Leiden und viel Übel beheben und manches übrige mildern. In diesem Sinne könnte sich ergeben, daß die Psychoanalyse eine der großen zivilisierenden Kräfte gewesen ist – auf die Dauer vielleicht die hoffnungsträchtigste, die unsere Welt im letzten Jahrhundert hervorgebracht hat.

2 Am ausgesprochensten OTTO RANK in seiner glänzenden, wenngleich jugendlichen Arbeit über den Künstler (1907), mit der sich der Achtzehnjährige bei FREUD eingeführt hatte.

Eine Liste der häufigsten Mißverständnisse psychoanalytischer Begriffe

Neurose bedeutet im psychoanalytischen Gebrauch nicht eine allgemeine Malaise und diffuses Mißbehagen, sondern Affekte, Antriebe, Gedanken, Handlungen oder körperliche Ausdrücke, die der Mensch als ihm fremd und nicht gemäß erlebt, die er aber nicht beherrschen kann. Wo immer der Ausdruck in der psychoanalytischen Literatur in einem weiteren Sinn gebraucht wird (als Charakterneurose, Schicksalsneurose, neurotische Ichstörungen), da ist die erweiterte Anwendung durch eine genetische Beziehung gerechtfertigt.
Trieb bedeutet in der Psychoanalyse nicht ein unerlerntes Grundverhalten, das keiner Änderung durch Erfahrung unterliegt, sondern einen elementaren Drang, dessen Wurzeln in körperlichen Spannungen liegen, der durch Umwelteinflüsse von seiner Richtung abgelenkt und auf viele Arten modifiziert, aber wahrscheinlich nicht ausgelöscht werden kann.
Wunsch oder *Wunscherfüllung* heißt in der Psychoanalyse nicht, daß von der ungeteilten Persönlichkeit ein Wunsch gefühlt wird, oder daß sie an einem Wunsch festhält, der sich in Handlung umsetzen ließe, sobald die Umstände günstig sind, sondern bedeutet nur ein Wunsch unter vielen – wobei manche in der Regel einander widersprechen – welcher im Durchschnittsfall niemals in Handlung umgesetzt werden würde. Das unterscheidet sich so weit von einem eindeutigen, nicht mit Zweifeln belasteten Ziel, wie eine Volksbewegung sich von einer festgelegten Regierungspolitik unterscheidet.
Die Sexualität in der Psychoanalyse bezieht sich nicht nur auf Dinge, die zur Kopulation oder zu dem die Kopulation vorbereitenden Verhalten gehören, sondern umfaßt alle sinnlichen Sehnsüchte und ihre Befriedigungen.
Verdrängung ist weder eine Versagung sexueller Antriebe noch ein Verbot, sie auszuleben, sondern eine Flucht vor dem Gewahrwerden sexueller Antriebe wie auch anderer Impulse.
Die Entwicklung der *Ichpsychologie* in der Psychoanalyse bedeutet keinen Rückzug vom Interesse am unbewußten Es und ein zunehmendes Interesse an der Bewußtseinspsychologie, sondern vielmehr eine Ausweitung des Interesses vom unbewußten Es zu den unbewußten Reaktionen, die es auslöst.

Abwehrmechanismen bedeuten nicht negative Reaktionen auf irgendeine Art von Reiz, sondern ganz spezifisch automatische Reaktionen auf innere Gefahren.

Übertragung ist nicht einfach das Zuschreiben der Eigenschaften ehemaliger Objekte neuen Objekten gegenüber, sondern der Versuch, mit jedem Objekt, das es gestattet, eine infantile Situation wiederaufzurichten und wiederzubeleben, nach der man sich sehr sehnt, weil man sie entweder sehr genoß oder sehr vermißte.

Die *psychoanalytische Behandlung* ist weder ein Weg, sein Gewissen loszuwerden noch eine automatische Behebung unerwünschter Charakterzüge durch Kenntnis ihres Ursprungs noch eine Nacherziehung, die versucht, »Fehler« der Eltern zu korrigieren, sondern ist eine Schulung in der Fähigkeit, sich selbst unerschrocken ins Gesicht zu sehen, um eine gangbare Lösung innerer Konflikte herauszuarbeiten, statt sie zu umgehen.

Die *psychoanalytisch orientierte Erziehung* schließlich bedeutet nicht, daß Kinder bekommen sollen, was sie wollen, wann sie es wollen; vielmehr bedeutet sie einen Versuch, in jeder Situation das richtige Gleichgewicht zwischen Befriedigung und Versagung zu finden, im Sinne des allgemeinen Prinzips, daß wir die optimale Mischung zwischen gleich wichtigen aber teilweise in Konflikt stehenden Bestandteilen der gesunden Entwicklung suchen müssen: nämlich Liebe und Disziplin: wie man liebt, ohne zu verwöhnen und Disziplin lehrt, ohne ein Trauma zu setzen.

Bibliographie

ABRAHAM, KARL (1908). The Psychosexual Differences between Hysteria and Dementia Praecox. *Collected Papers of Karl Abraham.* London: Hogarth Press, 1942.

— (1924). A Short Study of the Development of the Libido Viewed in the Light of Mental Disorders. *Collected Papers of Karl Abraham.* London: Hogarth Press, 1942.

AICHHORN, AUGUST (1925). *Verwahrloste Jugend.* Leipzig—Wien—Zürich: Psychoanalytischer Verlag, 1925.

ALEXANDER, F. (1925). A Metapsychological Description of the Process of Cure. *Int. J. Psychoanal.*, 6.

ALPERT, A. (1949). Sublimation and Sexualization. *The Psychoanalytic Study of the Child.*, 3./4. New York: International Universities Press.

ANDREAS-SALOMÉ, LOU (1912/13). *In der Schule bei Freud.* Bern: Hans Huber.

ARONSON, MARVIN, L. (1952). A Study of the Freudian Theory of Paranoia by Means of the Rorschach Test. *J. Proj. Tech.*, 16.

BAK, ROBERT C. (1951). Discussion of Dr. Wexler's paper. In: *Psychotherapy with Schizophrenics*, ed. E. B. Brody and F. C. Redlich. New York: International Universities Press.

— (1954). The Schizophrenic Defence against Aggression. *Int. J. Psychoanal.*, 34.

BALINT, ALICE (1939). Love for the Mother and Mother-Love. *Int. J. Psychoanal.*, 30, 1949.

BERLIN, ISAIAH (1958): *Two Concepts of Liberty.* Oxford: Clarendon Press.

BERNFELD, SIEGFRIED (1931). Zur Sublimierungstheorie. *Imago*, 17.

— (1932). Der Begriff der Deutung in der Psychoanalyse. Z. *angew. Psychol.*, 42.

— (1934). Die Gestalttheorie. *Imago*, 20.

— (1935). Über die Einteilung der Triebe. *Imago*, 21.

BIBRING, EDWARD (1936). The Development and Problems of the Theory of Instincts. *Int. J. Psychoanal.*, 22, 1941.

— (1937). Versuch einer allgemeinen Theorie der Heilung, *Int. Z. Psychoanal.*, 23.

— (1953). The Mechanism of Depression. In: *Affective Disorders*, ed. P. Greenacre. New York: International Universities Press.

— (1954). Psychoanalysis and the Dynamic Psychotherapies. *J. Amer. Psychoanal. Assn.*, 2.

BINSWANGER, LUDWIG (1956). *Erinnerungen an Sigmund Freud.* Bern: Francke-Verlag.

Blau, A. (1952). In Support of Freud's Syndrome of »Actual« Anxiety Neurosis. *Int. J. Psychoanal.*, 33.

Bleuler, Eugen (1910). *Die Psychoanalyse Freuds. Verteidigung und kritische Bemerkungen.* Wien: F. Deuticke, 1911.

Blum, Harold F. (1951). *The Arrow of Time.* Princeton: Princeton University Press.

Brenner, Charles (1953). An Addendum to Freud's Theory of Anxiety. *Int. J. Psychoanal.*, 34.

— (1955). (Reporter) Re-evaluation of the Libido Theory. Panel Report. *J. Amer. Psychoanal. Assn.*, 4, 1956.

Breuer, Josef und Sigmund Freud (1895). *Studien über Hysterie.* Leipzig und Wien: Deuticke 1895.

Brosin, Henry W. (1953). Report on the panel: Validation of Psychoanalytic Theory. *J. Amer. Psychoanal. Assn.*, 3.

Burlingham, D. and A. Goldberger, A. Lussier (1955). Simultaneous Analysis of Mother and Child. *The Psychoanalytic Study of the Child*, 10. New York: International Universities Press.

Butterfield, Herbert (1949). *Christianity and History.* New York: Scribner.

Cannon, Walter B. (1932). *The Wisdom of the Body.* New York: Norton.

Clark, Kenneth (1956). The Study of Art History. In: *The Historical Association*, 1906—1956.

Craig, W. (1909). The Expression of Emotions in the Pigeons. *J. Comp. Psychol.*, 19.

Deri, Frances (1939). On Sublimation. *Psychoanal. Quart.*, 8.

Deutsch, Helene (1925). *Psychoanalyse der weiblichen Sexualfunktion.* Wien: Internationaler Psychoanalytischer Verlag.

— (1932). *Psychoanalysis of the Neuroses.* London: Hogarth Press.

— (1934). Some Forms of Emotional Disturbance and Their Relationship to Schizophrenia. *Psychoanal. Quart.*, 11, 1942.

Dollard, John and L. W. Dobb, N. E. Miller, R. R. Sears (1939). *Frustration and Aggression.* New Haven: Yale University Press.

Eissler, K. R. (1949). (Ed.) *Searchligths on Delinquency.* New York: International Universities Press.

— (1953). The Effect of the Structure of the Ego on Psychoanalytic Technique. *J. Amer. Psychoanal. Assn.*, 1.

Erikson, Erik H. (1956). Das Problem der Identität. *Psyche*, 10 (114—176).

Erlenmayer, E. H. (1932). Notiz zur Freudschen Hypothese über die Zähmung des Feuers. *Imago*, 18.

Federn, Paul (1927). Narzißmus im Ichgefüge. In: *Ichpsychologie und die Psychosen.* Bern: Hans Huber, 1956.

— (1929). Das Ich als Subjekt und Objekt im Narzißmus. In: *Ichpsychologie und die Psychosen.* Bern: Hans Huber, 1956.

— (1930). The Reality of the Death Instinct, Especially in Melancholia (Remarks on Freud's book, *Civilisation and Its Discontents*). *Psychoanal. Rev.*, 19, 1932.

— (1936). Zur Unterscheidung des gesunden und des krankhaften Narzißmus. In: *Ichpsychologie und die Psychosen.* Bern: Hans Huber, 1956.

Fenichel, Otto (1926). Identification, In: *The Collected Papers of Otto Fenichel, First Series.* New York: Norton, 1953.

Ferenczi, S. (1921). Psychoanalytische Betrachtung über den Tic. In: *Bausteine zur Psychoanalyse.* Bd. I. Wien: Internationaler Psychoanalytischer Verlag, 1927.
Freeman, Thomas and John L. Cameron, Andrew McGhie (1958). *Chronic Schizophrenia.* New York: International Universities Press.
Freud, Anna (1927). *Technik der Kinderanalyse.* 1927.
— (1936). *Das Ich und die Abwehrmechanismen.* London: Imago Publishing Co. Ltd., 1946.
— (1951). The Anna Freud Lectures in America, 1950. *Bull. Amer. Psychoanal. Assn.,* 7.
— (1954a). Problems of Technique in Adult Analysis. *Bull. Phila. Assn. Psychoanal.,* 4.
— (1954b). The Widening Scope of Indications for Psychoanalysis: Discussion. *J. Amer. Psychoanal. Assn.,* 2.
Freud, Sigmund (1900). Die Traumdeutung. *Gesammelte Werke,* II/III. London, Imago Publ. Co. Ltd., 1942.
— (1901). Zur Psychopathologie des Alltagslebens. *Gesammelte Werke,* IV. London, Imago Publ. Co. Ltd., 1941.
— (1905a). Bruchstück einer Hysterieanalyse. *Gesammelte Werke,* V.
— (1905b). Drei Abhandlungen zur Sexualtheorie. *Gesammelte Werke,* V.
— (1905c). Über Psychotherapie. *Gesammelte Werke,* V.
— (1905d). Meine Ansichten über die Rolle der Sexualität in der Ätiologie der Neurosen. *Gesammelte Werke,* V.
— (1905e). Der Witz und seine Beziehung zum Unbewußten. *Gesammelte Werke,* VI.
— (1909). Bemerkungen über einen Fall von Zwangsneurose. *Gesammelte Werke,* VII.
— (1910a). Über Psychoanalyse, Fünf Vorlesungen. *Gesammelte Werke,* VIII.
— (1910b). Die zukünftigen Chancen der psychoanalytischen Therapie. *Gesammelte Werke,* VIII.
— (1910c). Die psychogene Sehstörung in psychoanalytischer Auffassung. *Gesammelte Werke,* VIII.
— (1910d). Über »wilde« Psychoanalyse. *Gesammelte Werke,* VIII.
— (1911a). Formulierungen über die zwei Prinzipien des psychischen Geschehens. *Gesammelte Werke,* VIII.
— (1911b). Psychoanalytische Bemerkungen über einen autobiographisch beschriebenen Fall von Paranoia. *Gesammelte Werke,* VIII.
— (1914a). Zur Geschichte der psychoanalytischen Bewegung. *Gesammelte Werke,* X.
— (1914b). Zur Einführung des Narzißmus. *Gesammelte Werke,* X.
— (1915a). Triebe und Triebschicksale. *Gesammelte Werke,* X.
— (1915b). Das Unbewußte. *Gesammelte Werke,* X.
— (1915c). Einige Charaktertypen aus der psychoanalytischen Arbeit. *Gesammelte Werke,* X.
— (1916/17). Vorlesungen zur Einführung in die Psychoanalyse. *Gesammelte Werke,* XI.
— (1917). Trauer und Melancholie. *Gesammelte Werke,* X.
— (1918). Aus der Geschichte einer infantilen Neurose. *Gesammelte Werke,* XII.
— (1919a). Wege der psychoanalytischen Therapie. *Gesammelte Werke,* XII.

Freud, Sigmund (1919b). Einleitung zu »Zur Psychoanalyse der Kriegsneurosen«. *Gesammelte Werke*, XII.
— (1920). Jenseits des Lustprinzips. *Gesammelte Werke*, XIII.
— (1921). Massenpsychologie und Ich-Analyse. *Gesammelte Werke*, XIII.
— (1923). Das Ich und das Es. *Gesammelte Werke*, XIII.
— (1924). Kurzer Abriß der Psychoanalyse. *Gesammelte Werke*, XIII.
— (1925). »Selbstdarstellung«. *Gesammelte Werke*, XIV.
— (1926a). Hemmung, Symptom und Angst. *Gesammelte Werke*, XIV.
— (1926b). Die Frage der Laienanalyse. *Gesammelte Werke*, XIV.
— (1927a). Die Zukunft einer Illusion. *Gesammelte Werke*, XIV.
— (1927b). Der Humor. *Gesammelte Werke*, XIV.
— (1928). Dostojewski und die Vatertötung. *Gesammelte Werke*, XIV.
— (1930). Das Unbehagen in der Kultur. *Gesammelte Werke*, XIV.
— (1931). Über die weibliche Sexualität. *Gesammelte Werke*, XIV.
— (1932a). Warum Krieg? *Gesammelte Werke*, XVI.
— (1932b). Zur Gewinnung des Feuers. *Gesammelte Werke*, XVI.
— (1932c). Neue Folge der Vorlesungen zur Einführung in die Psychoanalyse. *Gesammelte Werke*, XV.
— (1933). Vorwort zu »Edgar Poe, étude psychoanalytique« par Marie Bonaparte. *Gesammelte Werke*, XVI.
— (1936). Brief an Romain Rolland. *Gesammelte Werke*, XVI.
— (1937). Die endliche und die unendliche Analyse. *Gesammelte Werke*, XVI.
— (1938). Die Ichspaltung im Abwehrvorgang. *Gesammelte Werke*, XVII.
— (1940). Abriß der Psychoanalyse. *Gesammelte Werke*, XVII.
Friedlander, Kate (1947). *The Psychoanalytical Approach to Juvenile Delinquency*. New York: International Universities Press.
Gibbon, Edward (1776—88). *The Decline and Fall of the Roman Empire*. New York: Modern Library, 1932.
Gillespie, W. H.(1958). Neurotic Ego Distortions. *Int. J. Psychoanal.*, 39.
Gitelson, Maxwell (1958). On Ego Distortion. *Int. J. Psychoanal.*, 39.
Glover, Edward (1958). Ego Distortion. *Int. J. Psychoanal.*, 39.
— (1959). *The Roots of Crime*. New York: International Universities Press, 1960.
Goldstein, Kurt (1948). *Language and Language Disturbances*. New York: Grune & Stratton.
Gomme, A. W. (1954). *The Greek Attitude to Poetry and History*. Berkeley and Los Angeles: University of California Press.
Corer, Geoffrey (1958). Freud's Influence. *The Encounter*, November, 1958.
Greenacre, Phyllis (1952a). Pregenital Patterning. *Int. J. Psychoanal.*, 32.
— (1952b). *Trauma, Growth and Personality*. New York: Norton.
Hadamard, Jacques (1945). *The Psychology of Invention in the Mathematical Field*. New York: Dover.
Harrison, Jane Ellen (1903). *Prolegomena to the Study of Greek Religion*. New York: Meridian Books, 1957.

HART, H. H. (1948). Sublimation and Aggression. *Psychiat.* Quart., 22.
HARTMANN, HEINZ (1948). Comments on the Psychoanalytic Theory of Instinctual Drives. *Psychoanal. Quart.*, 17.
— (1952). The Mutual Influences in the Development of Ego and Id. *The Psychoanalytic Study of the Child*, 7. New York: International Universities Press.
— (1953). Contributions to the Metapsychology of Schizophrenia. *The Psychoanalytic Study of the Child*, 8. New York: International Universities Press.
— (1955). Notes on the Theory of Sublimation. *The Psychoanalytic Study of the Child*, 10. New York: International Universities Press.
— and ERNST KRIS, RUDOLPH M. LOEWENSTEIN (1949). Notes on the Theory of Aggression. *The Psychoanalytic Study of the Child*, 3./4. New York: International Universities Press.
HARTMANN, MAX (1909). Theorie der relativen Sexualität. In: *Allgemeine Biologie.* Stuttgart: Gustav-Fischer-Verlag, 1956.
HEIDEN, KONRAD (1936). *Adolf Hitler*, Zürich: Europa-Verlag.
HILGARD, ERNEST R. (1952). Experimental Approaches to Psychoanalysis. In: *Psychoanalysis as a Science*, ed. E. Pumpian-Mindlin. Stanford, California: Stanford University Press.
HOOK, S., ed. (1959). *Psychoanalysis, Scientific Method and Philosophy.* New York: New York University Press.
HORNEY, KAREN (1923). On the Genesis of the Castration Complex in Women. *Int. J. Psychoanal.*, 5, 1924.
— (1926). The Flight from Womanhood. *Int. J. Psychoanal.*, 7.
— (1932). The Dread of Woman. *Int. J. Psychoanal.*, 13.
— (1933). The Denial of the Vagina. *Int. J. Psychoanal.*, 14.
— (1939). *Neue Wege in der Psychoanalyse.* Stuttgart: Gustav Kilpper.
ISAKOWER, OTTO (1936). A Contribution to the Pathopsychology of Phenomena Associated with Falling Asleep. *Int. J. Psychoanal.*, 19, 1938.
JACOBSON, E. (1954). Transference Problems in the Psychoanalytic Treatment of Severely Depressive Patients. *J. Amer. Psychoanal., Assn.*, 2.
JUNG, C. G. (1956). Vorwort zu: Eleanor Bertine, *Menschliche Beziehungen*, Zürich: Rhein-Verlag, 1957.
KATAN, M. (1950). Structural Aspects of a Case of Schizophrenia. *The Psychoanalytic Study of the Child*, 5. New York: International Universities Press.
— (1958). Contribution to the Panel on Ego Distortion (»As-if« and »Pseudo As-if«). *Int. J. Psychoanal.*, 39.
KEYNES, J. M. (1935). *The General Theory of Unemployment.* New York: Harcourt.
KINSEY, ALFRED C. und WARDELL B. POMEROY, CLYDE E. MARTIN (1938). *Das sexuelle Verhalten des Mannes.* Frankfurt, Berlin: G. Bermann-Fischer, 1955.
KLEIN, MELANIE (1930). The Importance of Symbol-Formation in the Development of the Ego. In: *Contributions to Psychoanalysis* 1921 bis 1945. London: Hogarth Press, 1948.
— (1935). A Contribution to the Psychogenesis of Manic-Depressive States. In: *Contributions to Psychoanalysis* 1921—1945. London: Hogarth Press, 1948.
— (1940). Mourning and Its Relations to Manic-Depressive States, In:

Contributions to Psychoanalysis 1921—1945. London: Hogarth Press, 1948.
KNIGHT, R. P. (1949). A Critique of the Present Status of the Psychotherapies. In: *Psychoanalytic Psychiatry and Psychology*. New York: International Universities Press, 1954.
— (1952). An Evaluation of Psychotherapeutic Techniques. In: *Psychoanalytic Psychiatry and Psychology*. New York: International Universities Press, 1954.
KÖHLER, WOLFGANG (1917). *The Mentality of Apes*. New York: Vintage Books, 1959.
KRIS, ERNST (1936). The Psychology of Caricature, In: *Psychoanalytic Explorations in Art*. New York: International Universities Press, 1952.
— (1950). Introduction to: *The Origins of Psychoanalysis. Letters to Wilhelm Fliess, Drafts and Notes*, 1897—1902, by Sigmund Freud. New York: Basic Books, 1954.
— (1951). The Development of Ego Psychology. *Samiksa*, 5.
— (1955). Neutralization and Sublimation. *The Psychoanalytic Study of the Child*, 10. New York: International Universities Press.
KUBIE, LAWRENCE S. (1952). Problems and Techniques of Psychoanalysis, Validation and Progress, In: *Psychoanalysis as a Science*, ed. E. Pumpian-Mindlin. Stanford, Californ.: Stanford University Press.
— (1959). Social Forces and the Neurotic Process. *J. Nerv. & Ment. Dis.*, 128.
LAFORGUE, RENÉ (1930). On the Erotisation of Anxiety. *Int. J. Psychoanal.*, 11.
LEVY-SUHL, MAX (1933). The Early Infantile Sexuality of Man as Compared with the Sexual Maturity of Other Mammals. *Int. J. Psychoanal.*, 15, 1934.
LEWIN, BERTRAM D. (1946), Sleep, the Mouth and the Dream Screen. *Psychoanal. Quart.*, 15.
LORENZ, KONRAD (1952). *Er redete mit dem Vieh, den Vögeln und den Fischen*. Wien: Dr. G. Borotha-Schöler.
— (1954). *So kam der Mensch auf den Hund*. Wien: Dr. G. Borotha-Schöler.
MASLOW, A. H. and FRANZBAUM, S. (1936). The Role of Dominance in the Social and Sexual Behavior of Infra-Human Primates: II. An Experimental Determination of the Behavior Syndrome of Dominance. *J. Gen. Psychol.*, 48.
MENNINGER, KARL A. (1958). *Theory of Psychoanalytic Technique*. New York: Basic Books.
NACHT, S. (1958). Causes and Mechanisms of Ego Distortions. *Int. J. Psychoanal.*, 39.
NUNBERG, HERMAN (1924). The Will to Recovery. In: *Practice and Theory of Psychoanalysis*. New York: International Universities Press, 1955.
— (1926). The Sense of Guilt and the Need for Punishment. In: *Practice and Theory of Psychoanalysis*. New York: International Universities Press, 1955.
— (1932). *Principles of Psychoanalysis*. New York: International Universities Press, 1955.
— (1934). The Feeling of Guilt. In: *Practice and Theory of Psychoanalysis*. New York: International Universities Press, 1955.

NUNBERG, HERMAN (1949). *Problems of Bisexuality as Reflected in Circumcision.* London: Imago Publishing Co.
— (1951). Tranference and Reality. *Int. J. Psychoanal.*, 32.
ONIANS, R. B. (1951). *The Origin of European Thought on the Body, the Mind, the Soul, the World, Time and Fate.* Cambridge: University Press, 1954.
PEISKER, Y. T. (1911). The Asiatic Background. *Cambridge Medieval History,* Vol. I: The Christian Roman Empire and the Foundation of the Teutonic Kingdoms, Chapter XII, A. New York: Macmillan.
PETO, ANDREW (1937). Infant and Mother. Observations on Object Relations in Early Infancy. *Int. J. Psychoanal.*, 30, 1949.
POLANYI, MICHAEL (1958). *Personal Knowledge.* London: Rutledge Kegan Paul.
PORTMANN, ADOLF (1943). *Grenzen des Lebens.* Basel: Friederich Reinhardt.
— (1946). *Natur und Kultur im Sozialleben.* Basel: Friederich Reinhardt.
— (1953). *Das Tier als soziales Wesen.* Zürich: Rhein-Verlag.
PUMPIAN-MINDLIN, E. (1952). The Position of Psychoanalysis in Relation to the Biological and Social Sciences. In: *Psychoanalysis as a Science.* Stanford, California: Stanford University Press.
RADO, SANDOR (1933). Fear of Castration in Women. *Psychoanal. Quart.*, 2.
— (1949). Emergency Behavior; with an Introduction to the Dynamics of Conscience. *Proc. Amer. Psychopath. Assn.*, 39.
RANGELL, LEO (1953). On the Psychoanalytic Theory of Anxiety: A Statement of a Unitary Theory. *J. Amer. Psychoanal. Assn.*, 3, 1955.
RANK, OTTO (1907). *Der Künstler; Ansätze zu einer Sexualpsychologie.* Wien: Heller.
RAPAPORT, D. (1951a). The Conceptual Model of Psychoanalysis, In: *Psychoanalytic Psychiatry and Psychology,* ed. R. P. Knigth and C. C. Friedman, New York: International Universities Press, 1954.
— (1951b). The Autonomy of the Ego. In: *Psychoanalytic Psychiatry and Psychology,* ed. R. P. Knight and C. R. Friedman. New York: International Universities Press, 1954.
REICH, W. (1925). *Der triebhafte Charakter.* Wien: Internationaler Psychoanalytischer Verlag.
RITCHIE, ARTHUR DAVID (1958). *Studies in the History and Methods of the Sciences.* Edinburgh: University Press.
ROSENFELD, HERBERT (1958). Discussion of Ego Distortion. *Int. J. Psychoanal.*, 39.
SACHS, HANNS (1923). Zur Genese der Perversion. *Int. Z. Psychoanal.*, 9.
SANTAYANA, GEORGE (1902). The Dissolution of Paganism. In: *Interpretations of Poetry and Religion.* New York: Harper, 1957.
SCHELER, MAX (1926). *Wesen und Formen der Sympathiegefühle.* Bonn: Friedrich Cohen.
SCHJELDERUP-EBBE, T. (1931). Die Despotie im Sozialleben der Vögel. Thurnwald, *Forschungen zur Völkerpsychologie und Soziologie*, 10.
SCHMIDL, FRITZ (1955). The Problem of Scientific Validation of Psychoanalytic Interpretations. *Int. J. Psychoanal.*, 36.
SCHUR, MAX (1953). The Ego in Anxiety. In: *Drives, Affects, Behavior,* ed. R. M. Loewenstein. New York: International Universities Press.

Scott, John W. (1942). Mating Behavior of the Sago Grouse. *Auk*, 59.
Sharpe, E. F. (1950). *Collected Papers on Psychoanalysis.* London: Hogarth Press; see Chaps. I—IV.
Smith, John Maynard (1958). *The Theory of Evolution.* London: Penguin Books.
Sphranzes, Giorgios (1478?). Die letzten Tage von Konstantinopel. Übersetzt von Endre von Ivánka. Graz: Verlag Styria, 1954.
Steinbacher, G. (1938). Über einige brutbiologische Beobachtungen im Berliner zoologischen Garten im Jahre 1937. *Beitr. Fortpfl. Biol. Vögel*, 14.
Sterba, Richard (1930). Zur Problematik der Sublimierungslehre. *Int. Z. Psychoanal.*, 16.
Stone, L. (1954). The Widening Scope of Indications for Psychoanalysis. *J. Amer. Psychoanal. Assn.*, 2.
Tinbergen, N. (1951). *Instinktlehre.* Berlin und Hamburg: Paray, 1952.
Trevor-Roper, H. R. (1957). *Historical Essays.* London: Macmillan.
von Bertalanffy, Ludwig (1958). Comments on Aggression. *Bull. Menninger Clin.*, 22.
Waelder, Robert (1928). Review of Freud's *Hemmung, Symptom und Angst. Int. J. Psychoanal.*, 10, 1929.
— (1929). Die Psychoanalyse im Lebensgefühl des modernen Menschen. *Almanach der Psychoanalyse.*
— (1930). The Principle of Multiple Function. *Psychoanal. Quart.*, 5, 1936.
— (1936). The Problem of the Genesis of Psychical Conflicts in Earliest Infancy. *Int. J. Psychoanal.*, 18, 1937.
— (1939). Kriterien der Deutung. *Int. Z. Psychoanal.*, 24.
— (1941). Introduction to: *The Living Thougths of Freud.* New York: Longmans, Green.
— (1949). Notes on Prejudice. *Vassar Alumn. Mag.*, May, 1949.
— (1951). The Structure of Paranoid Ideas. *Int. J. Psychoanal.*, 32.
— (1951b). Authoritarianism and Totalitarianism. Psychological Comments on a Problem of Power. In: *Psychoanalysis and Culture*, ed. by George B. Wilbur and Werner Münsterberger. New York: International Universities Press, 1951.
— (1955). The Functions and the Pitfalls of Psychoanalytic Societies. *Bull Phila. Assn. Psychoanal.*, 5.
— (1958). Neurotic Ego Distortions. Opening Remarks to the Panel Discussion. *Int. J. Psychoanal.*, 39.
— (1960). Characteristics of Totalitarianism. *The Psychoanalytic Study of Society*, 1, ed. W. Muensterberger and S. Axelrad. New York: International Universities Press.
— (1962). Psychoanalysis, Scientific Method and Philosophy. Journ. Amer. Psychoanal. Assn., Vol. X.
Weaver, Warren (1955). Science and People. *Science*, 122 (No. 3183).
— (1957). Science and the Citizen. *Science*, 126 (No. 3285).
Weissberg-Cybulski, Alexander (1951). *Hexensabbath.* Frankfurt a. M.: Verlag der Frankfurter Hefte.
Wiener, Norbert (1948). *Cybernetics.* New York: John Wiley.
Zuckerman, S. (1932). *The Social Life of Monkeys and Apes.* London: Kegan Paul, Trench, Trubner.

Namen- und Sachregister

Conditio humana

Sigmund Freud
Studienausgabe in zehn Bänden

Herausgegeben von Alexander Mitscherlich,
Angela Richards und James Strachey †
Die erste kommentierte deutsche Edition

Band I	*Vorlesungen zur Einführung in die Psychoanalyse; Neue Folge der Vorlesungen zur Einführung in die Psychoanalyse*
Band II	*Die Traumdeutung*
Band III	*Psychologie des Unbewußten*
Band IV	*Psychologische Schriften*
Band V	*Sexualleben*
Band VI	*Hysterie und Angst*
Band VII	*Zwang, Paranoia und Perversion*
Band VIII	*Zwei Kinderneurosen*
Band IX	*Fragen der Gesellschaft / Ursprünge der Religion*
Band X	*Bildende Kunst und Literatur*

Publikationsfolge

Wegen der umfangreichen editorischen Vorarbeiten können die zehn Bände nicht auf einmal erscheinen. Die vorgesehene Publikationsfolge: Bd. VIII, Bd. X, Bd. I, Bd. IV, Bd. VI, Bd. V, Bd. VII, Bd. IX, Bd. II, Bd. III. Die Ausgabe soll 1972 abgeschlossen vorliegen.

Bereits erschienene Bände:

Bd. I. Vorlesungen zur Einführung in die Psychoanalyse.
Bd. IV. Psychologische Schriften.
Bd. VIII. Zwei Kinderneurosen.
Bd. X. Bildende Kunst und Literatur.

Die Freud-Studienausgabe erscheint im Rahmen der neuen wissenschaftlichen Reihe ›Conditio humana‹.

S. Fischer

Fischer Bücherei

Das Fischer Lexikon. Enzyklopädie des Wissens.

Das Fischer Lexikon umfaßt in 36 selbständigen Einzelbänden und vier Sonderbänden das Wissen unserer Zeit nach dem letzten Stand der Forschung. Jeder Band besteht aus einer allgemeinen Einleitung in das betreffende Wissensgebiet, den alphabetisch angeordneten enzyklopädischen Artikeln mit den entsprechenden Stichwörtern (die in einem Register am Ende des Bandes lexikalisch auffindbar sind) und einer ausführlichen Bibliographie. In fast allen Bänden zahlreiche Abbildungen.

1 Die nichtchristlichen Religionen
2 Staat und Politik
3 Christliche Religion
4 Astronomie
5 Musik
6 Psychologie
7 Internationale Beziehungen (Neuausgabe)
8 Wirtschaft
9 Publizistik
10 Soziologie
11 Philosophie
12 Recht
13 Völkerkunde
14 Geographie
15 Anthropologie
16 Medizin I
17 Medizin II
18 Medizin III
19 Physik
20 Geophysik
21 Bildende Kunst I
22 Bildende Kunst II
23 Bildende Kunst III
24 Geschichte
25 Sprachen
26 Chemie
27 Biologie I Botanik
28 Biologie II Zoologie
29/1 Mathematik I
29/2 Mathematik II
30 Technik I Bautechnik
31 Technik II Maschinenbau
32 Technik III Elektrische Energietechnik
33 Technik IV Elektrische Nachrichtentechnik
34 Literatur I
35/1, 2 Literatur II/III
36 Pädagogik
37 Geschichte in Gestalten I
38 Geschichte in Gestalten II
39 Geschichte in Gestalten III
40 Geschichte in Gestalten IV